APOVERLAG

Dr. Herwig Kollaritsch

Impfratgeber

16. neu überarbeitete Auflage
Februar 2019

Herausgeber
Österreichische Apotheker-Verlagsgesellschaft m.b.H.
Spitalgasse 31A, 1090 Wien

Fotos: shutterstock.com
Druck: mst druckoptimierer gmbh & co kg, 9020 Klagenfurt

ISBN 978-3-85200-257-6

Inhaltsverzeichnis

Impfungen

Allgemeine reisemedizinische Tipps

Spezifische reisemedizinische Tipps

Vorwort

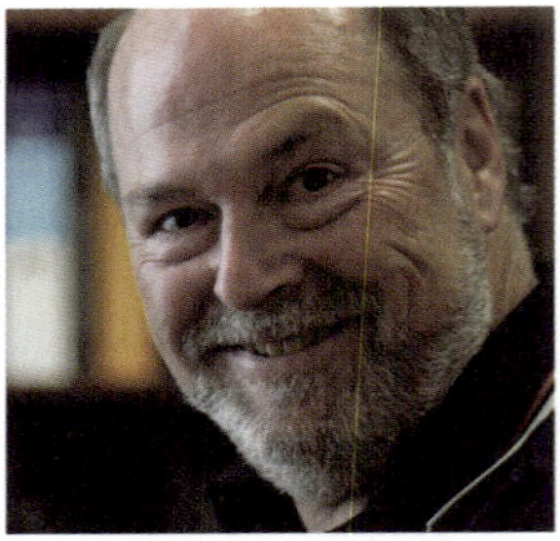

Nach 6 Jahren „Durststrecke" halten Sie nun den Impfratgeber wieder in Händen. Komplett neu überarbeitet, erweitert um einige Kapitel, mit vielen Illustrationen und von einem neuen Verlag – dem Österreichischen Apotheker-Verlag. Dieser hat sich des schlummernden Projektes nach dem Konkurs des früheren Verlegers nun angenommen und den Ratgeber neu herausgebracht. Dafür ganz besonderen Dank dem Team rund um Herrn Mag.iur. Martin Traxler. Aber auch ein Danke an die treuen Leser aus Apotheker- und Ärztekreisen: Immer wieder wurde moniert, wo denn der neue Impfratgeber bliebe und immer wieder meine stereotype Antwort, dass ich hierauf keine Antwort geben könne, weil ich keinen Verlag hätte.

Der neue Impfratgeber zielt darauf ab, Ihnen die tägliche Arbeit und die Beantwortung von Impffragen zu erleichtern. Er ist nicht als wissenschaftliches Nachschlagewerk konzipiert; so wurde ganz bewusst die eine oder andere wissenschaftliche Ungenauigkeit für eine bessere Verständlichkeit in Kauf genommen. Wir haben auch versucht, moderne Medien in das Buch einzubinden, so wurden neben zahlreichen Internet-Verweisen teilweise sogenannte QR-Codes abgedruckt, die mit jedem Tablet oder Handy lesbar sind und auf weiterführende Seiten oder Grafiken verbinden. Dadurch wird auch die Aktualität besser gewährleistet.

Auch wurden viele Originalzitate aus dem Österreichischen Impfplan ins Buch übernommen. Sie sind besonders kenntlich gemacht, um dem Leser das „Wording" präzise anzubieten. Ansonsten sind Schlüsselaussagen auch zumindest teilweise referenziert, um auch das Nachlesen in den wissenschaftlichen Originalarbeiten zu ermöglichen.

Der Ratgeber soll zukünftig alle 2 Jahre „upgedated" erscheinen – so die Absicht des Verlages. In der Zeit zwischen den Ausgaben würde ich mich sehr freuen, wenn ich möglichst zahlreiche Anregungen und Kritiken bekäme, denn nur so kann man als betriebsblinder Autor ein Buch weiterentwickeln.

Zuletzt noch ein ehrliches und herzliches Danke: An den schon erwähnten Apotheker-Verlag und das Team, insbesondere Frau Birgit Pohanka und Herrn Mag. Martin Hlavacek, an Herrn Präsident Mag. Heinz Haberfeld von der Apothekerkammer, der auch stets hinter dem Projekt stand, und an meine Kollegin Priv.Doz.Dr. Maria Paulke-Korinek, die mir bei dieser Ausgabe ebenfalls sehr mit Rat und Tat zur Seite stand.

Wien, November 2015

Univ.Prof.Dr. Herwig Kollaritsch
impfratgeber@gmail.com

Vorwort zur neuen Auflage

Es ist ganz erstaunlich, wie viel in einem Buch nach nur 2 Jahren zu überarbeiten ist – ein Indiz dafür, wie rasch sich unsere Kenntnisse im Bereich der Medizin erweitern oder ändern. Der neue Impfratgeber in seiner jetzigen Ausgabe wurde wieder an die neuesten wissenschaftlichen Erkenntnisse und vor allem an den neuen Österreichischen Impfplan angepasst.

Wie notwendig offenbar ein an sich einfach gehaltenes Buch übers Impfen in Österreich ist, zeigt sich nicht zuletzt daran, dass die letzte Auflage so stark nachgefragt wurde, dass der Österreichische Apotheker-Verlag frühzeitig die Neuauflage in Auftrag gegeben hat.

Besonders freut den Autor aber, dass das Feedback zum Impfratgeber unisono positiv ist. Hoffen wir, dass dies bei der neuen Auflage ebenso ist.

Wien, Februar 2019

Univ.Prof.Dr. Herwig Kollaritsch
impfratgeber@gmail.com

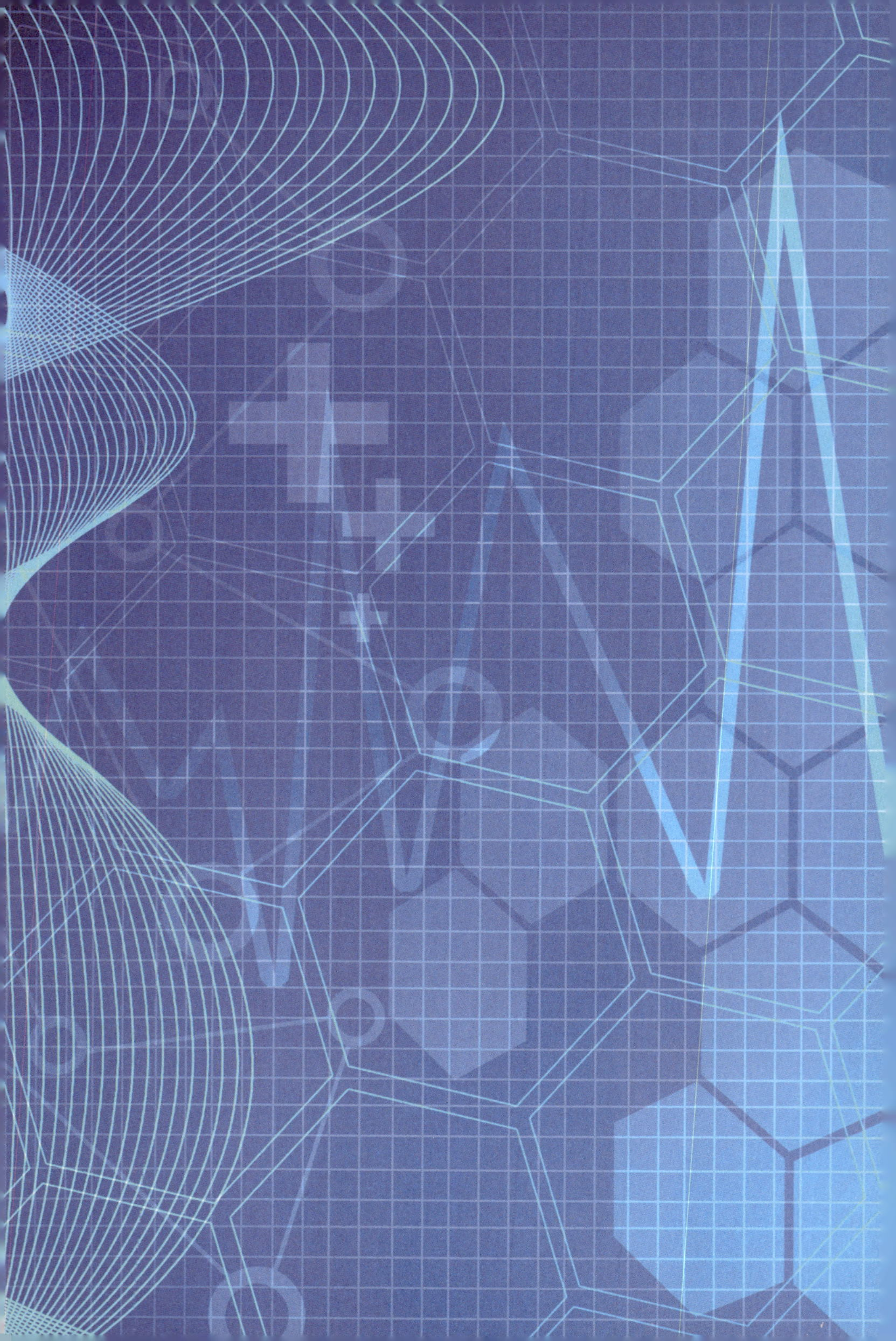

Einleitung

Mit Schutzimpfungen wird im Körper die Reaktion auf eine natürliche Infektionserkrankung nachgeahmt. Als Antwort auf Schutzimpfungen kommt es im Körper, wie nach jeder anderen Infektion, zu einer Immunantwort. Im Falle von Schutzimpfungen hilft diese Immunantwort, zukünftig vor neuen Infektionen zu schützen. Die erste Schutzimpfung, die Pockenimpfung, wurde im Jahre 1796 von Edward Jenner entwickelt. Dank dieser kostbaren medizinischen Errungenschaft war es letztendlich möglich, die Pocken schließlich im Jahr 1980 weltweit auszurotten.

Schutzimpfungen haben den großen Vorteil, dass sie nicht nur die geimpfte Person schützen, also einen Individualschutz induzieren, sondern sie können auch dazu beitragen, dass Erreger von Infektionskrankheiten vermindert weitergegeben werden. Ein Beispiel hierfür sind *Rotaviren*, die Erreger von kindlichem Brechdurchfall, Masern oder *Streptokokkus pneumoniae*, ein häufiger Erreger von bakterieller Meningitis, Blutvergiftung, Lungenentzündung und Mittelohrentzündung. Man spricht hier von Herdenimmunität. Es werden also ungeimpfte Menschen indirekt durch die konsequente Durchimpfung sämtlicher Kontaktpersonen geschützt, was besonders wichtig bei jenen Personen ist, welche gegen manche Erkrankungen nicht geimpft werden können, wie zum Beispiel Säuglinge oder Immunsupprimierte.

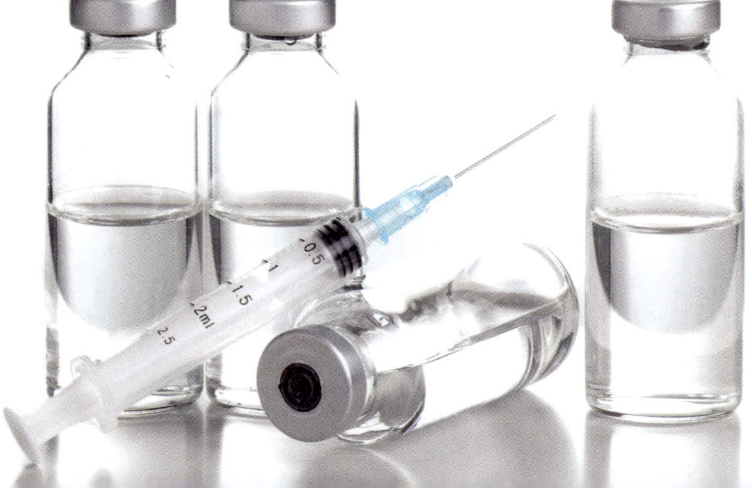

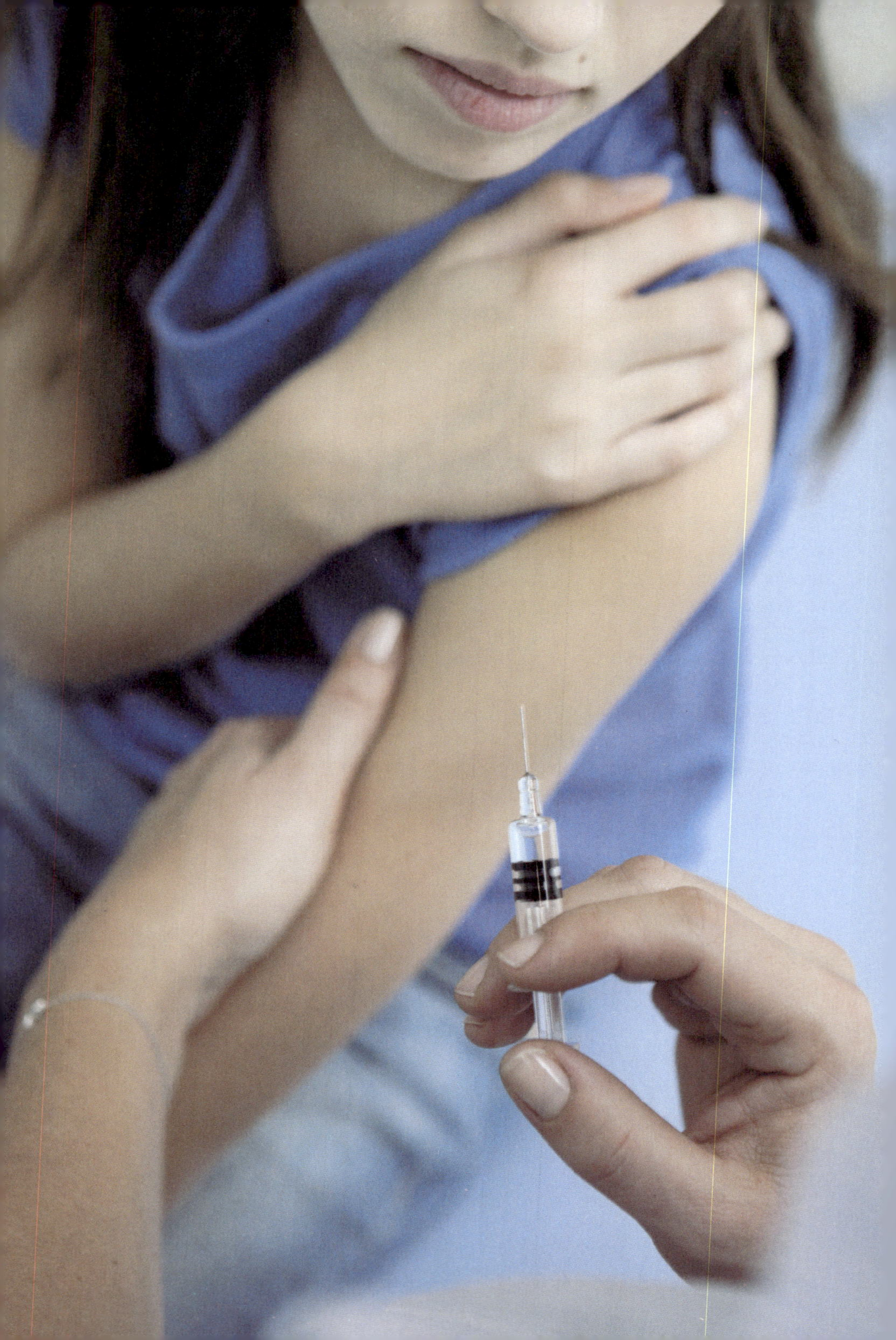

Arten der Immunisierung

Um den menschlichen Organismus gegenüber fremden Mikroorganismen unempfindlich zu machen, stehen zwei grundsätzliche Möglichkeiten zur Verfügung:

- Aktive Immunisierung
- Passive Immunisierung

Aktive Immunisierung

Die aktive Immunisierung bedeutet also, dass der Organismus eine aktive Leistung zustande bringen muss. Wie er „Antikörper" bildet, ist im entsprechenden Kapitel detailliert beschrieben. Es handelt sich hier um eine aktive, komplizierte Leistung des Körpers, für die der Organismus Zeit benötigt, in der Regel einige Wochen. Der Vorteil ist, dass das gesamte Immunsystem aktiviert und meistens ein Erinnerungsvermögen ausgebildet wird, sodass bei einem späteren Kontakt mit demselben Krankheitserreger schnell große Mengen an Abwehrstoffen produziert werden können. Eine aktive Immunisierung kann durch die Erkrankung selbst verursacht werden, allerdings um den Preis der Erkrankung und aller damit verbundenen Beschwerden und Komplikationen oder aber durch eine so genannte „stille Feiung". Das bedeutet, eine Infektion wird wie bei einer Erkrankung durchgemacht, es kommt jedoch zu keinen Krankheitsanzeichen oder Beschwerden. Die weitere Möglichkeit der aktiven Immunisierung sind eben Impfungen.

Passive Immunisierung

Bei der passiven Immunisierung verhält sich der Organismus, wie der Name schon vermuten lässt, passiv. Es werden die gegen die jeweilige Erkrankung benötigten Abwehrstoffe (Antikörper) zugeführt. Diese können Krankheitserreger neutralisieren und damit Erkrankungen verhindern. Allerdings hat die passive Immunisierung einige Nachteile: Die Antikörper werden abgebaut, weshalb nur kurze Zeit ein Schutz gegeben ist, meistens wenige Wochen. Das Immunsystem hat hier auch keine Möglichkeit ein Gedächtnis aufzubauen und dadurch ist man bei erneutem Kontakt mit dem Krankheitserreger nach Abbau der Antikörper wie vor der passiven Immunisierung ohne Schutz. Für viele Erkrankungen gibt es keine Antikörper-Präparate bzw. ist deren Wirkung unzureichend und die Präparate sind vergleichsweise zu teuer. Der große Vorteil der passiven Immunisierung ist, dass ein Schutz gegen die Erkrankung sofort gegeben ist und nicht erst nach einigen Wochen einsetzt.

Bei Antikörper-Präparaten unterscheidet man homologe (d. h. von derselben Spezies [= Mensch] stammende Antikörper) und heterologe (von einer anderen Säugetierspezies [z. B. Pferd] stammende Antikörper), wobei die letzteren mit beträchtlichen Gesundheitsrisiken (allergische Erscheinungen auf Fremdeiweiß) verbunden sind.

Eine Sonderform der passiven Immunisierung bezeichnet man in der Schwangerschaft die diaplazentare (über die Plazenta/Mutterkuchen) Immunisierung, wo mütterliche Antikörper über die Plazenta auf das ungeborene Kind übertragen werden. Dieser Mechanismus ist wichtig, um dem neugeborenen Kind für die ersten Lebenswochen einen gewissen Schutz gegen diverse Infektionskrankheiten „mitzugeben" und lässt erahnen, wie wichtig ein umfassender Impfschutz für Schwangere ist. Genauere Details hierzu sind im Kapitel Schwangerschaft erwähnt.

> Bereits im Mutterleib wird das Ungeborene passiv immunisiert – sofern die Schwangere selbst entsprechend geschützt ist.

In manchen Situationen bedient man sich der Vorteile der aktiven und passiven Immunisierung gleichzeitig, man führt eine sogenannte gleichzeitige „aktive/passive Simultanimpfung" durch. Dadurch wird erreicht, dass man einerseits sofort gegen eine Erkrankung geschützt ist, andererseits wird ein lange anhaltender Schutz induziert. Praktisch wird diese Methode jedoch nur bei wenigen Infektionen tatsächlich eingesetzt, nämlich nur dann, wenn die passive Immunisierung das Angehen der aktiven Immunisierung nicht beeinträchtigt. Dies ist abhängig vom verwendeten aktiven Impfstoff. Simultanimpfungen werden als Tetanusprophylaxe nach Verletzungen oder als Tollwutprophylaxe nach Tierbissen eingesetzt.

Arten der Impfstoffe

Antigene, das sind jene Strukturen eines Erregers, die im Organismus die Bildung von Antikörpern (Abwehrstoffen) hervorrufen, müssen in einem Impfstoff optimal „verpackt" werden, damit eine optimale Antwort des Organismus, also Bildung von Antikörpern, auf diese Antigene erfolgt.

Die Ausbildung der Immunantwort soll derart gestaltet sein, dass

- die Impfstoffzubereitung keine krankmachenden Eigenschaften besitzt und
- die Immunantwort in der Ausbildung schützender Abwehrstoffe/Abwehrzellen resultiert.

Wichtig dafür ist demnach, die genauen Eigenschaften des Erregers zu kennen, aus dem ein Impfstoff zubereitet werden soll, und welche „Schlüsselantigene" für die Auslösung einer schützenden Immunantwort nötig sind.

Prinzipiell unterscheidet man zwischen Lebendimpfstoffen und Totimpfstoffen.

Lebendimpfstoffe

Lebendimpfstoffe enthalten lebende und vermehrungsfähige Keime, deren Krankheitspotential derart abgeschwächt ist, dass bei gesunden Personen keine Erkrankung ausgelöst wird (man spricht von „attenuiert"). Die Einbringung eines solchen Keimes in den menschlichen Organismus gleicht somit einer natürlichen Infektion, allerdings mit einem wesentlichen Unterschied: weil der Impfstofferreger seiner krankmachenden Eigenschaften (weitgehend) beraubt wurde, kommt es zu keiner klinischen Erkrankung. Das Wichtige ist, dass die Eigenschaften, die zur Auslösung einer schützenden Immunantwort nötig sind, erhalten bleiben. Es handelt sich hier also um eine Art Gratwanderung für den Produzenten: Wird der Erreger zu sehr abgeschwächt, so verliert er in den meisten Fällen auch seine immunologischen Eigenschaften. Das bedeutet, es wird keine Immunreaktion ausgelöst, die zu einem Schutz führt. Wird er jedoch zu wenig attenuiert, so bleiben zumindest teilweise seine krankmachenden Eigenschaften erhalten, und die Verträglichkeit des Impfstoffes wird schlechter. Im schlimmsten Fall könnte so eine Impfung mit einem solchen Erreger der natürlichen Infektion mit allen Folgen gleichkommen.

Es gibt mehrere Methoden zur Abschwächung der Erreger zur Impfstoffherstellung und diese sind abhängig von den Eigenschaften der Krankheitserreger:

- Tierpassagen: Ein Wirtswechsel ist oft „unangenehm" für Krankheitserreger und führt zum Verlust von krankmachenden Eigenschaften
- Passagen über Kulturzellen oder Hühnereier
- Gentechnologische Methoden zur Veränderung der krankmachenden Eigenschaften
- Verwendung von „Vektoren": Vermehrungsfähige, für Menschen nicht krankmachende Erreger werden als Vehikel für Eiweißstoffe verwendet, gegen die Antikörper gebildet werden

Lebendimpfstoffe haben den Vorteil, dass die ausgelöste Immunantwort der natürlichen Abwehr von Infektionen sehr ähnlich ist und daher der Schutz nach Lebendimpfungen lange anhält und besonders „hochwertig" ist. Bei Personen mit Störungen des Immunsystems, wie z. B. Personen unter Chemotherapie, mit fortgeschrittener HIV-Infektion oder Immundefekten, können diese Lebendimpfstoffe jedoch einen Nachteil haben. Im schlimmsten Fall kann die Erkrankung verursacht werden, gegen die geimpft wurde, weil die Balance zwischen Impfstoff und Organismus gestört ist und „vergrabene" krankmachende Eigenschaften wieder zum Vorschein kommen.

Totimpfstoffe

In Totimpfstoffen befindet sich kein vermehrungsfähiges Material, sie enthalten abgetötete Erreger oder Teile von diesen.

Bei Totimpfstoffen wird dem Organismus nur genau die Menge von antigenem Material zugeführt, die für eine effektive und schützende Immunantwort notwendig ist. Hier kommt es also zu einer sehr kontrollierten Immunantwort. Den meisten Totimpfstoffen werden zur qualitativen und quantitativen Verstärkung der Immunantwort sogar Hilfssubstanzen („Adjuvantien") zugesetzt, auch um die Menge des Antigens selbst möglichst gering zu halten und um eine ideale Immunantwort auszulösen. Adjuvantien präsentieren das antigene Material des Impfstoffs dem Immunsystem optimal und aktivieren diesen. Diese Präsentation des Antigens wird durch lokales Binden des Antigens erreicht, es wird verzögert freigesetzt. Zusätzlich werden dadurch verschiedene Komponenten des Immunsystems (Komplementsystem, Botenstoffe, antigenpräsentierende Zellen) aktiviert.

Die heute am häufigsten verwendeten Adjuvantien sind Aluminiumsalze wie Aluminiumhydroxide oder Aluminiumphosphat. Impfstoffe, die derartige Substanzen enthalten, werden als „Adsorbatimpfstoffe" bezeichnet. Adjuvantien haben den kleinen Nachteil, dass sie bei subkutaner Gabe unangenehme Reizungen des Unterhautgewebes hervorrufen können. Wird sehr oft geimpft, so kann es zu Fremdkörperreaktionen in Form von Rötung und Schwellung an der Impfstelle kommen.

> Fremdkörperreaktionen in Form von Rötung und Schwellung können bei „schlampigen" Patienten, die ihre Tetanus-Impfkarten immer wieder verlieren und bei jeder kleinen Verletzung oftmals neu geimpft werden müssen, relevant werden.

Totimpfstoffe sind sehr verschieden in der Zusammensetzung; prinzipiell kann man drei Formen von Totimpfstoffen unterscheiden:

- Ganzkeimvakzine enthalten ganze, inaktivierte Erreger, Beispiele wären die Tollwut-, Hepatitis A-, oder die Zeckenimpfung (Impfung gegen Frühsommermeningoencephalitis, FSME).
- Bei Toxoid-Impfstoffen werden nicht Teile des Erregers, sondern nur krankheitsverursachende Toxine formalinbehandelt und an Aluminiumhydroxid adsorbiert, wie dies bei der Tetanus- oder Diphtherie-Impfung der Fall ist. Dies ist möglich, weil z. B. der Erreger von Tetanus (Clostridium tetani) für den Menschen überhaupt nicht gefährlich ist, solange er in einer inaktiven Form vorliegt. Erst wenn der Erreger sein Toxin (= Gift), das Tetanustoxin, produziert, bedeutet dies für den Menschen eine lebensgefährliche Erkrankung. Es ist also im Falle von Tetanus sinnvoll, nur gegen das Toxin zu immunisieren; ähnlich ist es bei Diphtherie.
- Für die Produktion von Subunit-Impfstoffen wird einzig die Komponente des Erregers in dem Impfstoff „verpackt", welche für die entsprechende Immunantwort notwendig ist. Dies ist z. B. bei der Hepatitis B-Impfung der Fall. Die immunogenen Komponenten des Erregers können auch Polysaccharide sein (Zuckermoleküle

in der äußeren Wand der Erreger), wie z. B. beim Typhus-Polysaccharid-Impfstoff. Werden derartige Polysaccharide wiederum an andere Proteine gebunden („konjugiert"), so spricht man von „Konjugat-Impfstoffen", Beispiele hierfür sind die konjugierte Pneumokokkenimpfung oder die konjugierte Meningokokkenimpfung.

Genauere Details zu den einzelnen Impfstoffen werden in den jeweiligen Kapiteln der Impfstoffe erörtert.

Aus Gründen der Aktualität soll hier ein kurzes Kapitel über Aluminiumhydroxid, das wichtigste Adjuvans in Impfstoffen, eingefügt werden. Völlig zu Unrecht wird dem Aluminiumhydroxid in Impfstoffen nämlich unterstellt, möglicherweise krankmachende Wirkungen zu haben, wobei diese nicht genauer definiert sind, aber von geradezu abstrusen Ideen, wie einem Zusammenhang mit Alzheimer, mit Brustkrebs oder dem Golfkriegssyndrom geprägt sind.

Aluminium ist erstens ein Bestandteil unserer Umgebung und auch unserer Nahrung, wir nehmen Aluminium regelmäßig in unterschiedlichen Mengen auf und scheiden es auch über die Niere wieder aus. Die Dosis Aluminium, die nötig ist, um Vergiftungserscheinungen auszulösen, ist unbekannt und dürfte in einem ähnlichen Bereich wie die akute Toxizität von Kochsalz liegen[1], es gibt keinen Hinweis auf mutagene oder kanzerogene Eigenschaften.

Aluminiumhydroxid wird seit 1925 (!) in Impfstoffen eingesetzt, es wurde mittlerweile mehrere Milliarden Mal weltweit verabreicht und es gibt aus der Arzneimittelüberwachung keinerlei Anhalt für irgendwelche durch diese Substanz ausgelösten Nebenwirkungen, abgesehen davon, dass lokale Reaktionen an der Impfstelle durch eine vorübergehende Entzündungsreaktion auftreten können. Eine einzige Erkrankung wird in einem (bisher aber nicht bewiesenen) Zusammenhang gebracht: MMF (makrophagische Myofasciitis), eine entzündliche Muskelerkrankung. Da diese Erkrankung auch ohne vorangegangene Impfung bekannt ist und es gute Hinweise auf eine genetische Veranlagung bestimmter Personen gibt, wird auch dieser Zusammenhang als fragwürdig eingestuft.

Aluminiumhydroxid liegt zudem in Impfstoffen in einer schwerlöslichen Form vor – das muss so sein, denn deshalb wird das Aluminiumhydroxid

[1] Schlatter et al, Sozial- und Präventivmedizin 1986, Paul Ehrlich-Institut, 2014

Impfschemata

Die Angaben der Impfstoffhersteller für die Verabreichungsfolge der jeweiligen Impfstoffe sind durchaus unterschiedlich und haben einerseits manchmal handfeste evidenzbasierte medizinische Gründe, andererseits oftmals auch nicht begründbare traditionelle Hintergründe.

Lebendimpfungen zielen darauf ab, im Organismus eine Immunreaktion auszulösen, die der natürlichen sehr nahe kommt. Daher wird oftmals nur eine einzige Impfung ausreichend sein, um einen sehr langen, vielleicht sogar lebenslangen Schutz zu garantieren, ähnlich wie z. B. nach durchgemachten Masern eine lebenslange Immunität besteht. Oftmals wird aber auch bei diesen Lebendimpfungen eine zweifache Immunisierung angeraten (z. B. Masern/Mumps/Röteln). Dies begründet sich in der Erkenntnis, dass Lebendimpfungen nicht immer beim 1. Mal „angehen", d. h. sofort einen Impferfolg schaffen. Das kann mehrere Gründe haben wie z. B. eine zu geringe Vermehrung des Impfvirus an der Injektionsstelle oder das Vorhandensein von zu hohen Konzentrationen unspezifischer Abwehrstoffe im Impfling.

Lebendimpfungen zielen darauf ab, im Organismus eine Immunreaktion auszulösen, die der natürlichen sehr nahe kommt.

Inaktivierte Impfstoffe sind hier vollkommen anders. Hier ist die mehrteilige Immunisierung Teil des Erfolgsrezeptes, denn jede Teilimpfung hat ihre bestimmte „Aufgabe", die stark schematisch so aussieht:

1. Impfung („priming des Immunsystems"), d. h. es erfolgt an unser Immunsystem eine Erstinformation über dieses spezielle Antigen und eine Prüfung unseres T-Zell-Repertoires auf jene T-Zellen, die für eine Abwehr das höchste Potential haben.
2. Impfung nach 4 Wochen (Ausbildung der Memory und erste AK-Antwort), es entstehen die ersten antigenspezifischen Effektorzellen und es wird ein langlebiges Gedächtnis angelegt, das aus Zellen besteht, die sich bei erneutem Auftreten des jeweiligen Antigens im Körper blitzartig zu teilen beginnen und Antikörper bilden, die für die Abwehr bereitstehen.
3. Impfung nach 6 – 12 Monaten (1. „Booster": Hohe Antikörpertiter und hochavide AK's). Hier nützt man die im 2. Schritt induzierten Effekte

im Immunsystem bereits aus, um langfristigen und besonders hochwertigen Schutz zu induzieren, etwas, das dann in ähnlicher Weise auch durch
4. „Boosterungen" in konstanten Abständen passiert.

Diese Schritte sind nicht bei jeder Impfung konstant. Sehr viel hängt vom verimpften Antigen ab und von den Signalen, die dieses Antigen bei Kontakt mit dem Immunsystem auslöst. Zahlreiche Faktoren, wie Rezeptoren an den Immunzellen, induzierte Botenstoffsignale und nicht zuletzt auch das „Überleben" des Antigens nach den Attacken der unspezifischen Abwehr, machen die immunologischen Induktionsvorgänge hoch variabel. Dies wirkt sich auch auf die Impfschemata aus.

Die derzeit gepflogenen Impfabstände für die Grundimmunisierung bei inaktivierten Vakzinen sind zumeist empirisch festgelegt worden, sind oft traditionell beeinflusst, nehmen Rücksicht auf die Praktikabilität und die Kompatibilität mit anderen Impfstoffen und versuchen natürlich auch kostengünstig zu sein. Dies steht nicht immer im Einklang mit den tatsächlichen immunologischen Erfordernissen, sondern repräsentiert einen Mittelweg. Vor allem bei alten Impfstoffen, bei denen die Zulassungsbedingungen noch deutlich weniger streng waren, sind alternative Impfschemata wenig untersucht worden.

Dass Spielraum vorhanden ist, zeigt die Tatsache, dass bei vielen Impfstoffen mehrere Schemata zur Immunisierung zugelassen sind, wie z. B. bei FSME-Impfung, bei Hepatitis A- + B-Impfung oder jüngst bei Japan Encephalitis und Tollwut.

Demnach entsteht oft bei Personen mit irregulär – sprich nicht den genau geforderten Impfabständen gemäß Zulassung – erfolgten Impfabständen das Dilemma, ob eine begonnene Impfung einfach weitergeführt werden kann oder ob man neu beginnen muss. Hier gilt als Grundregel: Wurde nur eine einzige Impfung einer Grundimpfserie eines Impfstoffes, der ein 2+1 oder 3+1 Schema erfordert, durchgeführt, so sollte man bei Überschreiten eines Intervalls von 1 Jahr ab der ersten Teilimpfung die Grundimmunisierung neu beginnen. Liegen mehr als 1 Teilimpfung im regulären Abstand vor, kann mit einer weiteren Impfung das reguläre Impfschema weitergeführt werden selbst wenn deutlich überschrittene Abstände (bis zu mehreren Jahrzehnten) vorliegen. Dies gilt allerdings nur für Immungesunde. Bei immunsupprimierten Personen und auch bei älteren Erstimpflingen kann es sinnvoll sein, den Impferfolg nach erfolgter Impfung zu prüfen (siehe entsprechendes Kapitel).

Der Österreichische Impfplan

Ist die offizielle Impfempfehlung des Bundesministeriums für Gesundheit, er wird jedes Jahr mit Hilfe eines Expertengremiums („nationales Impfgremium") erstellt und neu veröffentlicht.

Der Österreichische Impfplan hat – grob gesagt – folgende Zielsetzung:
Es soll gegen all jene Infektionskrankheiten immunisiert werden, bei denen das Krankheitsrisiko deutlich höher ist als das Impfrisiko. Zum Zweiten wird angestrebt, mit möglichst wenigen Stichen (Kleinkinder schätzen Impfungen im Allgemeinen nicht) gleichzeitig gegen möglichst viele Infektionskrankheiten zu schützen. Somit muss ein Impfplan – wie der vorliegende – stetig angepasst werden: Einerseits an Veränderungen im Vorkommen von Infektionskrankheiten, andererseits werden die vorhandenen Impfstoffe ständig verbessert, neue Impfstoffe werden verfügbar, und es geht der Trend immer stärker zu Kombinations-Impfstoffen.

Zur Veranschaulichung ein Beispiel:
Die Impfung gegen Pocken war über 150 Jahre eine der wichtigsten Impfungen und jedes Kind wurde – trotz der häufigen und durchaus unangenehmen Nebenwirkungen der Impfung – konsequent geimpft. Mitte der achtziger Jahre wurde durch diese konsequente Durchimpfung der Bevölkerung die Erkrankung ausgerottet und ein neuerliches Aufflackern der Pocken wurde unmöglich (sieht man vom möglichen Einsatz für bioterroristische Zwecke ab). Damit ist die Impfung nicht mehr sinnvoll, und sie ist auch laut Impfplan nicht mehr empfohlen. Heute ist es das Ziel die Kinderlähmung auszurotten. Noch gibt es diese teuflische Erkrankung, und es ist ihr in den letzten Jahren trotz internationaler Bestrebungen zur Elimination von Kinderlähmung doch immer wieder gelungen,

> Pocken sind vermutlich schon seit Jahrtausenden bekannt. Die an mehreren Stellen des Alten Testaments hebräisch als *schechin* (Pustel, Geschwür) bezeichnete Seuche wird von Medizinhistorikern mit den Pocken in Verbindung gebracht. Seit den letzten Erkrankungen 1977 in Somalia sind keine Pockenfälle mehr aufgetreten.

in gewissen Gebieten wieder „aufzuflackern". Darum ist es nach wie vor extrem wichtig, weiter gegen Kinderlähmung zu impfen. Es wird gehofft, dass diese Impfung in der Zukunft irgendwann nicht mehr nötig sein wird und man sie damit aus dem Impfplan streichen kann.

Ein weiteres Beispiel ist die Tuberkulose-Schutzimpfung: Sie ist im heutigen Impfplan nicht mehr berücksichtigt, weil eine generelle Schutzimpfung gegen Tuberkulose keinen sinnvollen Beitrag zur Volksgesundheit in Österreich liefert.

In Zusammenhang mit dem Impfplan sollen noch einige weitere wichtige Punkte angeführt werden:

- Der Schutz vor Infektionskrankheiten ist am Beginn des Lebens besonders wichtig, er ist aber auch später von Bedeutung. Impfen kennt kein Alter und ist ebenso während des ganzen Lebens die wichtigste und effektivste präventivmedizinische Maßnahme.
- Impfungen haben auch in den meisten Fällen eine begrenzte Schutzdauer, regelmäßige Auffrischungsimpfungen sind daher zur Aufrechterhaltung des Schutz-Zustandes unerlässlich!
- Noch ein Punkt ist wesentlich: Das Immunsystem altert. Umso früher man impft (natürlich in Abhängigkeit von den Eigenschaften eines Impfstoffes), desto besser ist im Regelfall die Immunantwort und auch die Ausbildung des immunologischen Gedächtnisses, auf dem man dann auch noch nach Jahren mit einfachen Auffrischungsimpfungen aufbauen kann. Damit ist gemeint, dass man nach Möglichkeit Grundimmunisierungen schon im Jugend- oder jungen Erwachsenenalter machen sollte, denn auffrischen kann man auch noch im Seniorenalter verhältnismäßig gut.
- Die Forderung aller Impffachleute geht heute dahin, kombinierte Impfstoffe in den Handel zu bringen. Dies erweist sich jedoch als höchst kompliziert: Bei einem Kombinations-Impfstoff können nicht einfach die einzelnen Komponenten zusammengemischt werden, sondern es ist eine sehr komplexe und aufwendige Arbeit, die Zusammensetzung so zu optimieren, dass kein Wirkungsverlust der Einzelkomponenten eintritt oder die Verträglichkeit darunter leidet.

Die einzelnen Impfungen werden mit den zugehörigen Krankheitsbildern in den folgenden Einzelkapiteln besprochen.

Empfohlene Impfungen in Österreich laut Impfplan 2019

Details dazu siehe beiliegende Tabelle.

Die einzelnen Impfungen, Impfstoffe und Impfempfehlungen werden in den einschlägigen Kapiteln erläutert.

Empfohlene Impfungen für Personen ohne Impfdokumentation entsprechend des Impfplans 2019:

Im Zusammenhang mit Impfungen gilt: „Was nicht eindeutig dokumentiert ist, das zählt nicht". So steht man immer wieder vor dem Problem, dass Personen ohne dokumentierte Impfungen versorgt werden müssen. Hier muss jeder Einzelfall individuell abgeklärt werden. Die folgende Tabelle gibt jedoch einen Rahmen.

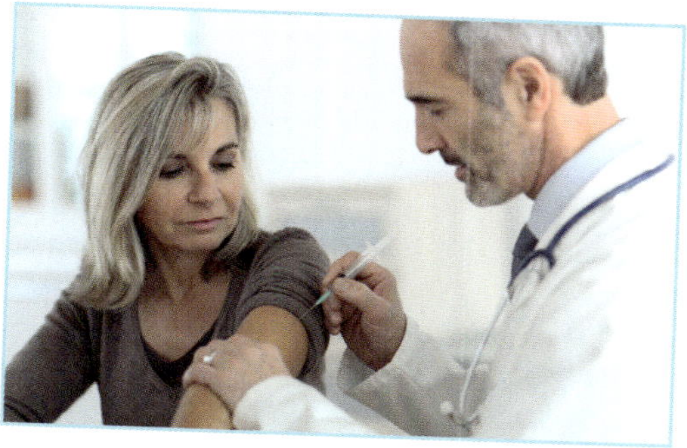

Die wiedergegebenen Kapitel sind teilweise dem Österreichischen Impfplan 2019 entnommen. Mit freundlicher Genehmigung des BMSAGK.

Nachhol-Empfehlungen ab vollendetem 2. bis vollendetem 6. Lebensjahr

Die wiedergegebenen Tabellen entstammen dem österreichischen Impfplan 2019 (mit freundlicher Genehmigung des BMASGK)

> Eine Impfung kann man nur dann als gegeben ansehen, wenn eine schriftliche Dokumentation vorliegt. Prinzipiell sollte jede empfohlene Impfung bei Versäumnis ehestmöglich nachgeholt werden.

Diphtherie (DIP) **Tetanus** (TET) **Pertussis** (PEA) **Poliomyeletis** (IPV) **Hepatitis B** (HBV) **Haemophilus infl.B** (HiB)	3 Dosen	6-fach-Impfstoff (Hexyon oder Infanrix hexa) 2. Dosis nach 1-2 Monaten, 3. Dosis 6-12 Monate nach der 2. Dosis (mangels Alternativen Empfehlung trotz teils fehlender Zulassung in dieser Altersgruppe)
Masern **Mumps** (MMR) **Röteln**	2 Dosen	Abstand mindestens 4 Wochen
Pneumokokken	1 – 2 Dosen	Schema laut Fachinformation des jeweiligen Impfstoffes
Hepatitis A	2 Dosen	Vor Eintritt in Gemeinschaftseinrichtungen, Schema laut Fachinformation des jeweiligen Impfstoffes
Hepatitis B	3 Dosen	Im Rahmen der Sechsfachimpfung gemeinsam mit DIP-TET-aP-IPV-HiB (siehe oben); bei Verwendung von Hepatitis B-Monokomponentenimpfstoff: Schema laut Fachinformation des jeweiligen Impfstoffes
Meningokokken B	3 Dosen	Schema laut Fachinformation des Impfstoffes
Meningokokken C	1 Dosis	einmalig
FSME	3 Dosen	Schema laut Fachinformation des jeweiligen Impfstoffes
Varizellen	2 Dosen	Vor Eintritt in Gemeinschaftseinrichtungen, Schema laut Fachinformation des jeweiligen Impfstoffes
Influenza	2 Dosen	laut Empfehlung im Kapitel Influenza

Nachhol-Empfehlungen ab vollendetem 6. bis vollendetem 18. Lebensjahr

Hier müssen im Einzelfall für einen gleichwertigen Schutz teilweise Impfungen abweichend von der Zulassung verwendet werden bzw. sind teilweise nicht verfügbar. Die Tabelle soll einen Rahmen geben; individuell kann es zu Abweichungen kommen. Die Impfung gegen HPV gilt nicht als „Nachholimpfung" und soll jedenfalls entsprechend den Empfehlungen (siehe dort) gegeben werden.

Diphtherie (DIP) **Tetanus** (TET) **Pertussis** (PEA) **Poliomyelitis** (IPV)	3 Dosen	Boostrix Polio bzw. Repevax (trotz fehlender Zulassung auch für Grundimmunisierung): 2. Dosis nach 1 – 2 Monaten, 3. Dosis 6 –12 Monate nach der 2. Dosis Wenn Boostrix Polio/Repevax nicht verfügbar, auch Boostrix und IPV extra oder Revaxis ohne Pertussis-Komponente
Masern **Mumps** (MMR) **Röteln**	2 Dosen	Abstand mindestens 4 Wochen
Hepatitis B	3 Dosen	Schema laut Fachinformation des jeweiligen Impfstoffes
Meningokokken B	2 Dosen	Schema laut Fachinformation des jeweiligen Impfstoffes
Meningokokken C	1 Dosis	Bis vollendetem 10. Lebensjahr
Meningokokken konjugiert MEC-4	1 Dosis	Ab vollendetem 10. Lebensjahr bis vollendetem 18. Lebensjahr
Varizellen	2 Dosen	Schema laut Fachinformation des jeweiligen Impfstoffes bes. ab vollendetem 9. Lebensjahr
FSME	3 Dosen	Schema laut Fachinformation des jeweiligen Impfstoffes
Hepatitis A	2 Dosen	Schema laut Fachinformation des jeweiligen Impfstoffes, vor Eintritt in Gemeinschaftseinrichtungen, bis zum Alter von 10 Jahren (Volksschule)

Influenza	1 – 2 Dosen	laut Empfehlung im Kapitel Influenza
HPV	2 – 3 Dosen	Gardasil 9: Bis zum vollendeten 15. Lebensjahr 2 Dosen, Abstand 6 Monate, Ab vollendetem 15. Lebensjahr: 3 Dosen, 2. Dosis 2 Monate nach der 1. Dosis, 3. Impfung 6 Monate nach der 2. Dosis

In Abhängigkeit von den jeweiligen Angaben über bisher erhaltene Impfungen kann/muss individuell auch anders vorgegangen werden.

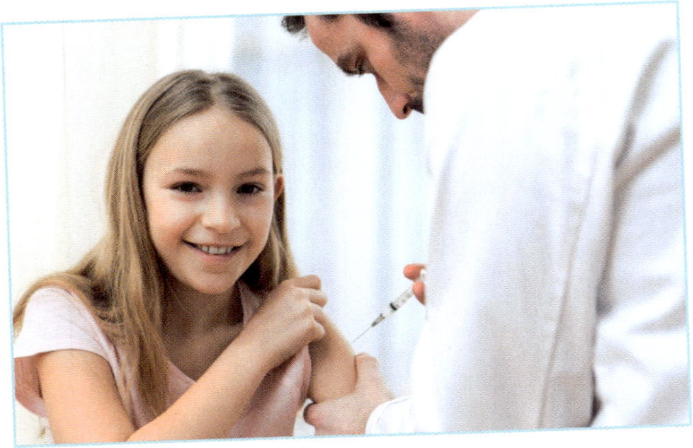

Nachhol-Empfehlungen ab vollendetem 18. Lebensjahr

Diphtherie (DIP) **Tetanus** (TET) **Pertussis** (PEA) **Poliomyelitis** (IPV)	3 Dosen	Boostrix Polio bzw. Repevax (trotz fehlender Zulassung auch für Grundimmunisierung): 2. Dosis nach 1 – 2 Monaten, 3. Dosis nach 6 – 12 Monate nach der 2. Dosis Wenn Boostrix Polio/Repevax nicht verfügbar auch Boostrix und IPV extra oder Revaxis ohne Pertussis-Komponente
Masern **Mumps** (MMR) **Röteln**	2 Dosen	Bei fehlender Immunität (gesichert durchgemacht oder 2 Lebendimpfungen), Abstand mindestens 4 Wochen
Varizellen	2 Dosen	Bei fehlender Immunität, Abstand mindestens 4 Wochen.
HPV	3 Dosen	Gardasil 9: 3 Dosen, 2. Dosis 2 Monate nach der 1. Dosis, 3. Impfung 6 Monate nach der 2. Dosis
FSME	3 Dosen	Schema laut Fachinformation des jeweiligen Impfstoffes
Pneumokokken	2 x 1 Dosis	Bei Personen ohne Risiko: ab dem vollendeten 50. Lebensjahr PNC13 gefolgt von PPV23 nach 1 Jahr. Risikopersonen: spezielle Impfschemata!
Influenza		Jährlich, Risikogruppen spezielle Impfschemata laut Empfehlung
Herpes Zoster (HZV)	2 Dosen	ab dem vollendeten 50. Lebensjahr Shingrix: 2 Dosen, Abstand mindestens 2 Monate

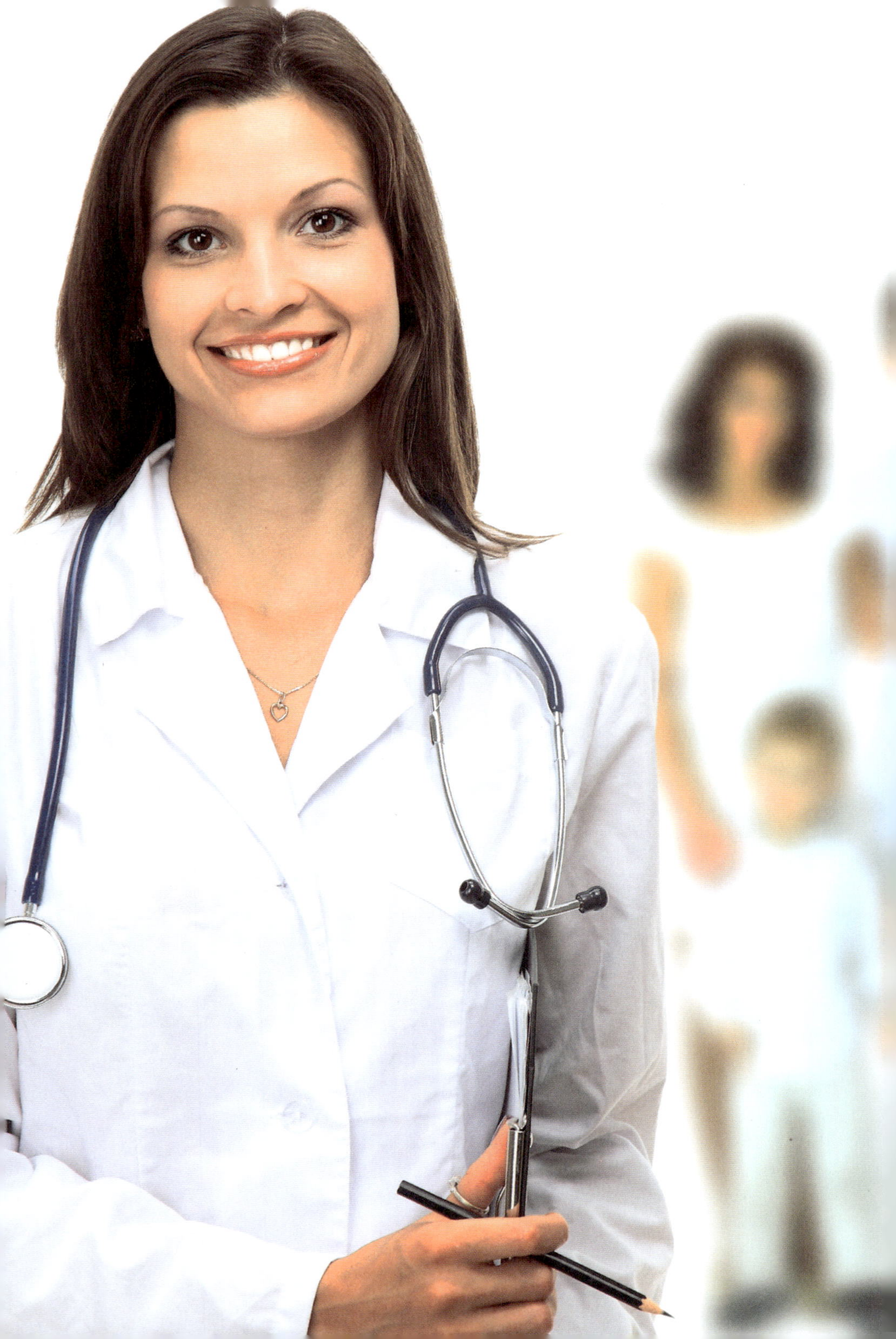

Verträglichkeit von Impfungen

Laien, wie auch so mancher Fachmann, stehen Impfungen oft reserviert gegenüber, weil sie befürchten, dass Impfungen schwerwiegende Nachwirkungen haben und daher deren Nutzen deutlich unter dem Risiko der Erkrankung, vor der sie schützen sollen, liege. Deshalb soll der Bewertung von Impfreaktionen und Impfnebenwirkungen hier breiter Raum gewidmet werden, um einerseits unbegründete Ängste zu zerstreuen, andererseits aber auch klarzumachen, dass Impfungen wie jedes andere Arzneimittel neben der erwünschten Wirkung auch unerwünschte Begleiteffekte haben können. Es wird letztlich auf die Relation dieser beiden Faktoren zueinander ankommen, ob eine Impfung als sinnvoll einzustufen ist oder nicht. Selbstverständlich kann im Einzelfall auch eine Impfung die Ursache für eine Gesundheitsstörung sein, und es gilt der Satz von Gustav Kuschinsky: „Wenn behauptet wird, dass eine Substanz keine Nebenwirkungen hat, so besteht der dringende Verdacht, dass sie auch keine Hauptwirkung besitzt."

> Gustav Kuschinsky (1904 – 1992) war deutscher Arzt und Pharmakologe. Unter seiner Leitung wurde das Pharmakologische Institut der Johannes Gutenberg-Universität Mainz das Zentrum der Pharmakologie in Deutschland nach dem Zweiten Weltkrieg.

Zu diesem Thema muss auch berücksichtigt werden, dass ein Impfstoff prinzipiell niemals eine Zulassung bekommen würde, wenn dessen Nutzen und Verträglichkeit nicht eindeutig in groß angelegten Studien mit meist mehreren tausend Studienteilnehmern belegt ist; dies würde gegen ethische Grundsätze sprechen.

Unverständlich ist, warum gerade im Zusammenhang mit Impfungen Nebenwirkungen so emotional beurteilt werden und so viel Unrichtiges behauptet wird. Der geneigte Leser möge sich einmal den Beipackzettel des Aspirin®, ein Arzneimittel, das jeder oft schon in rauen Mengen genommen hat, zu Gemüte führen: Hier stehen Nebenwirkungen aufgelistet, die einem die Haare zu Berge stehen lassen können, aber – sie sind selten, das Präparat hat ein sehr gutes Image, und niemand macht sich darüber ernsthaft Gedanken. Dabei – um beim Beispiel des Aspirin® zu bleiben – handelt es sich hier um eine chemische Substanz, die direkt in den Organismus eingreift. Eine Impfung ist zwar wohl auch im weiteren

Sinn eine chemische Substanz, jedoch der im Organismus ausgelöste Effekt ist eigentlich ein biologischer Effekt.

Impfungen werden hinsichtlich ihres Nebenwirkungspotentials unglaublich emotional beurteilt. Eine Studie hat untersucht, wie in einzelnen Staaten Impfstoffe beurteilt werden. Notabene: In diesen Staaten sind exakt die gleichen Impfstoffe im Handel!

Ablehnung von Impfungen[5]

	CH	D	E	F	I	Israel
IPV	0,00	0,00	5,56	0,00	3,23	0,00
Hib	3,00	8,60	2,00	0,00	0,00	0,00
DTP(a)	2,50	3,23	9,26	0,00	0,00	27,27
MMR	40,00	35,48	48,15	17,39	54,84	45,45
HepB	35,00	33,33	29,63	69,57	19,35	27,27
MenC	15,00	19,35	3,70	13,04	22,58	0,00

Angaben in %

Aus der Tabelle wird ersichtlich, dass z. B. der Impfstoff gegen Masern/Mumps/Röteln in Frankreich nur von 17 % skeptisch beurteilt wird, von Italienern aber zu 55 %. Noch krasser: Die Hepatitis B Impfung lehnen fast 70 % der Franzosen ab, die Italiener akzeptieren den gleichen Impfstoff bis auf weniger als ein Fünftel. Fast alle Länder akzeptieren dafür die Impfung gegen Diphtherie/Tetanus/Keuchhusten (DPT(a)), nur die Israelis können diese Impfung offenbar nicht leiden …

Eines wird daraus deutlich: Hier stehen keine fundierten wissenschaftlichen Begründungen im Hintergrund, sondern – leider – sehr oft medial angefachte unsachliche Diskussionen, die dann den einen oder anderen Impfstoff in Misskredit bringen. Derartige Kampagnen halten sich sehr hartnäckig, auch wenn sie längst widerlegt sind. Das beste Beispiel

[5] Adaptiert nach: Grossmann et al., Pediatric Infectious Diseases 30, 3, March 2011

ist hier die im Jahr 1998 aufgestellte Behauptung eines Herrn Andrew Wakefield aus England, dass die Masernimpfung mit Autismus zusammenhängen könnte. Obwohl dem Autor nachgewiesen werden konnte, dass seine Ergebnisse reine Dichtung waren und obwohl er deshalb strafrechtlich verurteilt wurde und Berufsverbot bekam (!), hält sich seine These bei Impfgegnern bis heute und Donald Trump zählt sich zu jenem Personenkreis, der Wakefields Thesen zumindest etwas abgewinnen kann …

Unser Organismus muss sich von der ersten bis zur letzten Minute des Lebens ständig in einer „feindlichen" Welt behaupten: Wir nehmen potentiell krankmachende Keime beim Essen und Trinken zu uns, beim Atmen, beim Geschlechtsverkehr, ja sogar beim Nasenbohren. Unser Organismus ist aber speziell für diese Anforderungen ausgelegt, ja unser Immunsystem ist differenziert und hoch spezialisiert, um solchen Herausforderungen gewachsen zu sein. Das bedeutet: Wenn jemand beim Atmen irgendein beliebiges Bakterium zu sich nimmt, so können daraus 2 Dinge resultieren:

- Das Immunsystem ist schneller und inaktiviert den Keim, oder aber
- wir werden krank, weil der Keim zunächst listiger ist, und unser Immunsystem muss sich mehr anstrengen.

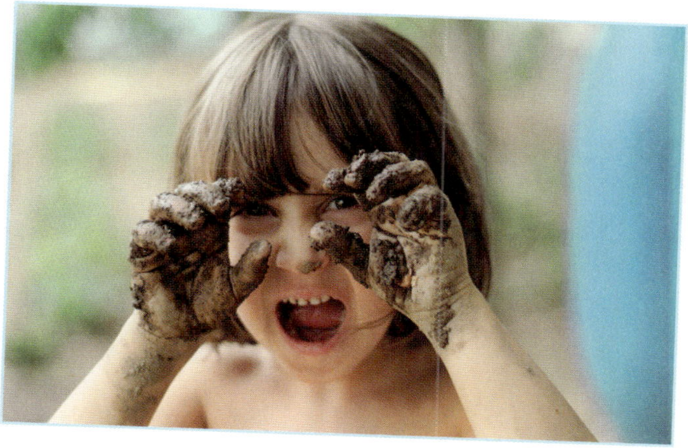

Wenn wir also bei einer Impfung für unseren Organismus fremde Keime aufnehmen, so bedeutet dies für unseren Körper absolut nichts Außergewöhnliches – solche Dinge abzuwehren ist ja etwas, worauf er ausgelegt ist. Entscheidend ist aber, dass bei einer Impfung dem Immunsystem sogar geholfen wird, indem die Abwehrreaktion unter kontrollierten Bedingungen vor sich geht. Dieser Vorgang ist also völlig biologisch und im natürlichen Ablauf des Lebens vorgesehen.

Impfungen sind daher so genannte biogene Arzneimittel. Auch für Impfstoffe gilt dasselbe strenge Arzneimittelgesetz wie für alle anderen Medikamente. In mancherlei Hinsicht ist bei Impfstoffen das Arzneimittelgesetz jedoch sogar noch strenger als bei anderen Medikamenten: So muss es sich jede produzierende Firma gefallen lassen, dass der Produktionsablauf genau kontrolliert wird, und dass selbst bei einem zugelassenen Präparat die einzelnen Produktionschargen nochmals vor der endgültigen Erlaubnis, diese in den Verkehr zu bringen, geprüft werden (so genannte Chargenprüfungen). Dies war nicht immer so, doch garantiert diese Vorgangsweise, dass Fehler bei der Impfstoffherstellung heute praktisch unmöglich sind – und davon profitiert der Konsument.

Hinsichtlich Verträglichkeit und Nebenwirkungen von Impfungen hat es in den letzten Jahren eine Änderung der Nomenklatur gegeben. Der Grund für die neue Begriffsdefinition ist, dass die alten Definitionen von Impfreaktion etc. nicht sehr eindeutig und klar sind. Nachdem im Allgemeinen jedoch die alten Begriffe wie Impfreaktion, Impfschaden etc. sehr wohl in Gebrauch sind, sollen diese auch in diesem Impfratgeber nach wie vor erläutert werden.

Im Folgenden wurden Inhalte oder Teile der Veröffentlichung „Reaktionen und Nebenwirkungen nach Impfungen" vom Dezember 2013 übernommen[6].

---

6 Reaktionen und Nebenwirkungen nach Impfungen, Erläuterungen und Definitionen in Ergänzung zum Österreichischen Impfplan, Dezember 2013. Mit Genehmigung des Bundesministerium für Gesundheit. Verfügbar unter: http://bmg.gv.at/home/Schwerpunkte/Gesundheitsfoerderung_Praevention/Impfen/Reaktionen_und Nebenwirkungen_nach_Impfungen

Impfreaktionen, Impfnebenwirkungen und Impfschäden

Von einer Impfreaktion bzw. einer Impfkrankheit spricht man, wenn es zu harmlosen Beschwerden im Rahmen der normalen Immunantwort auf Impfungen kommt. Impfreaktionen treten relativ häufig auf, ja sogar im Prozentbereich, und sind in klinischen Prüfungen gut erfassbar und quantifizierbar. Beispiele hierfür wären Lokalreaktionen an der Injektionsstelle oder Impfmasern (abgeschwächte Form von Masern, jedoch niemals mit Komplikationen).

Im Gegensatz dazu spricht man von einer Impfkomplikation, wenn es zu einem vorübergehenden, therapiebedürftigen und gesundheitlichen Ereignis bzw. zu bleibenden Schäden nach einer Impfung kommt. Dies tritt sehr selten auf, im Bereich zwischen 1:10.000 bis 1:1 Mio. Derartig seltene Impfkomplikationen sind, wenn überhaupt, nur in extrem großen klinischen Prüfungen und gelegentlich gar nicht erfassbar. Ein Beispiel hierfür wären Darminvaginationen (Darmeinstülpungen) nach einer Rotavirus-Impfung, welche mit einer Häufigkeit von 1 pro 50.000 – 70.000 der verabreichten Dosen auftreten.

Wann immer der Verdacht vorliegt, dass es sich um eine Impfkomplikation handelt, sollte man versuchen, in Zusammenarbeit mit dem Arzt eine schlüssige Antwort auf die folgenden drei Fragen zu finden:

- Ist die Erkrankung im Hinblick auf die aufgetretenen Symptome überhaupt „passend" gemäß der verabreichten Impfung?
- Ist das Intervall zwischen Impfung und Beginn der fraglichen Komplikation schlüssig?
- Sind andere Krankheiten, die in der Ausprägung ähnlich verlaufen könnten, mit Sicherheit ausgeschlossen?

Bedauerlicherweise sind es immer wieder Zwischenfälle, welche in keiner Weise nachvollziehbar mit Impfungen in Zusammenhang gebracht werden können, die Impfungen in Misskredit bringen, weil einfach nicht systematisch das Ursache-Wirkungsprinzip geklärt wird. Wenn dann eine

Zeitung noch entsprechend „schlagzeilt", dann hat das Image der Impfung irreparable Schäden genommen und alle Impflinge zutiefst verunsichert.

Doch – und das sei nicht in Abrede gestellt – Impfungen können Nebenwirkungen bzw. Reaktionen auslösen. Im Allgemeinen kann es nach allen Lebendimpfstoffen wie der MMR-Impfung (Masern-Mumps-Röteln), der Impfung gegen Windpocken (Varizellen) oder der Gelbfieberimpfung zu Krankheitssymptomen entsprechend der Originalkrankheit, jedoch in stark abgeschwächter Form kommen. Die Ursache darin liegt in den, in der Impfung enthaltenen, vermehrungsfähigen, abgeschwächten, lebendigen Erregern, die diese verzögerte Impfkrankheit verursachen können (nach einigen Tagen, in Abhängigkeit von der Inkubationszeit der Originalerkrankung). Alle Totimpfstoffe können meist innerhalb von 6 – 48 Stunden zu Lokalreaktionen, allgemeinem Krankheitsgefühl und Fieber führen. Beispiele hierfür wären Impfstoffe mit inaktivierten Erregern wie die Hepatitis A- oder Tollwut-Impfung, mit Toxoiden wie Tetanus-, Diphtherie- oder Pertussis-Impfung oder Subunit-Impfstoffe, welche einzelne Antigene enthalten, wie Impfungen gegen Meningokokken oder Hepatitis B.

Ein Impfschaden liegt auch vor, wenn mit vermehrungsfähigen Erregern geimpft wurde und eine andere als die geimpfte Person geschädigt wurde (z. B. bei der heute obsoleten Pocken-Impfung).

Der Impfschaden ist ein ganz spezieller Begriff, der aus dem Infektionsschutzgesetz kommt. Es werden hier „*gesundheitliche und wirtschaftliche Folgen einer über das übliche Ausmaß hinausgehenden gesundheitlichen Schädigung durch eine Schutzimpfung*" bezeichnet.

Impfreaktionen können des Weiteren eingeteilt werden in erwartete und unerwartete Ereignisse. Laut europäischer Arzneimittelagentur kommen gesundheitliche Ereignisse sehr häufig vor, wenn sie bei mindestens einer von 10 Personen auftreten. Dies würde beispielsweise zutreffen für Lokalreaktionen, Kopfschmerz oder Fieber nach Totimpfungen. Seltene gesundheitliche Ereignisse, wie Gelenksbeschwerden oder Krampfanfälle nach Hepatitis B-Impfung, treten mit einer Häufigkeit von ≥1:10.000 aber seltener als 1:1.000 auf. Sehr seltene Ereignisse haben eine Inzidenz von weniger als 1:10.000; hier wären Polyneuropathien nach Totimpfstoffen oder Invagination nach einer Rotavirus-Impfung zu nennen. Weitere Details findet der interessierte Leser in der Publikation „Reaktionen und Nebenwirkungen nach Impfungen".

Nomenklatur 2015 laut WHO (AEFI)

Definitionen für Impfreaktionen erlauben kaum eine Beurteilung des Zusammenhangs zwischen der verabreichten Impfung und einem danach auftretenden unerwünschten und gesundheitlichen Ereignis. Aus diesem Grund hat die CIOMS*-Arbeitsgruppe für Impfstoff-Sicherheit als neue Basisdefinition die „Adverse Events Following Immunization" (AEFI) festgelegt. Das „Council for International Organizations of Medical Sciences" (CIOMS) ist eine internationale Organisation, die 1949 von der WHO und der UNESCO gemeinsam gegründet wurde. Ihr Hauptziel ist es, internationale Aktivitäten der biomedizinischen Community weltweit zu fördern und zu unterstützen. Ein AEFI ist jegliches unerwünschtes und gesundheitliches Ereignis nach einer Impfung, unabhängig von einem kausalen Zusammenhang. Es kann sich dabei um ein Symptom, einen veränderten Laborbefund oder das Auftreten einer Erkrankung handeln.

Darüber hinaus lassen sich AEFI nach Ursachen unterteilen, davon abhängig, ob die Reaktionen bedingt sind durch

- das Impfprodukt (Ausschlag nach Masern-Mumps-Röteln-Impfung),
- die Impfqualität (Erkrankung durch nicht ausreichend abgeschwächte Impferreger),
- die Impfanwendung (Impfung, welche in den Muskel verabreicht werden soll, wird in das Unterhautfettgewebe injiziert, dadurch verstärkte Lokalreaktion),
- Impfangst (Kreislaufkollaps nach Impfung) oder, ob diese
- rein zufällig und gleichzeitig (z. B. Infektions-Erkrankung nach Impfung, wie „Schnupfen" oder grippaler Infekt nach Influenza-Impfung) auftreten.

Zusätzlich existiert noch eine Definition des „schweren unerwünschten Ereignisses" („Serious Adverse Event" – SAE). Bezogen auf AEFI ist ein schweres Ereignis eines, das zum Tod oder zu einem lebensbedrohenden Zustand führt, eine bestehende Hospitalisierung verlängert, zu bleibender oder signifikanter Behinderung oder zu einem kongenitalen Defekt führt[7].

---

[7] International Conference on Harmonisation of Technical Requirements for Registration of Pharmaceuticals for Human Use (ICH): 1994. Clinical safety data management: definitions and standards for expedited reporting; International Conference on Harmonisation of Technical Requirements for Registration of Pharmaceuticals for Human Use (ICH): 1994. Post-approval safety data management: definitions and standards for expedited reporting

Normale Reaktionen nach Impfungen

Lebendimpfstoffe

Wie im Kapitel über die Arten von Impfstoffen ausgeführt, werden bei einer Lebendimpfung vermehrungsfähige aber abgeschwächte Erreger dem Organismus zugeführt. Daher müssen sich diese abgeschwächten Erreger zunächst im Organismus vermehren, bevor überhaupt eine Impfreaktion auftreten kann. Dieser Zeitraum der Erregervermehrung entspricht einer verkürzten Inkubationszeit der eigentlichen Erkrankung. Im Schnitt vergehen also bis zum Auftreten impfassoziierter Nachwirkungen nach Lebendimpfungen wenigstens 5 – 7 Tage.

Die Symptome nach Lebendimpfungen entsprechen sehr oft den Symptomen der Erkrankung, jedoch natürlich nur in sehr stark abgeschwächter Form. Hier ein paar Beispiele:

Impfung	Auswirkung
Masern	Impfmasern, Fieber
Mumps	leichte Schwellung der Ohrspeicheldrüse, Fieber
Poliomyelitis-Schluckimpfung	leichte Durchfälle, Fieber
Röteln	kurz dauernder Hautausschlag, gelegentliche Gelenkschmerzen
Typhus oral	leichte Durchfälle, Blähungen
Gelbfieber	Fieber

Dies sind normale, zu erwartende Reaktionen, die keinerlei Grund zur Besorgnis geben.

Bei Lebendimpfstoffen ist es unwesentlich, ob schon 1 x geimpft wurde (Ausnahme: Tuberkulose-Schutzimpfung, hier darf niemals ohne vorherigen Test ein 2. Mal geimpft werden!). Wird ein 2. Mal geimpft und es besteht noch eine Immunität von der 1. Impfung, so passiert schlicht gar nichts: die vorhandenen Abwehrstoffe fangen den Impferreger ab und neutralisieren ihn.

Totimpfstoffe

Hier findet im Organismus keine weitere Vermehrung der Erreger mehr statt, und die Symptome der natürlichen Erkrankung kommen daher als Impfreaktion nicht in Betracht. So ist es Unsinn, dass man nach einer FSME-Impfung „FSME" oder nach einer Grippe-Impfung Influenza durch die Impfung bekommen kann.

Totimpfstoffe lösen vor allem an der Injektionsstelle Reaktionen aus. Ist diese Reaktion sehr ausgeprägt, so treten gelegentlich auch allgemeine Krankheitssymptome wie Fieber, Abgeschlagenheit oder Müdigkeit auf. Sehr oft sind diese Reaktionen nicht auf den Impfstoff selbst, also den abgetöteten Erreger oder Teile des Erregers zurückzuführen, sondern auf andere Inhaltsstoffe dieser Impfstoffe, also quasi deren „Zubereitung" (siehe unter Reaktionen auf Hilfs- und Inhaltsstoffe). Am ehesten reagiert unser Organismus auf ganze, abgetötete Erreger, am wenigsten reagiert er auf hochgereinigte Spaltprodukte eines Erregers. Die Reaktionen treten relativ frühzeitig nach der Impfung auf, und zwar in einem Zeitraum von 6 – 48 Stunden.

> Besonders häufig treten harmlose Impfreaktionen nach Impfungen gegen Tetanus, Diphtherie, Keuchhusten (öfter mit Fieber) und FSME auf.

In sehr seltenen Fällen kann es etwa 14 Tage nach solchen Impfungen zu sogenannten Immunkomplexerkrankungen kommen (Fieber, allgemeines Krankheitsgefühl, Gelenkschmerzen u.a.); dies geschieht in erster Linie bei Patienten, die zu oft gegen bestimmte Erkrankungen immunisiert wurden (typisches Beispiel: Tetanus-Impfung bei jeder Verletzung, weil die Impfkarten immer wieder verloren wurden) und bei denen schon die Impfungen zuvor schlechter (mit deutlichen Zeichen einer Lokalreaktion) vertragen wurden.

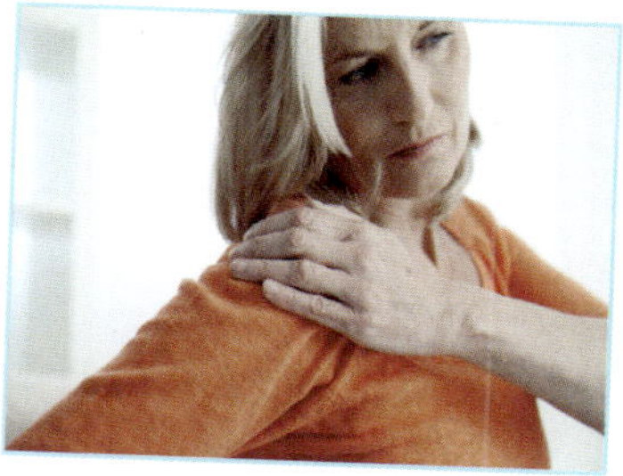

Bekannte AEFI der in Österreich gebräuchlichen und zugelassenen Impfstoffe

Eine möglichst detaillierte Aufstellung der AEFI zu den einzelnen zugelassenen Impfstoffen befindet sich unter http://goo.gl/EUMpV7. Diese Tabelle ist vollständig und nach Impfantigenen gegliedert abrufbar.

Darin sind

- die Daten aus den klinischen Studien sowie den Postmarketing-Daten zusammengefasst. Sie sollen vor allem das mögliche Spektrum, die Intensität und die Häufigkeit von Reaktionen ablesbar machen;
- die überregionalen Pharmakovigilanzdaten dargestellt. So soll der Leser die Möglichkeit haben, die Spontanmelderaten beim echten Feldeinsatz und oft millionenfacher Anwendung eines Impfstoffes abzulesen. Impfnebenwirkungen werden – gesetzlich verpflichtend! – auf 2 Ebenen gesammelt und erfasst: Einerseits durch die europäischen und lokalen Gesundheitsbehörden – in Österreich ist dies die AGES –, andererseits müssen auch die Hersteller selbst entsprechende Datenbanken führen. Diese Systeme bezeichnet man als Pharmakovigilanz, die Grundlagen dafür sind EU-weit detailliert geregelt. Es ist sehr wahrscheinlich, dass nur Nebenwirkungen erfasst werden, die aus dem Blickwinkel des Betrachters so ungewöhnlich waren, dass eine Meldung sinnvoll oder notwendig erscheint – im Wesentlichen also eine umgekehrte Situation wie bei der Datenerfassung aus den klinischen Studien, wo alles erfasst wird, unabhängig von der Einschätzung der Beteiligten. Auch Pharmakovigilanzsysteme prüfen vorerst nicht die Kausalität einer Nebenwirkung. Sie suchen vielmehr nach „Signalen“, d. h. wenn nach der Markteinführung eines Impfstoffes immer wiederkehrend ein vergleichbares Ereignis gemeldet wird, das aus den klinischen Studien unbekannt oder in anderer Ausprägung bekannt war, dann bedingt ein solches Signal eine tiefergehende Analyse und genaue Beachtung. Eine europaweite Datenbank zu allen Arzneimittelnebenwirkungen findet sich unter http://www.adrreports.eu/de/index.html. Zusätzlich informiert

> Die Agentur für Gesundheit und Ernährungssicherheit GmbH (AGES) ist ein Unternehmen der Republik Österreich. Der Tätigkeitsbereich der AGES umfasst u. a. die Zulassung und Kontrolle von Saatgut, Pflanzenschutzmittel, Futtermittel etc., die Lebensmitteluntersuchung, die Vorbeugung und Bekämpfung von Infektionskrankheiten, die Überwachung und Zulassung von Arzneimitteln und Medizinprodukten uvm.

Allergische Reaktionen nach Impfungen

Allergische Reaktionen nach Impfungen mit gesichertem Kausalzusammenhang treten im Allgemeinen sehr selten (etwa 1:750.000 für Anaphylaxie) auf, lebensbedrohliche Anaphylaxien sind noch seltener.

Grundsätzlich umfassen allergische Reaktionen ein weites Feld, so können diese in unterschiedlichen Formen, von Juckreiz über Urtikaria, Bronchospasmus bis hin zum anaphylaktischen Schock, um nur einige zu nennen, in Erscheinung treten. Symptome, die unmittelbar nach einer Impfung einsetzen und auf eine Anaphylaxie hinweisen, haben grundsätzlich zur Folge, dass dieser Impfstoff eine zukünftige Kontraindikation für den Impfling darstellt. Eine allergologische Abklärung wird ebenfalls angeraten.

Die häufigsten allergischen Symptome nach Impfungen betreffen:

- Haut/Schleimhaut-Beschwerden (bis zu 90 %) einschließlich Flush, Juckreiz, Urtikaria, Angioödem
- Respiratorische Beschwerden (bis zu 70 %) einschließlich Rhinitis, verlegte Nase, Veränderung der Stimme, Verschluss-Gefühl im Schlundbereich, Stridor, Husten, Keuchen, Dyspnoe
- Cardiovaskuläre Symptome (bis zu 45 %) einschließlich Schwäche, Synkope, veränderte Bewusstseinslage, Palpitationen, Hypotension

ANAPHYLAXIE: Diagnose und Notfalltherapie[17]

Das klinische Bild einer Anaphylaxie kann sehr variabel sein und ist nicht immer leicht zu erkennen. Auch der Verlauf einer Anaphylaxie ist unvorhersehbar, die Symptomatik zu Beginn lässt keinen Rückschluss auf die Schwere des Verlaufs zu. Die rasche klinische Diagnose und sofortige Einleitung einer adäquaten Therapie sind essentiell für die Prognose.

[17] Dieses Kapitel ist teilweise dem Österreichischem Impfplan 2019 entnommen (mit freundlicher Genehmigung des BMSAGK).

Diagnostik

Die Diagnose wird primär klinisch gestellt. Als Anhaltspunkt gibt es **3 diagnostische Kriterien** (die jedoch nicht die gesamtklinische Beurteilung ersetzen, v.a. bei Patienten mit anamnestisch bekannter Episode einer Anaphylaxie). Jedes dieser 3 Kriterien zeigt ein etwas unterschiedliches klinisches Bild. Von einer Anaphylaxie kann ausgegangen werden, wenn **EINES dieser Kriterien** zutrifft:

Kriterium 1

Akutes Geschehen (innerhalb von Minuten bis einigen Stunden) mit Beteiligung von Haut und/oder Schleimhaut (z.B. Urtikaria, Pruritus, Flush, geschwollene Lippe-Zunge-Uvula) **und** zumindest **einem der** folgenden Punkte:

- Respiratorische Symptome (z.B. Rhinitis, Veränderung der Stimme, Dyspnoe, pfeifendes Atemgeräusch/Bronchospasmus, Stridor, Kurzatmigkeit, Husten, Keuchen, Hypoxämie)
- Reduzierter Blutdruck bzw. damit assoziierte Symptome einer Organ-Malperfusion (z. B. Hypotonie, Kollaps, Synkope, Inkontinenz).

Hinweis: Hauterscheinungen treten in bis zu 90 % von anaphylaktischen Reaktionen auf.

Kriterium 2

Rasches Auftreten (innerhalb von Sekunden bis einigen Stunden) nach Verabreichung **eines für den Patienten wahrscheinlichen Allergens von zwei oder mehr** folgender Punkte:

- Haut-Schleimhautbeteiligung
- Respiratorische Beschwerden
- Reduzierter Blutdruck bzw. damit assoziierte Beschwerden
- Persistierende gastrointestinale Beschwerden (z. B. krampfartige Bauchschmerzen, Erbrechen, Diarrhoe)

Hinweis: Hauterscheinungen fehlen oder werden nicht erkannt in bis zu 20 % der anaphylaktischen Episoden.

Kriterium 3

Reduzierter Blutdruck innerhalb von Minuten bis einigen Stunden nach Verabreichung **eines für den Patienten bekannten Allergens.**

Hinweis: Kriterium 3 ist dafür gedacht, anaphylaktische Episoden bei Patienten zu erkennen, die einer Substanz ausgesetzt waren, gegen die sie bekanntermaßen allergisch sind und bei denen nur ein Organsystem involviert ist (z. B. Hypotension nach Insektenstich).

Notfall-Maßnahmen

(ausschließlich ärztliche Maßnahmen)

Die allgemein gültigen Regeln der Reanimation sind zu beachten.

Notfall-Therapie der Anaphylaxie[18]: Rasche Diagnose und sofortiges Handeln!

1) Sofort die **Rettung** verständigen lassen
2) **Epinephrin** intramuskulär (Details s. u.)
3) Patient in **Rückenlage** bringen, untere Extremität hochlagern (im Fall von Dyspnoe oder Erbrechen auch halbliegend mit erhöht gelagerten Beinen, bei Bewusstlosigkeit stabile Seitenlagerung)
4) **Sauerstoff**, initial 15 Liter/Minute über Gesichtsmaske, bis zu 100 %; bei Atemwegsobstruktion (Angioödem) sofortige Intubation (Notfalls-Koniotomie wenn nötig)
5) Zwei großlumige intravenöse Zugänge
6) I.v. **Volumengabe**, bevorzugt mit 0.9 %iger Kochsalzlösung. Wenn trotz Epinephringabe eine Hypotension bestehen bleibt, besteht Verdacht auf massiven Volumenmangel.
7) Kontinuierliche **Kontrolle** kardiorespiratorischer Parameter (einschließlich Blutdruck, Herzfrequenz, Atmung, O_2-Sättigung)

Epinephrin: Mittel der Wahl. Im Fall der Anaphylaxie gibt es keine Kontraindikation!

---

[18] http://www.uptodate.com/contents/anaphylaxis-emergency-treatment?source=search_result&search=anaphylaxis%3A+rapid+recognition&selectedTitle=4%7E150

Epinephrin intramuskulär:
1 mg/ml = 1:1.000 = 0,1 % (z. B. Suprarenin Amp.; nur für i.m. unverdünnt anwenden!)

Erwachsene (1 mg/ml): 0,3 – 0,5 mg als Einzeldosis i.m.
Kleinkinder/Kinder (1 mg/ml): 0,01 mg/kg (bis 0,5 mg/Dosis für Kinder mit 50 kg und darüber) i. m. Verwendung von 1 ml-Spritzen empfohlen.

Entscheidend:
der rechtzeitige = rasche Einsatz!
CAVE Dosierung/Verdünnung!

i.m. in den anterolateral am Oberschenkel (i.m. ist rascher wirksam als s.c.); Injektionsstelle nach Injektion massieren
i.v. nur als 2. Option (s.u.)

Bei Bedarf kann eine weitere Epinephrin-Injektion in 5 – 15 minütigen Abständen wiederholt werden (insgesamt maximal 3 Injektionen). Bis zu 20 % der Patienten benötigen mehr als 1 Dosis.

Alternativ mittels **Autoinjektor**:
Applikation: i. m. in M. vastus lat. (mittig anterolateraler Oberschenkel)

- **Kinder unter 15 kg**: Eine Dosierung unter 150 Mikrogramm kann bei Kindern unter 15 kg Körpergewicht nicht mit ausreichender Genauigkeit mittels Autoinjektor verabreicht werden; die Anwendung wird nur in lebensbedrohlichen Situationen und unter ärztlicher Aufsicht empfohlen. Der Arzt kann alternativ andere Produkte für eine parenterale Verabreichung in Erwägung ziehen, wenn bei kleineren Kindern niedrigere Dosen erforderlich sind: Suprarenin 1mg/ml Ampullen können für die i.m. Anwendung unverdünnt verwendet werden (1:1000) I.m. Dosierung siehe oben.
- **Kinder 15 bis 30 kg**: Anapen junior 150 Mikrogramm, Emerade 150 Mikrogramm, EpiPen Junior 150 Mikrogramm, Jext 150 Mikrogramm
- **Kinder und Jugendliche über 30 kg**: Anapen 300 Mikrogramm, Emerade 300- (Jugendliche bis 500) Mikrogramm, EpiPen 300 Mikrogramm, Jext 300 Mikrogramm
- **Erwachsene**: Anapen 300 Mikrogramm, Emerade 300 und 500 Mikrogramm, EpiPen 300 Mikrogramm, Jext 300 Mikrogramm

Auch bei Autoinjektoren kann bei Bedarf eine weitere Dosis nach 5 – 15 Minuten verabreicht werden.

Epinephrin Intravenös nur, wenn aufgrund von Mangeldurchblutung trotz Epinephrin i.m. und Volumensubstitution ein Schockzustand droht. In Österreich sind derzeit drei Produkte zur i.v. Anwendung von Epinephrin zugelassen.

Die Verdünnung von diesen 3 Arzneimitteln ist nur bei Suprarenin 1mg/ml Ampullen zu beachten: 1 ml Suprarenin wird mit 9 ml isotonischer Natriumchloridlösung verdünnt.

Man erhält 10 ml 0,01 %ige Epinephrinlösung (0,1 mg Epinephrin/ml). Bereits für die i.v. Anwendung fertig verdünnt sind Adrenalin Aguettant 1mg/10ml (1:10.000) Injektionslösung in einer Fertigspritze und L-Adrenalin „Fresenius" spritzfertig 2,0 mg Ampullen (Details zu allen 3 Arzneimitteln siehe jeweilige Fachinformationen).

Intravenös: 0,1mg/ml = 1:10.000, als Infusion langsam (Infusionspumpe) und unter Überwachung

- **Erwachsene**: i. v. Infusion beginnend mit 0,1 Mikrogramm/kg/min, alle 2 – 3 Minuten um 0,05 Mikrogramm/kg/min erhöhen bis sich Blutdruck/Perfusion bessert
- **Kleinkinder/Kinder**: i. v. Infusion mit 0,1 – 1 Mikrogramm/kg/min bis sich der Blutdruck bessert

Unterstützend und zusätzlich zu Ephinephrin können weitere Medikamente je nach Symptomatik eingesetzt werden:

- H1-Antihistaminika wie Diphenhydramin i.v. (z.B. Dibondrin Ampullen) bei Urtikaria/Juckreiz
- Bronchodilatoren (z.B. Sultanol) bei Bronchospasmus
- Glucokortikoide wie Methylprednisolon (z.B. Metasol, Urbason) um einem biphasischen oder protrahiertem Verlauf vorzubeugen
- Eventuell andere Vasopressoren wie Vasopressin, Norepinephrin und Dopamin, wenn Epinephrin und Volumensubstitution wirkungslos waren.

Auch Glucokortikoide dürfen erst nach Epinephrin angewendet werden; sie beseitigen nicht rasch genug die initialen Symptome der Anaphylaxie, da ihr Wirkeintritt länger dauert. Unterstützend können Glucokortikoide jedoch eingesetzt werden, um protrahierten bzw. biphasischen Verlaufsformen vorzubeugen.

Wichtig!
Antihistaminika sind für die Behandlung von Juckreiz und Urtikaria, keinesfalls aber als primäre bzw. einzige Therapie für die Anaphylaxiebehandlung geeignet.

Glukagon (GlucaGen 1mg/ml – Pulver und Lösungsmittel zur Herstellung einer Injektionslösung) kann bei Patienten unter ß-Blockertherapie indiziert sein, da bei diesen Patienten Epinephrin unwirksam sein kann (refraktäre Hypotension).

Impfungen bei Allergie

Es gilt heute als gesicherte wissenschaftliche Erkenntnis, dass Impfungen und Allergien keinerlei Zusammenhang haben und dass Impfungen bei bestehender Allergie (ausgenommen bei nachgewiesener Allergie gegen einen Impfstoffbestandteil) zumeist bedenkenlos durchgeführt werden können.

Die trifft ganz besonders für Hühnereiweißallergie zu[19]. Spuren von Hühnereiweiß sind z.B. Im MMR-, Influenza-, Tollwut- und FSME-Impfstoff enthalten. Nur im Gelbfieberimpfstoff sind hohe Verunreinigungen durch Hühnereiweiß gegeben, dieser Impfstoff darf bei Hühnerei-Allergikern nur unter speziellen Sicherheitsauflagen verabreicht werden (z.B. fraktionierte Gabe).

Es gibt noch einige weitere Inhaltsstoffe, die in sehr seltenen Fällen bei Allergie zu Reaktionen führen können, wie z.B. Gelatine.

Eine spezifische Immuntherapie („Desensibilisierung") stellt keinen Hinderungsgrund für Impfungen dar, wenn möglich sollte ein Abstand von 1 Woche eingehalten werden.

---

[19] Kroger AT et al. General Best Practice Guidelines for Immunization. Vaccine Recommendations and Guidelines of the ACIP. Centers for Disease Control and Prevention. November 2018. www.cdc.gov/vaccines/hcp/acip-recs/general-recs/index.html

Impfungen bei nachgewiesener Allergie gegen Impfstoffbestandteile

Sollte man vor der Situation stehen, einen Patienten mit nachgewiesener Allergie gegen einen im Vakzin enthaltenen Inhaltsstoff impfen zu müssen, so muss man besonders behutsam vorgehen und bestens für einen Notfall gewappnet sein.

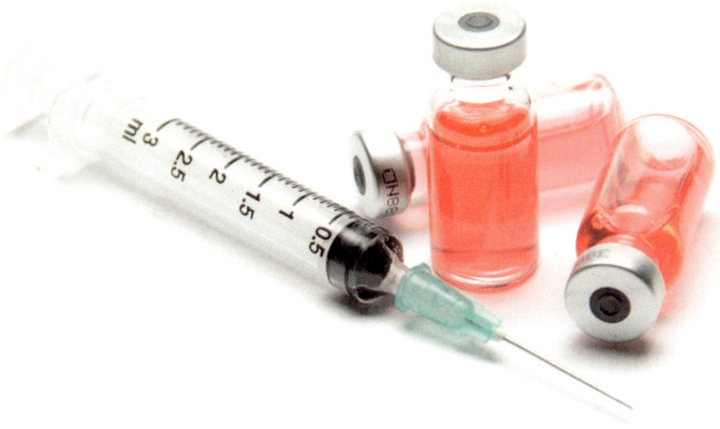

Dem möglicherweise allergiegefährdeten Patienten wird etwa zwei Stunden vor der geplanten Impfung ein sogenanntes Antihistaminikum verabreicht. Diese Substanzen unterdrücken recht zuverlässig allergische Reaktionen oder vermindern zumindest die Auswirkung ganz entscheidend, ohne den Impferfolg an sich in Frage zu stellen.

Nach der Impfung sollten diese Impflinge, bei denen auch nur der leiseste Verdacht auf eine Unverträglichkeit anamnestisch erhebbar ist, unbedingt etwa eine Stunde im Wartezimmer Platz nehmen und zwar so, dass die Sprechstundenhilfe jederzeit „ein Auge auf sie hat". Der Notfallkoffer muss hier unbedingt, wie bei allen Impfungen, griffbereit stehen!

Impfungen bei Kinderwunsch

Dieses Kapitel mag auf den ersten Blick überraschen, ist aber deshalb besonders wichtig, weil viele Impfungen in der Schwangerschaft zwar theoretisch verabreicht werden können, es hier jedoch optimal ist, „vorzusorgen" („Prepare for pregnancy!"). Außerdem sollten Lebendimpfungen in der Schwangerschaft nicht verabreicht werden. Aus diesem Grund sollte jede Frau, die sich mit einem Kinderwunsch trägt, eine Immunitätsprüfung vor allem gegen Masern/Mumps/Röteln und gegen Varizellen schon deutlich vor der Schwangerschaft durchführen lassen, um diesbezüglich Klarheit für das weitere Vorgehen zu haben (s.u.). Frauen mit Kinderwunsch sollten den Impfstatus hinsichtlich der folgenden Erkrankungen überprüfen:

- **Diphtherie, Tetanus, Polio, Pertussis**: Hier ist, abgesehen selbstverständlich von Tetanus-Komponente, gerade die Pertussis-Komponente hervorzuheben. Der Österreichische Impfplan empfiehlt ausdrücklich, dass Schwangere gegen Pertussis geschützt sein sollen, weil dies eine extrem gefährliche Infektionserkrankung für Neugeborene ist.
- **Masern-Mumps-Röteln**: Die Impfung sollte drei Monate VOR einer geplanten Schwangerschaft erfolgen, womit man sich bei Frauen mit „akutem Kinderwunsch" gelegentlich unbeliebt macht. Der Schutz gegen Masern ist so extrem wichtig, weil die Masern derzeit in Europa hoch aktiv sind und gerade bei Kindern <1 Jahr die Gefahr von Komplikationen im Rahmen von Masern besonders erhöht ist. Selbstverständlich wichtig ist auch der Schutz gegen Röteln, die Infektion führt, wenn sie während der Schwangerschaft durchgemacht wird, in einem hohen Anteil der Fälle zu Schäden am Ungeborenen (abhängig vom Fortschritt der Schwangerschaft).
- **Varizellen**: Auch eine Infektion mit Windpocken kann während der Schwangerschaft zu Schäden am Ungeborenen führen. Auch hier sollte eine Impfung mind. 3 Monate vor der Schwangerschaft erfolgen.
- **FSME**: Es handelt sich um einen Totimpfstoff, der theoretisch während der Schwangerschaft verabreicht werden kann. Trotzdem ist es optimal, vorher zu impfen.
- **Influenza**: Hier ist die Impfung besonders während der Schwangerschaft empfohlen. Ist eine Schwangerschaft zu Beginn der Influenzasaison geplant, macht die Influenzaimpfung natürlich Sinn.

Impfungen in Schwangerschaft und Stillzeit

Ein besonders sensibles Thema ist die Frage, ob bei bestehender Schwangerschaft geimpft werden darf oder sogar soll. Werdende Mütter haben sehr oft Angst, dass eine Impfung dem Ungeborenen Schaden zufügen könnte. Diese Angst resultiert vor allem aus der Tatsache, dass sehr viele Medikamente, die man sonst als „harmlos" einstuft, in der Schwangerschaft verboten sind. Außerdem hat sich nicht zuletzt aufgrund historischer Vorkommnisse – ein extremes Sicherheitsdenken etabliert, das besonders restriktiv mit medizinischen Maßnahmen während der Schwangerschaft umgeht. Dadurch gießt man ganz gerne das Kind mit dem Bad aus und sagt „überhaupt keine Impfungen in der Schwangerschaft". Bei Durchsicht wird der LeserIn auffallen, dass es keine einzige momentan gebräuchliche Impfung gibt, die in der Schwangerschaft zu einer Fruchtschädigung führen könnte. Die angegebenen Vorsichtsmaßnahmen resultieren sehr oft aus traditionellen Überlegungen und sind eigentlich nicht mehr wirklich begründbar.

Andererseits gilt es aber folgende Überlegung anzustellen: Jedes Neugeborene ist immunologisch „naiv", d. h. es hatte noch mit keinen Krankheitserregern Kontakt, und die üblichen Kinderimpfungen beginnen erst nach einigen Wochen zu wirken, manche Impfungen werden noch später gemacht. Der Säugling ist also just in seinen ersten Lebensmonaten sehr empfänglich für Infektionskrankheiten und natürlich noch nicht so widerstandsfähig wie ein Erwachsener.

Es wäre also ideal, wenn die Mutter dem Säugling für diese ersten Lebensmonate eine Art Nestschutz mitgeben würde, also Antikörper gegen viele Infektionskrankheiten, gegen die das Neugeborene noch nicht immun ist. Dies geschieht auch. Allerdings gibt die Mutter dem Kind natürlich nur jene Antikörper mit, die sie selbst hat – ist also der Impfschutz der Mutter unzureichend, wird es auch der des Neugeborenen sein! Daher ist es zum Beispiel sehr sinnvoll, eine Tetanusimpfung noch in der Schwangerschaft durchzuführen, damit das Kind von Anfang an Abwehrstoffe gegen diese Erkrankung hat. Anders formuliert: Mütter tun mit manchen Impfungen vor bzw. in der Schwangerschaft ihren Kindern Gutes und schaden ihnen durchaus nicht.

Wie schon im Absatz zuvor erwähnt, wäre es ideal, vor der Schwangerschaft zu impfen. Oftmals lässt sich dies jedoch in der Praxis nicht realisieren. Die gute Nachricht ist, dass die Datenlage zu Impfungen in der Schwangerschaft mittlerweile bereits sehr gut ist und es kaum Bedenken hinsichtlich der Applikation von inaktivierten Impfstoffen während der Schwangerschaft gibt.

- Die Impfungen gegen **Dipththerie/Tetanus/Pertussis** gelten vor allem in der 27. – 36. SSW als indiziert, soferne nicht vor der Gravidität bereits zeitgerecht geimpft wurde. Hier geht es vor allem um den Nestschutz für das Neugeborene für die ersten Lebensmonate, da erst dann der Schutz der Kinderimpfungen einsetzt. Eine Impfung gegen **Polio** (mit dem inaktivierten Impfstoff) ist ebenfalls möglich.
- Die Schutzimpfung gegen **Influenza** wird dringend im 2. oder 3. Trimenon angeraten, da die echte Grippe in der Schwangerschaft oft schwere Verläufe zeigt.
- Eine Impfung gegen **FSME** ist ebenfalls unbedenklich.

Lebendimpfstoffe hingegen sollen während der Schwangerschaft nicht vorsätzlich angewendet werden. Dies begründet sich aus der Tatsache, dass Lebendimpfungen ein theoretisches Risiko der Erkrankung für das Ungeborene bergen und öfters leichtes Fieber als Reaktion zeigen; man will einfach grundsätzlich alles vermeiden, was die Schwangerschaft belasten könnte. Sollte unabsichtlich eine Lebendimpfung in der Schwangerschaft gegeben worden sein, so ist dies niemals ein Grund für einen Schwangerschaftsabbruch! Es gibt keine Evidenz für die Schädigung von Ungeborenen durch Lebendvakzinen, ausgenommen die (nicht mehr gebräuchliche) Pockenvakzine (Plotkin, 2012). Eine Schutzimpfung gegen Gelbfieber bei Reisen in Gebiete mit hohem Gelbfieberrisiko (siehe Kapitel Gelbfieberimpfung) ist auch in der Schwangerschaft möglich.

Während der Stillzeit können grundsätzlich fast alle Impfungen bereits gegeben werden, eine Ausnahme stellt auch hier die Gelbfieberimpfung dar, da es ganz selten zu neurologischen Erkrankungen bei Neugeborenen Gelbfieber-geimpfter Mütter während der Stillzeit gekommen ist. Auch hier ist aber eine Nutzen-Risiko Abwägung zu treffen.

Impfungen bei beeinträchtigtem Immunsystem

(eine detaillierte Darstellung dieses Themenbereiches wurde 2016 als Ergänzung zum Österreichischen Impfplan als eigene Publikation zusammengefasst. Dieser Fachstandard ist unter http://link.springer.com/article/10.1007/s00508-016-1033-6 kostenfrei abrufbar).

Es gibt zahlreiche angeborene, erworbene oder durch Behandlungen ausgelöste Störungen in der Immunabwehr, die auch den Erfolg und das Risiko nach Impfungen gravierend mitbestimmen können.

Primäre Immundefekte
Defekte der Granulozyten und Makrophagen
Komplementdefekte
Immundefekte, bei denen AK-Mangel im Vordergrund steht
Defekte, bei denen T-Zelldefekt im Vordergrund steht
Schwere kombinierte Immundefekte

Sie können das humorale Immunsystem oder das T-Zell-System betreffen oder auch kombiniert sein. In allen Fällen wird eine präzise Eingrenzung der Diagnose der Schlüssel für das weitere Vorgehen sein. Besteht der Verdacht auf einen primären Immundefekt, so wird immer das Vorgehen hinsichtlich Impfungen mit dem behandelnden Kinderarzt abzustimmen sein bzw. eine Spezialklinik mit der Durchführung der Impfungen betraut werden.

Grundsätzlich ist bei primären Immundefekten besondere Vorsicht bei Lebendimpfstoffen geboten, hier können schwerwiegende Impfreaktionen bei manchen Defekten lebensbedrohlich sein. Bei inaktivierten Vakzinen steht weniger das Impfrisiko im Vordergrund als vielmehr der fragliche Impferfolg.

Sekundäre Immundefekte
HIV
Onkologische Erkrankungen
Pharmakologische Immunsuppression
Anatomische oder funktionelle Asplenie/Z. n. Splenektomie
Transplantation (autogene und allogene Stammzellentransplantation, allogene (solide) Organtransplantation

Im Bereich der sekundären Immundefekte schematisierte Impfempfehlungen anzubieten ist fast unmöglich, es fließen zu viele Variable in die Beurteilung ein.

Patientenspezifische Variable:

Außderdem gibt es Lebens(stil)-assoziierte Immunschwächen, z. B. Alter, Rauchen, Adipositas, Diabetes etc.

- Allgemeinzustand
- Alter
- Art, Dosis und Dauer der laufenden Therapie
- Weitere Grundkrankheiten

Impfstoffspezifische Variable:

- Lebendvakzine (Art der Attenuierung, produktimmanentes Nebenwirkungsrisiko)
- Inaktivierte Vakzine (unterschiedliche Immunogenität verschiedener Antigene, Adjuvierung, Konjugierung)
- Impfvorgeschichte (Primovakzination oder Revakzination)

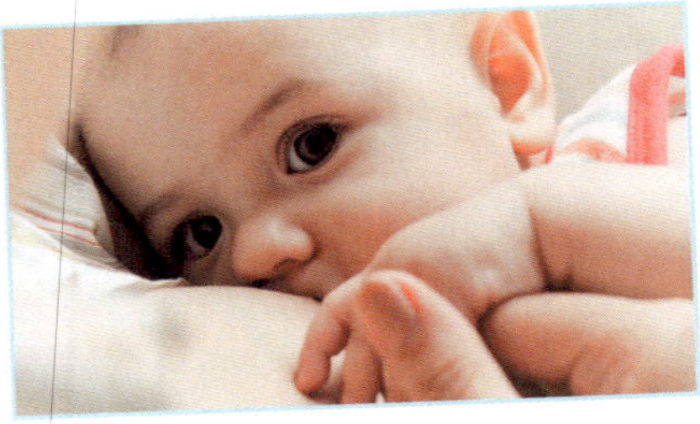

Man kann grundsätzlich 3 Grade von Immunsuppression bei Erwachsenen unterscheiden:

Grad 1: Erkrankungen/Therapien ohne signifikante Immunsuppression

Dazu zählen unter anderem eine unter dem Schwellenwert von 20 mg/Tag liegende, kurz dauernde (unter 2 Wochen) Kortisontherapie, HIV-Patienten mit > 500/ml CD4+ T-Zellen sowie Tumorpatienten mit länger als 3 Monate zurückliegender Chemotherapie oder in Remission befindlich, Knochenmarktransplantierte nach mindestens 2 Jahren und Autoimmunerkrankungen, die ohne immunsuppressive Therapie auskommen (z. B. rheumatoide Arthritis).

Diese Gruppe von Patienten kann alle Impfungen bekommen, lediglich für Herpes Zoster lebend, Influenza-Lebendimpfungen gibt es keine Freigabe bei HIV-Patienten, weil keine Daten vorhanden sind. Es ist auch keine Impferfolgskontrolle nötig. Man kann von „normaler" Immunantwort sprechen.

Grad 2: Signifikante Immunsuppression

Eine fehlende Milz, chronische Leber- und Nierenerkrankungen mit signifikanten Befundveränderungen, multiple Sklerose, Diabetes und Komplementdefizienz sind die bedeutendsten Grundkrankheiten, die eine mittelgradige Immunsuppression nach sich ziehen.

Bei HIV-Patienten ist eine CD4+ Zahl von 200 – 499/ml hier einzuordnen und Dauertherapien mit Kortison von weniger als 20 mg über mehr als 2 Wochen, Methotrexat >0,4mg/kg/Woche, Azathioprin von >3mg/kg/Tag und 6-Mercaptopurin von >1,5 mg/kg/Tag.

Für diese Patientengruppe sind alle Totimpfstoffe uneingeschränkt möglich und indiziert, wobei man eine Impferfolgskontrolle anstreben sollte.

Eine Übersicht der Methoden zur Impferfolgskontrolle und deren Bewertung wurde dem Österreichischen Impfplan 2019 entnommen[20].

[20] Österreichischer Impfplan 2019 (mit freundlicher Genehmigung des BMSAGK).

Impfung gegen	Methode	Akzeptierte Grenzwerte für positive Impfantwort	Kommentar
Diphtherie	Liganden-Assay, wie z. B. ELISA	IgG ≥ 0,1IE/ml	
FSME	Liganden-Assay, wie z. B. ELISA; NT		FSME-IgG-Ak nur aussagekräftig, wenn die FSME-Impfung der einzige Flavivirus- Kontakt war. Bei Impfung (Gelbfieber, Japan. Enzephalitis) oder Kontakt mit anderen Flaviviren (z.B. Dengue, West-Nil) ist als Spezialdiagnostik ein FSME-NT zur Messung der funktionell aktiven Antikörper notwendig (Interpretation entsprechend den jeweiligen NT-Tests)
Hepatitis B, Hepatitis A	Liganden-Assay, wie z. B. ELISA	Anti-Hbs-Ak, HA-V-AK Serokonversion: >10IE/ml	Langzeitschutz Hbs-AK: >100IE/ml; HAV entsprechend Testsystem
HiB	ELISA	IgG ≥ 0,15 µg/ml Anti-PRP	
Masern	Liganden-Assay, wie z. B. ELISA; NT	IgG pos. (n.d.)	Bewertung abhängig vom verwendeten Testsystem
Meningokokken	Liganden-Assay, wie z. B. ELISA	n.d.	Schutz ist für jeden Serotyp vom Vorhandensein von Antikörpern gegen die jeweiligen spezifischen Kapselantigene abhängig. Für serumbakterizide Antikörper (hSBA) gilt 1:4 als Schutzgrenze (kommerziell nicht erhältlich)
Mumps	Liganden-Assay, wie z. B. ELISA, NT	IgG pos. n.d.	Bewertung abhängig vom verwendeten Testsystem
Pertussis	Liganden-Assay, wie z. B. ELISA	n.d.	Beurteilbar ist nur Seronegativität (< Detektionslimit) bzw. Anstieg von PT-spezifischen AK vor/nach Impfung

Impfung gegen	Methode	Akzeptierte Grenzwerte für positive Impfantwort	Kommentar
Pneumokokken (Konjugat-Impfstoff)	Liganden-Assay, wie z. B. ELISA	IgG > 0,35 µg/ml	Dieser Grenzwert bezieht sich auf einen ELISA ohne 22F-Präadsorption. ELISAs mit Präadsorption sind spezifischer. Hier ist von niedrigeren Grenzwerten auszugehen. Kommerzielle Kits weisen AK gegen ein Pneumokokkengemisch nach – keine Aussage über einzelne Serotypen möglich; OPA-spezifische Assays sind derzeit kommerziell nicht erhältlich
Polio (IPV)	NT	Pos	Bewertung abhängig vom verwendeten Testsystem
Röteln	Liganden-Assay, wie z. B. ELISA	Pos > 10 – 15 IU/ml abhängig vom verwendeten Testsystem	Bewertung abhängig vom verwendeten Testsystem
Tetanus	Liganden-Assay, wie z.B. ELISA	IgG ≥ 0,1IE/ml	
Tollwut	RFFIT, Liganden-Assay, wie z. B. ELISA	RFFIT > 0,5IE/ml; ELISA > 0,125 bzw. 0,5EU/ml	
Varizellen	Liganden-Assay, wie z. B. ELISA; NT	IgG pos	Bewertung abhängig vom verwendeten Testsystem

Abkürzungen:
ELISA – Enzyme-Linked Immuno Sorbent Assay
NT – Neutralisationstest
HiB – Haemophilus influenzae B
n. d. – nicht definiert
OPA – Opsonophagozytose-Antikörper
RFFIT – Rapid Fluorescent Focus Inhibition Test.

Einige Impfungen sind für spezielle Patienten dieser Gruppe sogar besonders indiziert: Personen ohne Milz haben ein vielfach höheres Risiko schwerer, oft tödlich verlaufender Infektionen durch Haemophilus Influenzae B, Meningokokken (A, B, C, W135, Y) und Pneumokokken, weshalb diese Impfungen ganz besonders anzuraten sind. Einschränkend sei aber angemerkt, dass unser derzeitiges Wissen über die Effizienz und die notwendigen Auffrischungsabstände dieser Impfungen bei Personen ohne Milz noch recht dürftig ist.

Bei Lebendimpfungen ist man ibei immunsupprimierten Personen naturgemäß vorsichtig. Laut internationalen Empfehlungen[21] sollen Lebendimpfungen nach sorgfältiger Nutzen/Risiko-Abwägung gegeben werden. Damit ist als Beispiel gemeint, dass ein Erwachsener, der noch nie eine Varizelleninfektion gehabt hat, durch eine eventuelle Erkrankung so sehr gefährdet wäre, dass man die Impfung als das „kleinere Übel" durchführen sollte.

Grad 3: Schwere Immunsuppression

Erkrankungen/Behandlungen mit schwerer Immunsuppression
Neben HIV-Patienten mit weniger als 200 CD4+ Zellen/ml sind dies alle frisch Organtransplantierten (kürzer als 1 Jahr zurückliegend), alle akuten hämatologischen Erkrankungen maligner Natur, chronisch lymphatische Leukämie, aplastische Anämie, Tumoren mit ausgedehnter Metastasierung, Knochenmarkstransplantierte, bei denen der Eingriff kürzer als 2 Jahre zurückliegt und eine rezente Strahlentherapie. Außerdem fallen in diese Kategorie Patienten mit hochdosierten Medikamenten, die schon unter Grad 2 erwähnt wurden, ferner Transplantations-Immunsuppressiva wie Zyklosporin, Tacrolimus und andere, Chemotherapeutika und vor allem auch die Gruppe der sogenannten Biologika, wobei hier insbesondere die TNF-Alpha-Blocker und Anti-CD20 Antikörper massiv in die Immunantwort nach Impfungen eingreifen.

Hier gilt allgemein, dass Lebendimpfungen kontraindiziert sind. Details dazu finden sich in den Tabellen 1 und 2. Angemerkt sei, dass die Liste der Biologika nicht vollständig ist, da mittlerweile neue Spezialitäten zugelassen wurden. Allerdings liegen zu diesen meist noch keine Emp-

---

[21] Fachstandard ist unter http://link.springer.com/article/10.1007/s00508-016-1033-6 abrufbar

fehlung bezüglich Impfeinschränkungen vor. Auch zu Medikamentenklasse der Checkpoint-Inhibitoren liegen noch wenige Erkenntnisse vor, Vorsicht ist also geboten und eine Impfempfehlung immer nach Sichtung der aktuellsten Literatur abgegeben werden. Totimpfstoffe können gegeben werden, allerdings ist der Impferfolg fraglich und sollte nach Möglichkeit kontrolliert werden. Während und 6 Monate nach Rituximab sind Impfungen praktisch unwirksam.

Das Timing von Impfungen bei Personen mit Immunsuppression ist oft der Schlüssel, der über Erfolg oder Misserfolg entscheidet. Anzustreben ist immer eine Durchführung von notwendigen Impfungen entweder vor Therapiebeginn, hier muss man nach erfolgter Impfung mit Wartezeiten von 2 – 4 Wochen rechnen, um den Impferfolg nicht zu gefährden. Eine 2. Möglichkeit sind sogenannte „windows of opportunity", also Zeitfenster, die bei Therapieumstellungen oder Pausen entstehen und die man nützen sollte. Ansonsten sind zu den Therapien sehr unterschiedliche Impfabstände einzuhalten. Einen guten Überblick für die nötigen Abstände zu immunsupprimierenden Therapien gibt hierzu Tabelle 2. Es gilt aber immer die Regel, dass eine notwendige immunsupprimierende Therapie nicht zugunsten einer Impfung unterbrochen werden soll.

Bestimmte immunsupprimierende Erkrankungen implizieren ebenfalls Abstände zu nachfolgenden Impfungen. Nach Stammzelltransplantation ist eine Wartefrist von 24 Monaten angezeigt, nach Organtransplantation mindestens 12 Monate, bei Therapien von hämatologischen malignen Erkrankungen und Tumor-Chemotherapien sind 3 Monate unerlässlich. Dies sind nur grobe Regeln, die von den individuellen Paramatern des Zustandes des Patienten und seiner spezifischen Therapie beeinflusst werden können.

Eine Regel ist noch unbedingt zu beachten

Bei Patienten unter chronischer Immunsuppression welchen Grades auch immer sollte man alles tun, um Infektionsrisiken, die aus der unmittelbaren Umgebung des Patienten (Familie, enge Freunde, etc.) kommen könnten, zu minimieren. Daher gilt: Komplettierung des Impfstatus dieser Personen besonders hinsichtlich Masern, Mumps, Röteln, Varizellen, Pertussis, Diphtherie, eventuell Pneumokokken und Meningokokken und Influenza!

Arzneimittelsicherheit von Impfstoffen bei Immunsupprimierten

Voraus angemerkt sei, dass unser Wissen auf diesem Gebiet noch eingeschränkt ist.

1. haben wir ein sehr heterogenes Spektrum an Patienten vor uns, praktisch jeder ist ein individueller „Fall" und
2. sind kontrollierte Studien schon aus ethischen Überlegungen heraus kaum denkbar.

Trotzdem kann man auch hier Übersichtsregeln anführen
Inaktivierte Vakzinen haben in etwa das gleiche Sicherheitsprofil wie bei immunkompetenten Personen. Hier steht nicht die Angst vor Nebenwirkungen im Vordergrund, sondern die Bedenken wegen des oft fraglichen Imfperfolges.

Lebendimpfstoffe, die aus attenuierten, aber vermehrungsfähigen Erregern bestehen, wurden in ihrer Attenuierung natürlich an die Immunfunktion des immunkompetenten Menschen angepasst, d. h. die Attenuierung ist relativ. Dies bedeutet, dass Lebendimpfstoffe bei Funktionsstörungen der Immunabwehr womöglich ihr pathogenes Restpotential ausspielen können und dann zu schweren Nebenwirkungen im Sinne von Impfkrankheiten führen können. Auch dies ist im Einzelnen nicht wirklich evidenzbasiert ausgelotet, was ethisch unverantwortbar wäre, weshalb man bei Lebendimpfungen in dieser Patientengruppe extrem vorsichtig agiert. Nur dann, wenn die Impfung „das kleinere Übel" ist, also die natürlich vorkommende Erkrankung besonders gefährlich und auch leicht erwerbbar für den betroffenen Patienten ist, gibt es Ausnahmen, die Lebendimpfungen erlauben können.

Siehe dazu auch die Tabelle 1 „Immunsuppressiva und Impfungen" auf der folgenden Seite[22].

[22] Fachstandard unter http://link.springer.com/article/10.1007/s00508-016-1033-6 abrufbar

	Keine Einschränkung	Bedingte Einschränkung	Kontraindikation
Totimpfstoffe	Alle Immunsuppressiva außer Rituximab Immunogenität kann reduziert sein	Rituximab[1] Immunogenität ist reduziert für mindestens 6 Monate nach Behandlungsstopp	Keine
Lebendimpfstoffe MMR, Varizellen, Gelbfieber, Herpes Zoster	Kortikosteroide[2] Systemisch: nur Kurzzeit oder Niedrigdosis Physiol. Ersatztherapie Nicht systemisch Sulfasalazin Hydroxychloroquin	Methotrexat[4] Azathiopin[5] 6-Mercaptopurin[6]	Kortikosteroide[3] Systemisch und hohe Dosis und ≥2 Wochen Leflunomid Ciclosporin A Mykophenolat Cyclophosphamid Tacrolimus Infliximab Adalimumab Golimumab Certolizumab Etanercept Tocilizumab Ustekinumab Anakinra Rituximab

[1] Nach einer Rituximabgabe ist es ratsam, mindestens 6 Monate mit der Gabe eines Totimpfstoffes zu warten. Diese Empfehlung wird nicht aus Sicherheitsbedenken, sondern lediglich aus Gründen der Immunogenität gegeben. Sie basiert auf Halbwertszeiten von Rituximab, auf Studien zur Immunogenität von Totimpfstoffen sowie auf Messungen von CD19+ Zellen unter Rituximab-Therapie. Wenn eine Impfung früher als 6 Monate nach Absetzen von Rituximab indiziert ist (z. B. Influenza während Grippesaison), so kann es sinnvoll sein, diese früher zu geben.

[2] Kurzzeittherapie <2 Wochen, Niedrigdosis: Prednisonäquivalent <20 mg/Tag (Erwachsene) bzw. <0,5 mg/kg/Tag (Kinder), physiologischer Ersatztherapie, als nicht systemisch gelten topische Anwendungen (Atemwege, Haut, Augen, Ohren) und Injektionen (intraartikulär, Schleimbeutel, Sehnen)

[3] Hohe Dosis: Prednisonäquivalent ≥20 mg/Tag (Erwachsene), ≥0,5 mg/kg/Tag (Kinder)

[4] Impfung generell kontraindiziert bei >0,4 mg/kg/Woche oder >20 mg/Woche.
Nur Herpes Zoster: Imfpung möglich, wenn ≤0,4 mg/kg/Woche ≤20 mg/Woche.
MMR, Varizellen, Gelbfieber: In klinisch stabilen Fällen können Lebendimpfungen unter niedrig dosiertem Methotrexat (≤0,4 mg/kg/Woche oder ≤20 mg/Woche) verabreicht werden. Dieser Ansatz wurde auf der Grundlage von Expertenmeinungen erstellt und ist seit 2006 klinische Praxis im Service de Médicine Internationale et Humanitaire, Hôpitaux Universitaires de Genève. Die Empfehlung wird eine künftige weitere Überwachung erfordern.

[5] Nur Herpes Zoster: Impfung möglich, wenn ≤3,0 mg/kg/Tag, darüber oder andere Lebendimpfstoffe: kontraindiziert

[6] Nur Herpes Zoster: Impfung möglich, wenn ≤1,5 mg/kg/Tag, darüber oder andere Lebendimpfstoffe: kontraindiziert

Tabelle 2: Zeitraum zwischen Absetzen eines Immunsuppressivums und Lebendimpfung[23]

Medikament	Zeitraum bis zur Lebendimpfung
Kortikosteroide – kurzzeitig bzw. niedrig dosiert, physiologische Ersatztherapie oder nicht systemisch[1]	Kein Abstand erforderlich
Kortikosteroide – systemisch und hoch dosiert (≥ 2 Wochen)[2] Interferon[3]	Abstand mindestens 1 Monat
Medikament	Zeitraum bis zur Lebendimpfung
6-Mercaptopurin[4] Azathioprin[6] Ciclosporin A Cyclophosphamid Mycophenolat Tacrolimus Fumarat Fingolimod	Abstand mindestens drei Monate[5]
Sulfasalazin Hydroxychloroquin	Kein Abstand erforderlich
Methotrexat (MTX	Abstand mindestens drei Monate[7]
Leflunomid	Abstand mindestens zwei Jahre[8]
Abatacept Adalimumab Anakinra[9] Certolizumab Golimumab Infliximab Natalizumab Secukinumab Tocilizumab Ustekinumab	Abstand mindestens drei Monate[5]
Etanercept	Abstand mindestens 3 Monate[4]; in klinisch stabilen Fällen können Lebendimpfungen früher (>1 Monat nach Absetzen von Etanercept) gegeben werden
Rituximab Alemtuzumab	Abstand mindestens 12 Monate

[23] Fachstandard ist unter http://link.springer.com/article/10.1007/s00508-016-1033-6 abrufbar

[1] Kurzzeittherapie < 2 Wochen, Niedrigdosis: Prednisonäquivalent < 20 mg/Tag (Erwachsene) bzw. < 0,5 mg/kg/Tag (Kinder), physiologische Ersatztherapie, als nicht systemisch gelten topische Anwendungen (Atemwege, Haut, Augen, Ohren) und Injektionen (intraartikulär, Schleimbeutel, Sehnen)

[2] Hohe Dosis: Prednisonäquivalent ≥ 20 mg/Tag (Erwachsene), ≥ 0,5 mg/kg/Tag (Kinder)

[3] Keine systematischen Daten zu Lebendimpfungen vorhanden; bei stabilem Zustand min 1 Monat Abstand; nach akutem Schub mit zusätzlicher Kortisonbehandlung Abstand mind. 3 Monate zur Lebendimpfung

[4] Herpes-Zoster-Impfung möglich, wenn < 1,5 mg/kg/d; darüber oder andere Lebendimpfungen KI und Zeitabstand einhalten

[5] Da derzeit keine Daten verfügbar sind, basieren diese Empfehlungen vor allem auf Expertenmeinungen und auf den Halbwertszeiten der Arzneimittel

[6] Herpes-Zoster-Impfung möglich, wenn < 3 mg/kg/d; darüber oder andere Lebendimpfungen KI und Zeitintervall einhalten

[7] Lebendimpfung generell kontraindiziert bei > 0,4 mg/kg/Woche oder > 20 mg/Woche; nur Herpes zoster: Impfung möglich wenn ≤ 0,4 mg/kg/Woche oder ≤ 20 mg/Woche
MMR, Varizellen, Gelbfieber: In klinisch stabilen Fällen und bei Dosen < 0,4 mg/kg/Woche oder < 20 mg/Woche können Lebendimpfungen unter MTX verabreicht werden. Dieser Ansatz wurde auf der Grundlage von Expertenmeinungen erstellt.

[8] Aus Sicherheitsgründen sind Lebendimpfungen für mindestens 2 Jahre nach Leflunomid-Therapie kontraindiziert. Es gibt aber eine Auswasch-Option mit Aktivkohle oder Cholestyramin. Dabei kann für die Verabreichung einer Lebendimpfung ähnlich wie bei der Planung einer Schwangerschaft unter Leflunomid vorgegangen werden: Nach Absetzen der Leflunomid-Therapie werden 8 g Cholestyramin 3-mal täglich über einen Zeitraum von 11 Tagen oder 50 g Aktivkohlepulver 4-mal täglich über einen Zeitraum von 11 Tagen verabreicht. Unabhängig vom gewählten Auswaschverfahren ist im Anschluss ebenfalls eine Überprüfung des Plasmaspiegels durch zwei getrennte Tests im Abstand von mindestens 14 Tagen und eine Wartezeit von 1 1/2 Monaten zwischen dem ersten Messen eines Plasmaspiegels unter 0,02 mg/l und der Lebendimpfung erforderlich.

[9] Aufgrund der kurzen Halbwertszeit (4 – 6 Stunden) von Anakinra, können Lebend-impfstoffe möglicherweise früher als drei Monate nach Beendigung der Behandlung gegeben werden. Jedoch existieren bisher diesbezüglich nur Daten aus einer Studie, in der eine zweite MMR-Impfung in drei Fällen nach Absetzen von Anakinra für 5 Halbwertszeiten sicher und immunogen war.

Impfstoffe in Österreich

Die jeweils von der AGES aktualisierte Liste der in Österreich zugelassenen und derzeit auch erhältlichen Impfstoffe findet man unter:

http://www.basg.gv.at/arzneimittel/impfstoffe/zugelassene-impfstoffe/

Allerdings hat man als Patient oder auch als Arzt häufig seine liebe Not, wenn es darum geht, die Eintragungen von früher verwendeten Impfstoffen in den diversen Impfdokumenten zu interpretieren, lässt doch der Handelsname oft keinen Rückschluss auf den Inhalt zu.

Im Folgenden daher eine (möglichst vollständige) Tabelle jener Impfstoffspezialitäten, die früher in Österreich verwendet wurden*.

Auf eingehende Details zu den einzelnen alten Spezialitäten wurde verzichtet, da bei Recherchen der Datenbanken im Internet Detailinformationen ersichtlich sind.

Früher in Österreich verwendete Impfstoffe

Handelsnamen	Enthaltene Impfantigene	Anmerkungen
Act-Hib	Haemophilus influenzae B	
Act-Hib+DPT	Haemophilus influenzae B plus Tetanus, Diphtherie (Kinderdosis), Pertussis (Ganzkeim)	
Areparix	Influenza-Pandemie-Impfstoff („Schweinegrippe")	
Arilvax	Gelbfieber	
BCG Vaccine „Mérieux"	Tuberkulose	

* Adaptiert nach B. Tucek & P. Falb, AGES 2014

Handelsnamen	Enthaltene Impfantigene	Anmerkungen
Celvapan	Influenza-Pandemie-Impfstoff („Schweinegrippe“)	
Daronrix	Influenza-Pandemie-Impfstoff („Schweinegrippe“)	
Diphtherie adsorbat Impfstoff „Behring“	Diphtherie	Reduzierte Antigenmenge für Erwachsenen-Impfung
DiTe Anatoxal Berna	Diphtherie, Tetanus	Kinder-Impfstoff
DiTe Anatoxal (dT) Berna	Diphtherie, Tetanus	Erwachsenen-Impfstoff mit reduzierter Diptherie-Komponente
DT Adsorbat „Mérieux“	Diphtherie, Tetanus	Kinder-Impfstoff
DPT Adsorbat „Mérieux“	Diphtherie, Pertussis, Tetanus	Kinder-Impfstoff; Pertussis Ganzkeim
diTe Booster	Diphtherie, Tetanus	Erwachsenen-Impfstoff mit reduzierter Diptherie-Komponente
Epaxal Berna	Hepatitis A	
Ervevax	Röteln-Mono-Komponenten-Impfstoff	
Focetria	Influenza-Pandemie-Impfstoff („Schweinegrippe“)	
Foclivia	Influenza-Pandemie-Impfstoff („Schweinegrippe“)	
Gen-HB-vax 10 mcg	Hepatitis B	Thiomersalhältiges Vorgängerprodukt zu HBvax Pro
Havrix 360	Hepatitis A	Kinder-Impfstoff für das alte 3er Schema
Hevac B „Pasteur“	Hepatitis B	Hepatitis B Plasmavakzine
Hexavac	Diphtherie, Tetanus, Pertussis (acellulär), Haemophilus influenzae B, Polio, Hepatitis B	Früher verwendeter Kinder 6-fach-Impfstoff
HIB-Titer	Haemophilus influenzae B	
Immovax Polio	Kinderlähmung inaktiviert, trivalent	

Handelsnamen	Enthaltene Impfantigene	Anmerkungen
Infanrix Tetra	Diphtherie, Pertussis, Tetanus, Polio	Pertussis Ganzkeim
Infanrix+HepB	Diphtherie, Pertussis, Tetanus, Hepatitis B	
Infanrix IPV+HIB	Diphtherie, Pertussis, Tetanus, Polio, Haemophilus influenzae B	
Inflexal	Saisonale Grippe	
IPV „Mérieux"	Polio trivalent, inaktiviert	
JE-Vax	Japan Encephalitis	
Masern Vaccine „Mérieux"	Masern Monokomponenten-Impfstoff	
Mencevac	Meningokokken A, C, W135, Y	Unkonjugierter Impfstoff
Mumps Vaccine „Mérieux"	Mumps-Monokomponenten-Impfstoff	
MMR Triplovax	Masern, Mumps, Röteln	
Meningovac A+C	Meningokokken A, C	Unkonjugierter Impfstoff
Meningokokken A+C „Mérieux"	Meningokokken A, C	Unkonjugierter Impfstoff
Meningitec C	Meningokokken C	Konjugierter Impfstoff
Mutagrip	Saisonale Grippe	
Orochol	Cholera, lebend	
PAC „Mérieux"	Pertussis-Monokomponenten-Impfstoff	acellulär
Pediacel	Diphtherie, Pertussis, Tetanus,Polio, Haemophilus influenzae B	
Pertoral	Pertussis, oral	
Pentavac	Diphtherie, Pertussis, Tetanus, Polio, Haemophilus influenzae B	
Pocken Vaccine	Pocken-Impfstoff, lebend	

Handelsnamen	Enthaltene Impfantigene	Anmerkungen
Polio Sabin SB	Oraler Polio-Impfstoff (lebend)	
Poliomyelitis Vaccine Berna	Oraler Polio-Impfstoff (lebend)	
Pnu-Immune	Pneumokokken, 23 valent	Unkonjugierter Imfpstoff
Prevenar 7	Pneumokokken, 7 valent	Konjugierter Impfstoff
Preflucel	Saisonale Grippe	Gewebekultur-Impfstoff
Procomvac	Haemophilus influenza B, Hepatitis B	
Proquad	Masern, Mumps, Röteln, Varizellen	
Provarivax	Varizellen	
ProHIBiT	Haemophilus influenza B	
Quatrovirelon	Diphtherie, Pertussis, Tetanus, Polio	
Quintovirelon	Diphtherie, Pertussis, Tetanus, Polio + Masern (inaktiviert)	
Rabies Imovax	Tollwut	
Rouvax	Masern-Monokomponenten-Impfstoff	
Rudivax	Röteln-Monokomponenten-Impfstoff	
Röteln Impfstoff HDC „Mérieux"	Röteln-Monokomponenten-Impfstoff	
Rubeaten Berna	Röteln-Monokomponenten-Impfstoff	
Spirolept	Leptospirose	
Te-Anatoxal Berna	Tetanus	
Tetanus Adsorbat „Mérieux"	Tetanus	

Handelsnamen	Enthaltene Impfantigene	Anmerkungen
Td-Rix, Ditanrix	Tetanus, Diphtherie	Diphtherie: Reduzierte Antigenmenge für Erwachsenen-Impfung
Tetagrip	Tetanus und saisonale Grippe	
Triaxis Polio	Diphtherie, Pertussis, Tetanus, Polio	
Ticovac, Ticovac junior	FSME	Ohne Humanalbumin
Tollwut Vaccine HDC „Mérieux"	Tollwut	
Tyavax	Hepatitis A und Typhus	
Vaccin Rabique inactivé „Mérieux" HDCV	Tollwut	
Gen Hevac B Pasteur	Heaptitis B	
Vaccin Rabique Pasteur	Tollwut	
Vaccin Tétanique Pasteur	Tetanus	
Vaccin Boostrixtetra	Diphtherie, Pertussis, Tetanus, Polio	
Vaxigrip junior	Saisonale Gripppe	Kinder-Impfstoff

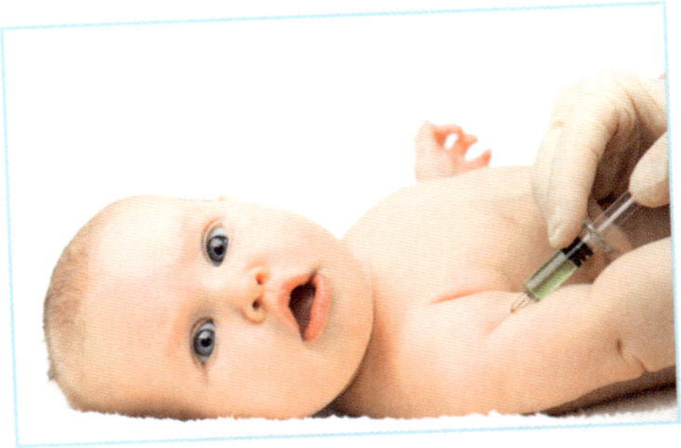

Aktualisierungen | Ergänzungen

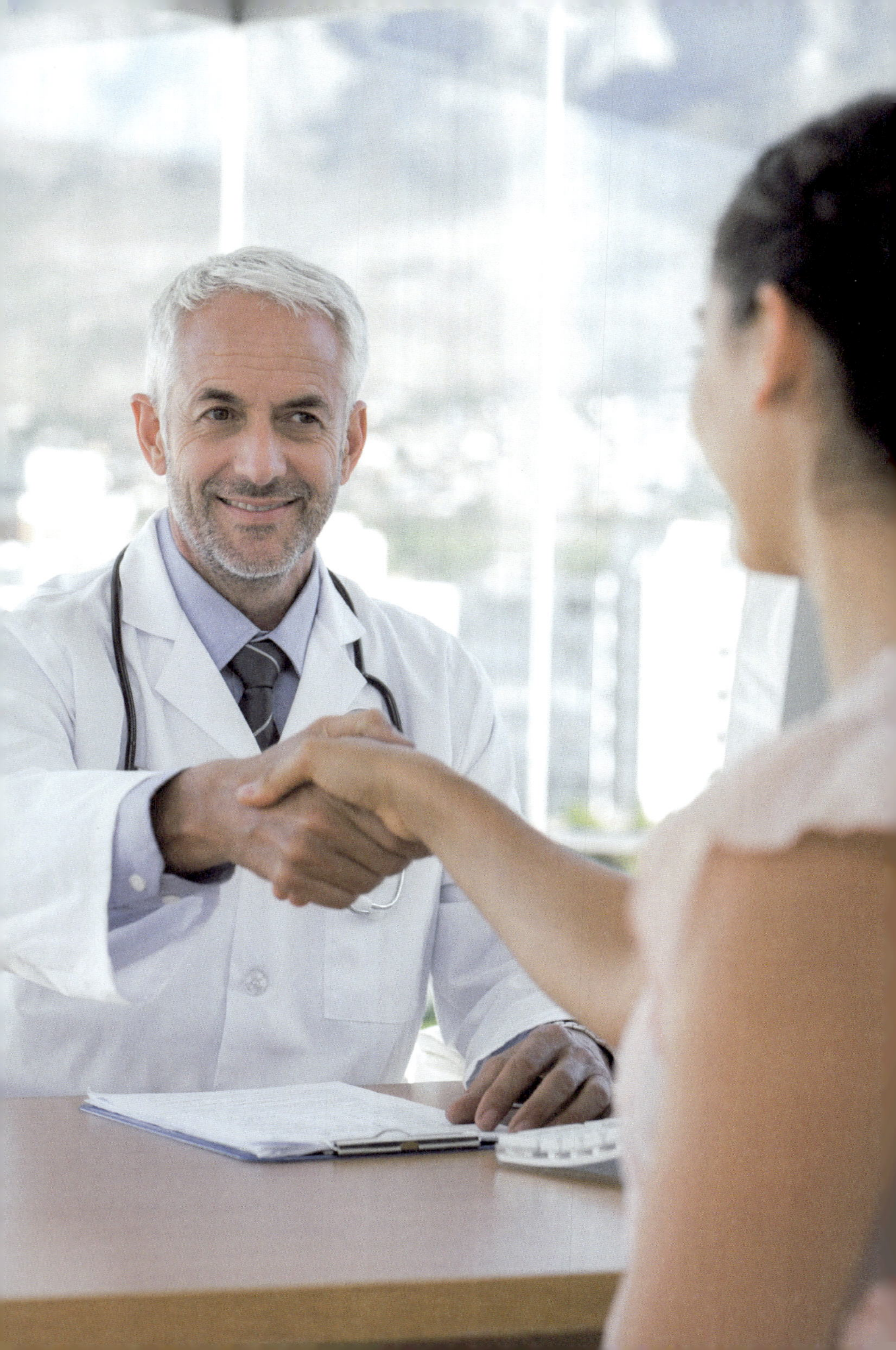

Wie wirkt eine Impfung?

(adaptiert nach Z. Szepfalusi)

Einleitung

Die Entwicklung der Impfungen beruht auf der Beobachtung, dass Personen, die eine Infektionskrankheit durchgemacht haben, bei einem neuerlichen Kontakt mit demselben Krankheitserreger nicht mehr oder nur in stark abgeschwächter Form erkranken. Die 1. durchgemachte Erkrankung hat im Körper eine Erinnerung hinterlassen und den Organismus befähigt, beim 2. Kontakt mit dem Erreger durch Wegfall des „Lernprozesses" beim ersten Kontakt rascher und effizienter zu reagieren. In ähnlicher Weise löst die Impfung mit einem Erreger eine Schutzreaktion im Körper aus. Man umgeht mit diesem Vorgehen die möglichen bleibenden Folgewirkungen der Infektionserkrankungen (Anfallsleiden, Lähmungen, Behinderungen).

> Der Körper reagiert auf Erreger (genauso wie auf Impfungen) in unterschiedlicher Weise. Der Grund dafür liegt in der Tatsache, dass einerseits die Erreger und andererseits die Eintrittspforten der einzelnen Erreger in den Körper sehr unterschiedlich sind.

Das Immunsystem: angeboren und erworben

Das Immunsystem besteht aus 2 Teilsystemen:

1. das „unspezifische Abwehrsystem" mit seinen angeborenen Abwehrmechanismen und
2. das „spezifische Abwehrsystem", das lebenslang in der Auseinandersetzung mit Krankheitserregern dazulernt, durch durchgemachte Erkrankungen und durch Impfungen. Die Abwehrfähigkeit des spezifischen Abwehrsystems nennen wir Immunität.

Der Körper als Festung

Stellen Sie sich den Körper als eine Festung vor, die sich vor feindlichen Eindringlingen (= Erregern) schützen muss. Um Eindringlinge rasch und effizient abwehren zu können, ist eine gut ausgebildete Schutzmannschaft (= weiße Blutkörperchen) erforderlich. Diese Ausbildung kann durch Erfahrung (= durchgemachte Erkrankung) oder durch Schulung (= Impfungen) erreicht werden. Die Schulung erfolgt in mehreren Kursen (= Teilimpfungen) bei denen das Umgehen mit unterschiedlichen Eindringlingen geübt wird.

Dieses Training muss anfänglich bis zur Perfektion wiederholt werden (= Grundimmunisierung). Damit das Gelernte nicht vergessen wird, müssen im späteren Verlauf immer wieder Auffrischungskurse (= Auffrischungsimpfungen) durchgeführt werden.

Die Eindringlinge verwenden unterschiedliche Hilfsmittel und Wege bei ihrem Einbruchsversuch in die Festung. So ist es auch zielführend die Schutzmannschaft in kleine Abwehrgruppen aufzuteilen, die sich jeweils mit einem bestimmten Eindringling und seinen Methoden besonders ausführlich beschäftigen. Diese kleinen Abwehrgruppen benützen dann auch eigens für den Eindringling konzipierte Abwehrstoffe (= Schutzantikörper). Manche Abwehrgruppen bilden besonders kräftige Verteidiger aus (= zellvermittelte Abwehr).

Das Immunsystem lernt aus Krankheiten und Impfungen

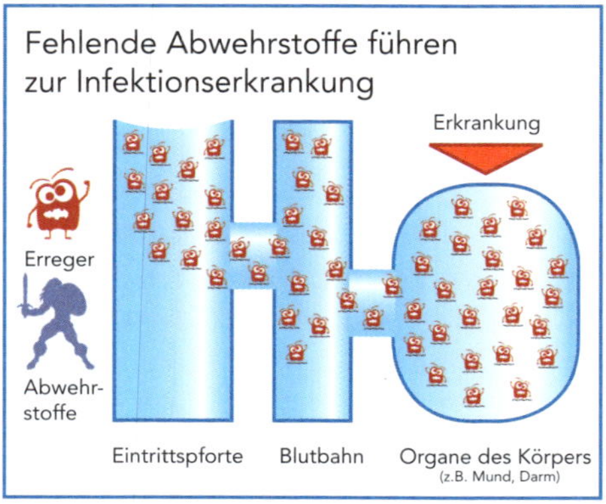

Wenn ein Erreger in den Körper gelangt, wehrt das Immunsystem durch eine genau auf den Erreger zugeschnittene Reaktion ab. Dieser Abwehrvorgang kann unbemerkt bleiben, sich als leichtes Unwohlsein äußern oder auch als unterschiedlich schwere Erkrankung erlebt werden.

Aufgrund einer Art von Gedächtnis erkennt das Immunsystem Eindringlinge, mit denen es sich einmal beschäftigt hat auch nach langen Jahren wieder. Dann läuft der Abwehrmechanismus in so rasantem Tempo ab, dass der Mensch gar nicht erst „richtig" krank wird. Diese Lernfähigkeit macht man sich bei Impfungen zu Nutze.

Vier verschiedene Abwehrmechanismen

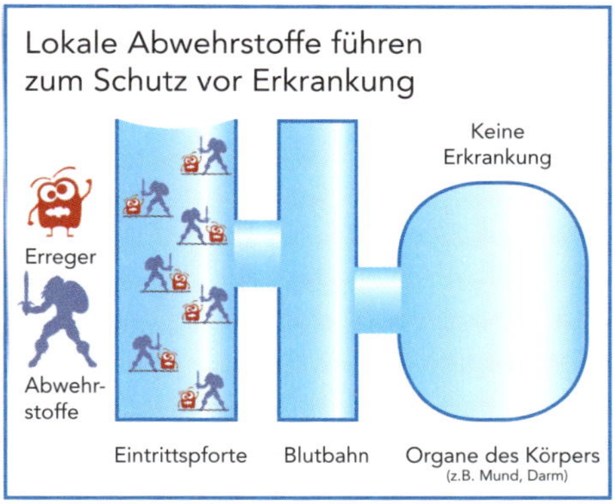

Kommen wir zurück zu unserem Vergleich des Körpers mit einer Festung und ihrer Schutzmannschaft, die in spezialisierte Abwehrgruppen aufgegliedert ist. Im Wesentlichen werden vier unterschiedliche Methoden angewandt.

Die 1. Abwehrgruppe hat die Aufgabe, Eindringlinge nach Möglichkeit bereits am Zutritt in die Festung zu hindern. Sie bewacht die Eingänge (= Körperöffnungen), hält Eindringlinge auf (= durch Schutzantikörper G und A) und entwaffnet sie (= Giftstoffe werden unwirksam gemacht).

Diesen Abwehrmechanismus setzt der Körper bei den Erregern von Keuchhusten (Pertussis), Cholera und Kinderlähmung (Polio) ein. Wenn es der 1. Gruppe nicht gelingt die Eindringlinge aufzuhalten, gelangen diese in das Innere der Festung (= Blutbahn). Dort patrouilliert die 2. Abwehrgruppe. Sie hat die Aufgabe mit speziellen Hilfsmitteln (= Schutzantikörper G und M) die Eindringlinge zu entdecken, zu entwaffnen und zu kennzeichnen, damit sie von Spezialisten abgeführt werden können.

Diesen Abwehrmechanismus setzt der Körper bei den Erregern von Diphtherie, Masern und bei Haemophilus Influenzae B ein.

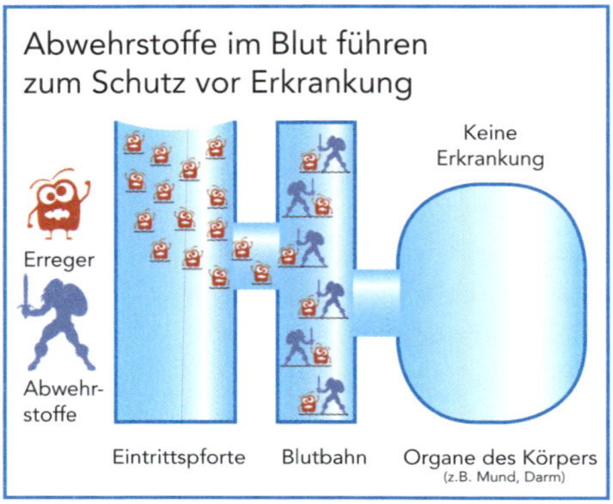

Manchen besonders kleinen und schlauen Eindringlingen (= Viren) gelingt es doch Schlupfwinkel in der Festung zu finden. Um selbst überleben zu können, dringen sie in Festungsbewohner ein. Diese „befallenen" Festungsbewohner sind jedoch auffällig. Das wiederum mobilisiert die 3. Abwehrgruppe (= zytotoxische weiße Blutkörperchen). Um eine Ausbreitung der Eindringlinge in noch mehr Bewohner zu verhindern, müssen die Befallenen beseitigt werden, sie werden verstoßen und müssen die Festung verlassen.

Eine besondere Aufgabe kommt der 4. Abwehrgruppe zu (= zellvermittelte Abwehr). Diese wird dann eingesetzt, wenn sich bestimmte hartnäckige Eindringlinge im Inneren der Festung gut verschanzt haben. Durch Boten bekommen die Mitglieder der vierten Abwehrgruppe Nachricht über die verschanzten Eindringlinge. Angefeuert durch die Berichte der Boten bereiten sich die kräftigen und gut ausgebildeten Kämpfer mit speziellem Rüstzeug auf den Einsatz vor. Sie dringen in die Verstecke vor und vernichten (= fressen) die Eindringlinge. Dieser Abwehrmechanismus z. B. wird beim Erreger der Tuberkulose eingesetzt.

Wege zur Immunität

3 Wege führen zu einer guten Ausbildung der Schutzmannschaft (= Immunität):

- Am nachhaltigsten lernt sie durch die praktische Erfahrung (= durchgemachte Erkrankung). Dies birgt jedoch die Gefahr von bleibenden Schädigungen.
- Große Erfolge mit geringerem Risiko erzielt man mit realitätsnahem Training mit „stumpfer Klinge" (= Lebendimpfstoffe, siehe später).
- Als 3. und noch risikoärmere Methode kommt die Übung an guten Modellen in Frage (= inaktivierte Impfstoffe).

Wenn als weitere Möglichkeit Abwehrgruppen nur für kurze Zeit leihweise der Festung von außen zur Verfügung gestellt werden (= Leihimmunität, z. B. Nestschutz durch mütterliche Schutzantikörper während der ersten Lebensmonate des Säuglings), spricht man von passiver Immunität.

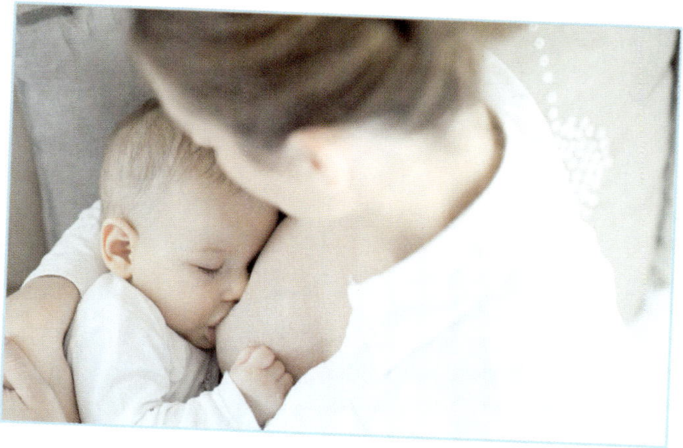

Erfolglose Impfung

In der Regel führt ein ordnungsgemäß durchgeführtes Training (= Impfung) zu einer guten Abwehrkraft der Festungsmannschaft (= Immunität des Körpers). In Einzelfällen hat das Training jedoch nicht den gewünschten Erfolg, sodass die Abwehrkraft lückenhaft ist oder gänzlich fehlt (= Impfversager).

Spezielle Situationen

Es gibt eine Reihe von Erkrankungen oder Zuständen, die einen Einfluss auf die ordentliche Funktion des Immunsystems haben.

Schwere Störungen des blutbildenden Systems (z. B. laufende Chemotherapie, Leukämie [in der akuten Phase, aber nicht in der Remission]). Hier sind Impfungen immer problematisch: Bei Lebendimpfungen ist mit einer erhöhten Nebenwirkungsrate zu rechnen, unter Umständen mit schwerwiegenden oder bedrohlichen Reaktionen, gleichzeitig kann der Impferfolg fraglich sein. Bei Totimpfstoffen wird zwar keine erhöhte Reaktogenität zu erwarten sein, aber ein Impferfolg ist sehr fraglich. Erst bei eindeutiger Besserung des Blutbildes ist daher zu Impfungen zu raten, das Ansprechen auf die Impfung sollte jedoch serologisch – sofern möglich – überprüft werden (siehe dort).

Immunologische Grundkrankheiten stellen "a priori" bis zur Abklärung immer eine Unsicherheit dar. Allerdings: In den meisten Fällen ist nach Sicherung und Bewertung der Diagnose dann eine Impfung möglich. Typisch ist hier die Impfempfehlung der WHO für HIV-positive Personen, welche die meisten Impfungen in Abhängigkeit vom Immunstatus durchaus anrät, allerdings mit dem Hinweis, dass eine serologische Impferfolgskontrolle sinnvoll ist.

Immunmangelerkrankungen, sofern der Patient mit diesen Krankheiten ein normales Leben führen kann und nicht wesentlich gesteigert infektanfällig ist, sind nicht als Problem zu werten, eine Impferfolgskontrolle ist aber anzuraten.

Immunsupprimierende Therapie, vor allem bei höherer Dosierung am Beginn der Behandlung oder im Intervall bei Symptomverschlechterung der Grundkrankheit. Hier ist weniger eine Schädigung des Patienten zu erwarten (ausgenommen Lebendimpfungen) als vielmehr ein fehlender Impferfolg, der aber gerade bei dieser Patientengruppe essentiell wäre. Auch hier gilt als Faustregel, dass geimpft werden kann, wenn der Patient nicht gesteigert infektanfällig ist.

Alter: Seit ein paar Jahren gibt es nicht nur Indizien, sondern klare Beweise für eine schlechter werdende Funktion des Immunsystems mit zunehmendem Alter. Bereits ab 40 Jahren beginnen sich diese Veränderungen deutlich zu manifestieren, ab 60 Jahren werden sie auch klinisch relevant. Hauptsächlich zurückzuführen sind diese Veränderungen auf einen Markverlust in der Thymusdrüse und auf eine Imbalance von immunologisch wichtigen Botenstoffen (Interleukine und Interferon ändern ihr Verhältnis zueinander). Außerdem zeigen jüngste Daten, dass chronische Virusinfektionen (z. B. Zytomegalie) zu einer rascheren Alterung des Immunsystems führen.

Man sollte daher bei dieser Personengruppe einerseits bei überschrittenen Impfintervallen eher zur serologischen Kontrolle nach Auffrischung raten. Auch berücksichtigt der Österreichische Impfplan seit 2004 schon diese Problematik und rät bei einigen Impfungen zur Verkürzung des Auffrischungsintervalls bei Personen über 60 Jahren (Diphtherie/Tetanus, FSME).

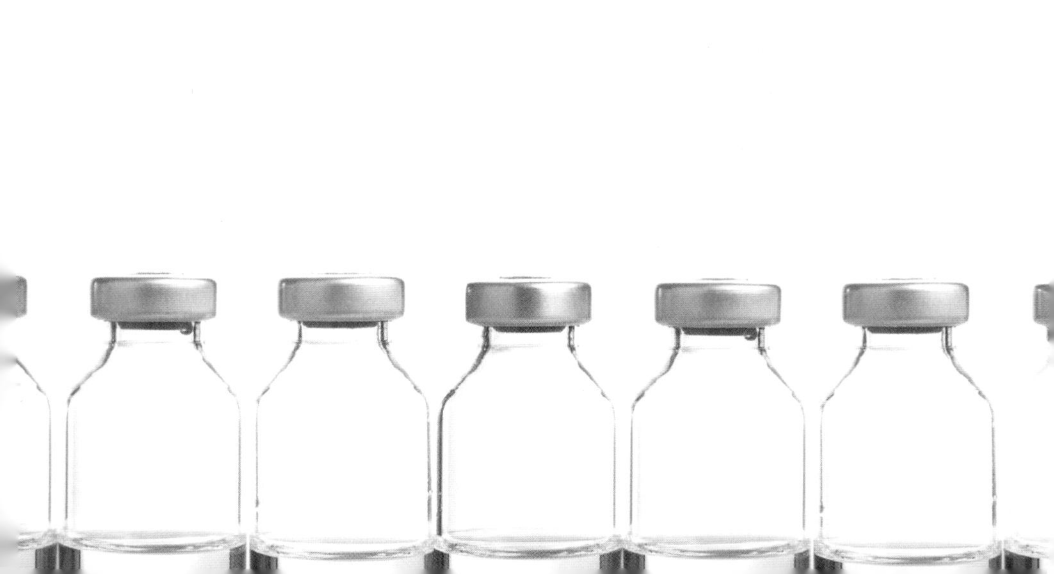

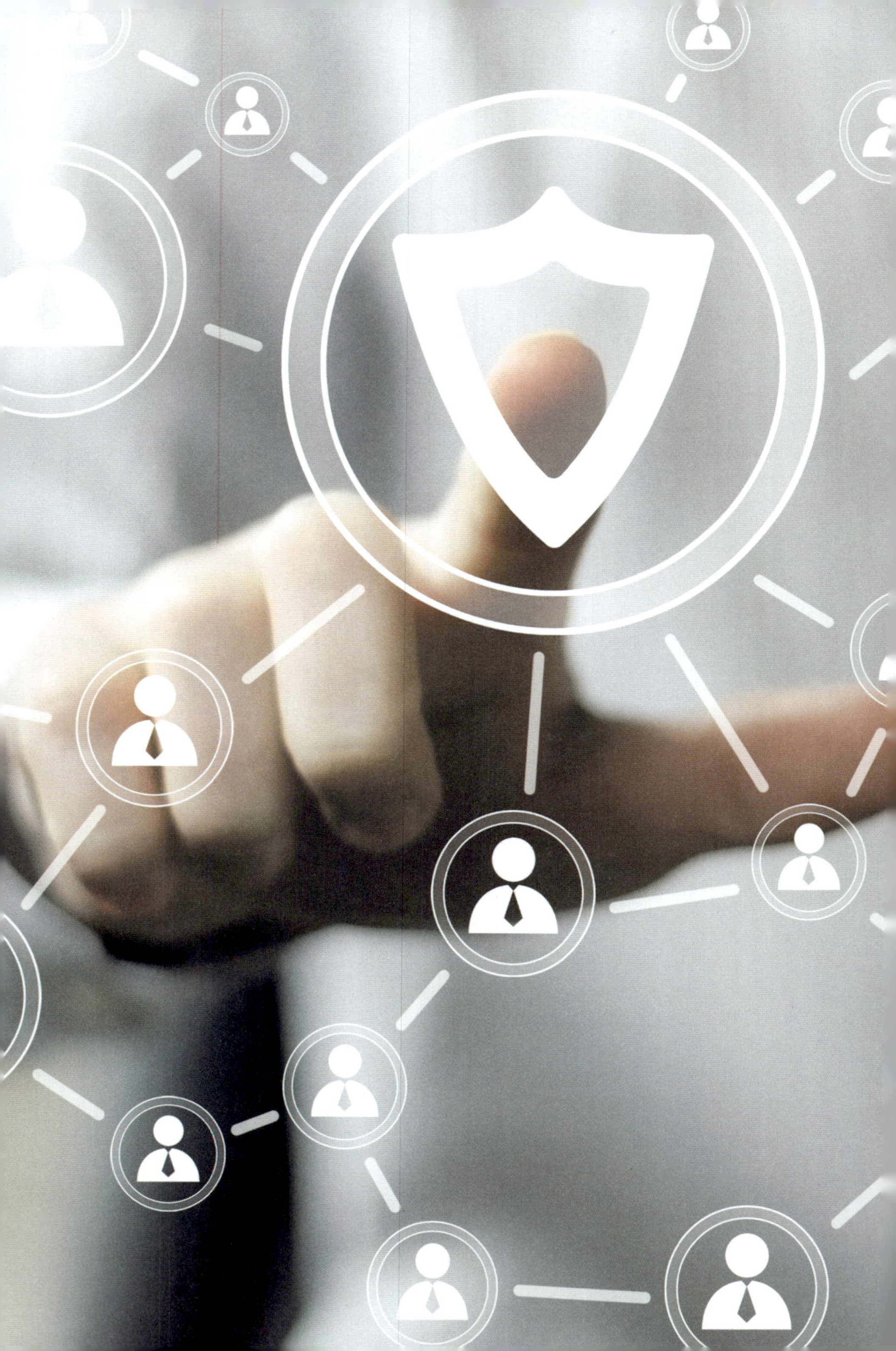

Impfpräventable Infektionskrankheiten und Schutzimpfungen im Kindes- und Erwachsenenalter

Die Immunisierungsschemata für Kinder und Jugendliche sowie einige Textausschnitte oder Übersichtstabellen sind dem Österreichischen Impfplan 2019[1] entnommen, um für den Leser völlige Authentizität auch in der Formulierung zu gewährleisten.

1 Diphtherie

Erreger: Corynebacterium diphtheriae, 4 Typen; entscheidend ist aber nicht das Bakterium, sondern das Toxin, das es produziert!

Infektionsquelle: Sekrete von Nase, Rachen, Haut, Augen, Wunden

Übertragung: Direkter Kontakt mit Bazillenträgern oder Erkrankten, indirekt durch verseuchte Gegenstände

Inkubationszeit: 2 – 5 Tage

Krankheitsbild: Sehr variantenreich:

- Lokal beschränkte Form: Nasen-, Rachen- und Kehlkopf- und (selten) Wunddiphtherie. Entsprechend dem Befallsort Schnupfen, leichtes Fieber, bei Rachen- und Kehlkopfdiphtherie mittelgradiges Fieber, Erbrechen, Schluckbeschwerden, grau-weiße Beläge an Mandeln und Umgebung, Lymphdrüsenschwellung
- Fortschreitende Diphtherie: Gekennzeichnet durch gleichzeitige Entzündung der oberen Atemwege und der Bronchien

[1] Mit freundlicher Genehmigung des BMASGK

- Toxische Diphtherie: Schwerste Form; zusätzlich zur progredienten Diphtherie Kreislaufprobleme, Blutungsneigung, Leber- und Nervenschädigung, Nierenschäden, Herzmuskelschäden. Kann unter dem Bild des Herzversagens oder einer Atemlähmung tödlich enden. Schwere Verlaufsformen können bleibende Organschäden nach sich ziehen (Niere, Herz).

Diagnose: Nachweis der Bakterien mittels Kultur (Abstriche); die Erkrankung ist meldepflichtig

Behandlung: Diphtherie-Antiserum vom Pferd, Antibiotika

Epidemiologie und Bedeutung: Außerhalb der westlichen Industrie-Nationen ist Diphtherie nach wie vor eine weit verbreitete Infektionskrankheit. Die letzte große Epidemie trat im Raum der ehemaligen Sowjetunion in den Jahren 1994/1995 auf, damals erkrankten pro Jahr etwa 110.000 Menschen und 2.900 starben an der Infektion. Retrospektiv dürfte die Rückverlegung von Truppen aus dem Afghanistan-Krieg und die parallel bestehende miserable Durchimpfung der Bevölkerung an dem damaligen Ausbruch schuld gewesen sein. Erst gegen die Jahrtausendwende hat sich die Situation in dieser Region wieder normalisiert.

In vielen tropischen und subtropischen Entwicklungsländern ist nach wie vor mit erhöhter Infektionsgefahr zu rechnen. Diphtherie kann man nicht ausrotten, weil wir Menschen auch das Reservoir für den Erreger sind und diesen auch ohne Symptome im Nasen-Rachenraum beherbergen können („gesunder Träger").

Im europäischen Raum wurden im Zeitraum 2009-2014 insgesamt 140 Fälle gemeldet, 2 Personen sind verstorben. In Deutschland wurden 2017 11 Fälle registriert (10 Fälle Haut/Wunddiphtherie, 1 Fall Rachendiphtherie, davon 3 Infektionen in Deutschland, eine in Griechenland; siehe RKI-Jahrbuch 2017). In Österreich wurden in den letzten Jahren nur Einzelfälle von Wunddiphtherie gemeldet. Immer wieder wird in europäischen Ländern C. diphtheriae bei Reisenden oder Migranten identifiziert, was einmal mehr die Wichtigkeit eines aufrechten Impfstatus hinsichtlich Diphtherie unterstreicht.

Impfstoffe: Wie bei der Tetanus-Impfung enthält der Impfstoff das durch Formalinbehandlung entgiftete Diphtherie-Toxin. Dieses Diphtherie-Toxoid wird an Aluminiumhydroxid adsorbiert. Kinder-Impfstoffe enthalten mehr Antigen (z. B. Infanrix hexa mind. 30 I.E) und werden darum mit „D" bezeichnet. Ab dem Schulalter sollen Erwachsenen-Impfstoffe verwendet werden, welche mit „d" bezeichnet werden und mindestens 2 I.E Diphtherie-Toxoid enthalten. In der Praxis werden eigentlich nur mehr Kombinations-Impfstoffe angewandt. Es gibt Kombinations-Impfstoffe nur mit dem Tetanus-Impfstoff (dT) oder sogar als 3-fach-Kombination dTaP (Diphtherie/Tetanus/ Pertussis) oder 4-fach-Kombinations-Impfstoff dTaP-IPV (Diphtherie/Tetanus/Pertussis/Polio).

Impfung: Die Grundimmunisierung bei Diphtherie-Impfung ist – sofern nicht durch Kombinationen andere Schemata anzuwenden sind – eine Impfserie aus 3 Teilen:

- Erstimpfung
- 2. Impfung nach 4 – 8 Wochen
- 3. Impfung nach 6 – 12 Monaten
- Auffrischung alle zehn Jahre, ab dem 60. Lebensjahr alle 5 Jahre

Bei Säuglingen und Kleinkindern wird die Diphtherie-Impfung üblicher Weise im Rahmen der 6-fach-Impfung verabreicht. Dabei werden insgesamt 3 Impfdosen im 3., 5. und 12. (– 14.) Lebensmonat geimpft. Im 7. (– 9.) Lebensjahr wird aufgefrischt mit einer Kombinationsimpfung mit Pertussis, Tetanus und Polio.

Impfstoffe	Produktname und Hersteller
Kinder-Impfstoffe (teilweise mit Altersbegrenzungen)	
dTaP	Boostrix (GSK)
dTaP-IPV	Boostrix Polio (GSK), Repevax (Sanofi)
Di/Tet/aP/Polio	Tetravac (Sanofi) – dzt. nicht lieferbar
Di/Tet/aP/Hib/Polio/Hep.B	Infanrix hexa (GSK)
Erwachsenen-Impfstoffe	
dT	dT reduct Mérieux (Sanofi) Tdpur (Pfizer)
dTaP	Boostrix (GSK)
dTIPV	Revaxis (Sanofi)
dTaP-IPV	Boostrix Polio (GSK), Repevax (Sanofi)

Impfschemata im Österreichischen Impfplan

Grundimmunisierung Säuglinge/Kleinkinder und Kinder			
3. Lebensmonat	5. Lebensmonat	12. Lebensmonat	7. (– 9.) Lebensjahr
1. 6-fach-Impfung: Diphtherie (D) Tetanus (T) Pertussis (aP) Poliomyelitis (IPV) Haemophilus infl. B (HIB) Hepatitis B (HBV)	2. 6-fach-Impfung	3. 6-fach-Impfung	4-fach-Impfung: Diphtherie (d) Tetanus (T) Pertussis (aP) Poliomyelitis (IPV)

Eine Auffrischungsimpfung soll bei Schulkindern im 7. (– 9.) Lebensjahr in Kombination mit Tetanus, Pertussis und Polio erfolgen. Bei jenen Kindern, welche mit 7 – 9 Jahren mit einem Kombinations-Impfstoff gegen Diphtherie, Tetanus und Polio geimpft wurden, soll im Alter von 13 Jahren eine weitere Impfung mit einem Kombinations-Impfstoff gegen Diphtherie, Tetanus, Pertussis und Polio geimpft werden. Die Empfehlung zur 4-fach-Impfung im 7. – 9. Lebensjahr gibt es seit 2010 in Österreich.

Diphtherie-Impfung im Erwachsenenalter:
Alle zehn Jahre, ab 60 Jahren alle 5 Jahre:

18 – 20 Jahre	30 Jahre	40 Jahre	50 Jahre	60 Jahre	65 Jahre	70 Jahre	75 Jahre usw.
d T aP IPV	d T aP IPV	d T aP IPV	d T aP IPV	d T aP IPV	d T aP	d T aP IPV	d T aP IPV

Schutzrate: Die Schutzrate liegt nahe hundert Prozent.

Schutzdauer: Die Schutzdauer liegt in einer Größenordnung von mindestens 10 Jahren. Auffrischbar bleiben diese Personen aber noch einige weitere Jahre, d. h. eine einzige Impfung reicht zur Induktion einer Vollimmunität. Es ist nicht eindeutig untersucht, wie lange eine zurückliegende (Erst-) Immunisierung gegen Diphtherie jedenfalls mit nur einer Impfung auffrischbar bleibt, die auch im Österreichischen Impfplan angegebenen

20 Jahre sind ein akzeptabler Kompromiss. Ist das Intervall zur Letztimpfung deutlich länger als 20 Jahre, so sollte insbesonders bei Personen, die mittlerweile eventuell immunsupprimierenden Therapien bekommen haben oder an das Immunsystem beeinflussenden Krankheiten wie z. B. Diabetes leiden, nach der Auffrischungsimpfung sicherheitshalber eine serologische Impferfolgsprüfung frühestens 4 Wochen nach der Impfung durchgeführt werden.

Nebenwirkungen: Nachdem eigentlich nur mehr Kombinations-Impfstoffe eingesetzt werden, entsprechen die Nebenwirkungen jenen der Tetanus-Impfung. Rund 20 % der Impflinge haben lokale Reaktionen geringer Intensität, weniger als 1 % haben Allgemeinsymptome, wie Müdigkeit, Abgeschlagenheit, Kopf- und Gliederschmerzen. Schwere Nebenwirkungen wie Neuropathien und anaphylaktische Zwischenfälle sind ausgesprochen selten.

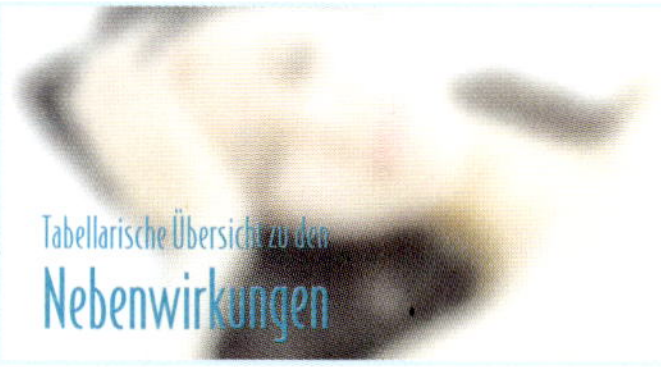

Besondere Hinweise: Die Schutzimpfung gegen Diphtherie wurde in den letzten 25 Jahren bei Erwachsenen sträflich vernachlässigt, da Österreich in einer glücklichen Situation war und keine Diphtheriefälle mehr aufgetreten sind. Jeder Patient sollte bei einer Tetanus-Auffrischungsimpfung nur mehr mit Kombinations-Impfstoffen aufgefrischt werden, idealer Weise gemeinsam mit Pertussis und Polio.

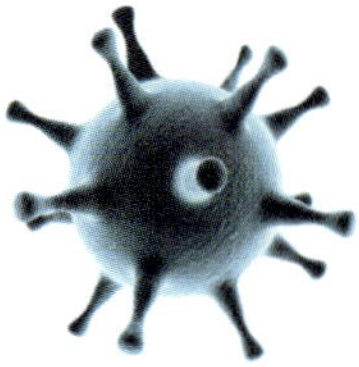

2 Pneumokokken

Erreger: Streptococcus pneumoniae, auch Pneumokokkus, ist ein Bakterium. Es gibt hier mehr als verschiedene so genannte Serotypen, die durch verschiedene Antigene der Bakterienkapsel unterscheidbar sind. Wenige Serotypen sind für den Großteil der Erkrankungen verantwortlich.

Infektionsquelle: Das Erregerreservoir ist der Mensch, wobei das Alter, die Umgebung und der Immunstatus das Trägertum beeinflussen. Die Erreger sind im Bereich der Atemwege beheimatet.

Übertragung: Tröpfcheninfektion

Inkubationszeit: Kann nicht angegeben werden, da es sowohl Träger mit als auch ohne Symptome gibt.

Krankheitsbild: Pneumokokken leben in der Regel im Nasen-Rachenraum, ohne uns etwas anzutun. Man spricht hier von „Trägern". Gerade Kinder tragen die Pneumokokken besonders häufig im Nasen-Rachenraum, teilweise sind hiervon bis zu 60 % der Kinder betroffen. Es ist nicht eindeutig geklärt, welche immunologischen Mechanismen das „Angehen" einer Infektion und damit einer Erkrankung lenken. Prinzipiell können aber alle Menschen erkranken, wobei einige Faktoren das Aufflackern einer Pneumokokken-Erkrankung begünstigen:

- Sehr junge Kinder oder Personen über 65 Jahre
- Begleiterkrankungen wie „grippale Infekte"
- Beeinträchtigungen des Immunsystems (z. B. durch Medikamente)
- Fehlende Milz (nach Operation)
- Chronische Erkrankungen der Atemwege (z. B. Asthma)

Es gibt verschiedene Erkrankungsformen:

1. **Lungenentzündung**: Betrifft meist einen ganzen Lungenlappen und beginnt mit hohem Fieber, schwerem Krankheitsgefühl, Husten, Rippenfellentzündung, Atemnot und kann als Komplikation die Aussaat der Bakterien in den ganzen Körper haben sowie auch den Herzbeutel betreffen. Das Unangenehme bei der Pneumokokken-Lungenentzündung ist die Tatsache, dass sie so fulminant verläuft und auch eine sofortige Behandlung mit Antibiotika den Tod des Patienten oft nicht mehr verhindern kann.
2. **Akute Mittelohrentzündung**: Dies ist eine Erkrankung, die vor allem bei Kleinkindern auftritt und ausgehend vom Ohr dann schwere Komplikationen hervorrufen kann: Eitrige Gehirnhautentzündung oder Thrombose der wichtigsten Hirngefäße.
3. **Akute eitrige Gehirnhautentzündung**: Hier ist die Sterblichkeitsrate enorm: Unbehandelt 60 – 80 % der Patienten, die eine solche eitrige

Gehirnhautentzündung entweder als alleinige Manifestation oder im Rahmen einer an einem anderen Ort lokalisierten Pneumokokken-Erkrankung bekommen (Mittelohrentzündung, Lungenentzündung). Behandelt liegt die Sterblichkeitsrate wesentlich niedriger.
4. Weitere schwere Pneumokokken-Erkrankungen können die Nebenhöhlen, die Herzinnenhaut, das Bauchfell (Bauchfellentzündung) und die Gelenke im Sinne einer Arthritis betreffen.

Diagnose: Es wird versucht, den Erreger direkt zu isolieren (aus Abstrichmaterial, aus Blutkulturen etc.).

Außerdem kommt ein Urin-Antigen-Schnelltest zum Einsatz. Dieser Test weist Pneumokokken-Polysaccharide im Urin von Erkrankten nach. Wirklich aussagekräftig sind derartige Tests jedoch nur bei Erwachsenen und nicht bei Kindern, weil unter Kindern ein hohes Trägertum mit Pneumokokken herrscht und derartige Tests dadurch „falsch positiv" ausfallen können.

Behandlung: Mittels Antibiotika
Pneumokokken haben allerdings gegen manche Antibiotika bereits Resistenzen ausgebildet, wodurch die Behandlung erschwert wird.

Bedeutung und Vorkommen: Pneumokokken-Erkrankungen sind in Österreich mit Sicherheit sehr häufig, jedoch werden sie nur selten wirklich als solche erfasst. Da der Erregernachweis nicht ganz einfach ist, vor allem, wenn die Patienten bereits mit Antibiotika behandelt sind, ergibt sich die große Dunkelziffer.

Angesichts der Schwere und der Häufigkeit der Erkrankungen zählen Pneumokokken-Erkrankungen zu den wichtigsten Infektions-Erkrankungen in Österreich. Eine Studie in Österreich im Jahr 2011 an knapp 2000 hospitalisierten Patienten mit Pneumonie hat gezeigt, dass in rund 30 % der Fälle Pneumokokken am Krankheitsgeschehen beteiligt waren und somit die wichtigste Ursache für Pneumonie in diesem Patientenkollektiv waren[2].

---

[2] Epidemiology of patients hospitalised for pneumonia in 2011: a prospective multicentre cohort study. Wenisch C, Weiss G, Lechner A, Meilinger M, Rittler K, Muzatko N, Pomogyi B, Kutilek M, Bellmann-Weiler R, Fürst UM, Andorfer A, Wenisch JM. Wien Klin Wochenschr. 2013 Oct;125(19-20):621-8.

Die gefürchtete Pneumokokken-Meningitis, welche auch mit Langzeitfolgen und Tod einhergehen kann, tritt vor allem bei Kindern bis zum 2. Lebensjahr auf. Aus diesem Grund sollten Säuglinge ehestmöglich (im 3. Lebensmonat) gegen Pneumokokken geimpft werden.

Impfstoffe: Es handelt sich um Totimpfstoffe, die nur jene Bestandteile der Pneumokokken enthalten, die für die Auslösung einer schützenden Immunantwort nötig sind. Dies sind die so genannten Kapselpolysaccharide.

Prinzipiell kann man zwischen folgenden Pneumokokken-Impfstoffen unterscheiden:

- **konjugiert** (bedeutet, dass das Kapselpolysaccharid an einen Proteinträger gebunden wird, wodurch die Immunantwort entscheidend verbessert wird, siehe unten und Tabelle 1). Bis 2009 war dies ein 7-valenter konjugierter Impfstoff, welcher die Serotypen 4,6B, 9V, 14, 18C, 19F, 23F abdeckte. Dieser wurde im Dezember 2009 durch einen 13-valenten Impfstoff (Serotypen 1, 3, 4, 5, 6A, 6B, 7F, 9V, 14, 18C, 19A, 19F, 23F) ersetzt. Außerdem gibt es seit 2009 in Österreich auch einen 10-valenten Impfstoff (Serotypen 1, 4, 5, 6B, 7F, 9V, 14, 18C, 19F, 23F);
- **nicht konjugiert** (nicht konjugierte Impfstoff enthält 23 verschiedene Typen von Kapselpolysacchariden und deckte damit z. B. im Jahr 2014 hypothetischer Weise in etwa drei Viertel der durch Pneumokokken hervorgerufenen Erkrankungen[3] ab. Der Impfstoff enthält Polysaccharide der Serotypen 1, 2, 3, 4, 5, 6B, 7F, 8, 9N, 9V, 10A, 11A, 12F, 14, 15B, 17F, 18C,19F, 19A, 20, 22F, 23F, 33F).

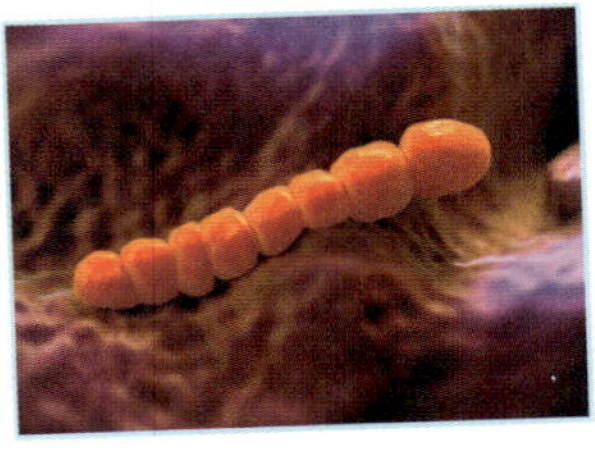

[3] Pneumokokken-Bericht der Nationalen Referenzzentrale für das Jahr 2014 http://www.bmg.gv.at/home/Schwerpunkte/Krankheiten/Newsletter_Public_Health/Archiv_2015/Pneumokokken_Bericht_der_Nationalen_Referenzzentrale_fuer_das_Jahr_2014

Konjugierte und nicht konjugierte Impfstoffe lösen eine deutlich abweichende Immunantwort aus:

	Polysaccharid-Impfstoff	Konjugat-Impfstoff
Wirkt bei Säuglingen, Kleinkindern	Nein	Ja
Immungedächtnis (Memory)	Nein	Ja
Verlängerte Schutzdauer	Nein	Ja
Boostermöglichkeit	Nein	Ja
Reduktion Trägerrate	Nein	Ja
Herdenimmunität	Nein	Ja
'Hyporesponsiveness' (bei wiederholter Impfung wird die Immunantwort schlechter)	Ja	Nein

Konjugierte Impfstoffe wurden ursprünglich in erster Linie für Säuglinge und Kleinkinder geschaffen. Vor allem bei kleineren Kindern ist die Immunantwort bei unkonjugierten Pneumokokken-Impfstoffen, wie es der oben erwähnte 23-valente Impfstoff ist, aufgrund einer kindlichen Unreife des Immunsystems, schlecht. Darum hat man hier zum selben immunologischen „Trick" wie bei der Hämophilus-Impfung gegriffen: Die Polysaccharide des Erregers, auf die eine Immunantwort gebildet werden soll, werden an Trägerproteine konjugiert. Dadurch wird eine T-Zell-abhängige Immunantwort induziert. Durch die Konjugation der Pneumokokken-Polysaccharide an Träger-Proteine sind diese Impfstoffe besonders bei Kindern unter 2 Jahren besser immunogen und es kommt hier zu einer effizienten, T-Zell-vermittelten Immunität. Der 10-valente Impfstoff ist konjugiert an das Protein D des „nicht-typisierbaren Haemophilus influenzae" (Ausnahme Polysaccharid des Serotypen 18C an Tetanustoxoid, 19F an Diphtherietoxoid). Die Polysaccharide des 13-valenten Impfstoffes sind konjugiert an CRM197, eine „nicht-toxische" Form des Diphtherietoxoids.

Abgesehen von der insgesamt deutlich günstigeren Immunantwort bei Konjugat-Impfstoffen ist noch ein Faktor wesentlich: Konjugierte Impfstoffe schützen nicht nur den Geimpften vor der Erkrankung, sondern eliminieren auch die Bakterien aus seinem Nasen-Rachenraum. Damit kann der Geimpfte auch nicht mehr als Überträger fungieren. Aus dieser Konstellation heraus hat man beobachtet, dass die Großeltern von Pneumokokken geimpften Kindern um ein Fünftel weniger oft an durch Pneumokokken ausgelösten Erkrankungen leiden, als die Großeltern nicht geimpfter Kinder[4]. Diesen Effekt bezeichnet man als „Gemeinschaftsschutz".

Pneumokokkenimpfstoffe in Österreich	Produktname und Hersteller
Kinder-Impfstoffe	
Pneumokokken (Polysaccharid, TOT, konjugiert	Synflorix (GSK) Prevenar13 (Pfizer)
Erwachsenen-Impfstoffe	
Pneumokokken (Polysaccharid, TOT, nicht konjugiert)	Pneumovax (Sanofi)
Pneumokokken (Polysaccharid, TOT, konjugiert)	Prevenar13 (Pfizer)

Impfung: Die Impfung mit einem Konjugat-Impfstoff wird für Kinder nach dem 2+1 Schema im 3., 5. und 12. Lebensmonat durchgeführt. Seit dem Jahr 2012 ist sie für alle Säuglinge und Kleinkinder im kostenfreien Kinderimpfprogramm enthalten.

Erwachsenen ab dem 51. Lebensjahr wird die Impfung gegen (invasive) Pneumokokken-Erkrankungen empfohlen. Die Impfung soll für Personen ohne vorangegangene Pneumokokken-Impfung zuerst mit dem 13-valenten konjugierten Impfstoff (PNC13) und nach 1 Jahr mit dem 23-valenten Polysaccharid-Impfstoff (PPV23) durchgeführt werden. Für Erwachsene, die bereits mit PPV23 angeimpft sind, wird nach 2 Jahren eine Impfung mit dem konjugierten Impfstoff (PNC13) empfohlen (siehe folgende Tabellen), der seit 2013 für alle Altersgruppen zur Verfügung steht.

Generelle Impfempfehlung für Personen ohne vorangegangene Pneumokokkenimpfung in Abhängigkeit vom Alter bei der Erstimpfung [PNC: konjugierte Pneumokokkenvakzine, (10- oder 13-valent), PNC10: konjugierte 10-valente Pneumokokkenimpfung, PNC13: konjugierte 13-valente Pneumokokkenimpfung, PPV23: 23-valente Polysaccharidvakzine]:[5]

[4] Sustained Reductions in Invasive Pneumococcal Disease in the Era of Conjugate Vaccine Pilishwili et al, J Infect Dis 2010; 201: 32-1

Alter bei Erstimpfung	Personen ohne erhöhtes Risiko
1. Lebensjahr[1]	PNC: 0/2 Monate/7 – 10 Monate nach 2. Dosis (entspricht 9 – 12 Monate nach Erstimpfung)
2. Lebensjahr	PNC: 2 Dosen, Abstand 2 Monate
3. – 5. Lebensjahr	PNC10: 2 Dosen, Abstand 2 Monate oder PNC13:1 Dosis
6. – 50. Lebensjahr	–
ab dem 51. Lebensjahr	PNC13, nach ≥ 1 Jahr PPV23b [2]

[1] Beginn ehestmöglich ab dem vollendeten 2. Lebensmonat. Im Rahmen des Impfprogramms wird PNC10 für Kinder bis zum vollendeten 2. Lebensjahr, für Risikokinder bis zum vollendeten 5. Lebensjahr kostenfrei zur Verfügung gestellt.

[2] Wiederholung der Impfserie nach 6 Jahren: PNC13 und nach >1 Jahr PPV23.

Personen ohne vorangegangene Pneumokokkenimpfung mit erhöhtem Risiko in Abhängigkeit vom Alter bei der Erstimpfung [PNC: konjugierte Pneumokokkenvakzine (10- oder 13-valent), PPV23: 23-valente Polysaccharidvakzine]:[5]

Alter bei Erstimpfung	Personen mit erhöhtem Risiko[2]	Empfohlene Auffrischungen
1. Lebensjahr[1]	0/2 Monate/7 – 10 Monate nach 2. Dosis PNC	1 x PPV23 ab dem 3. Lebensjahr[3]
2. Lebensjahr[1]	0/nach 2 Monaten PNC	1 x PPV23 ab dem 3. Lebensjahr[3]
3. – 5. Lebensjahr[1]	PNC10: 2 Dosen, Abstand 2 Monate oder PNC13:1 Dosis	nach ≥ 8 Wochen 1 x PPV23
ab 6. Lebensjahr	PNC13/ nach 8 Wochen PPV23	in 6-jährigem Intervall wiederholen der Impfserie PNC13/ nach 8 Wochen PPV23

[1] Beginn ehestmöglich ab dem vollendeten 2. Lebensmonat. Im Rahmen des Impfprogramms PNC10 für Kinder mit erhöhtem Risiko bis zum vollendeten 5. Lebensjahr kostenfrei.

[2] So früh wie möglich nach Feststellung des erhöhten Risikos mit der Impfserie beginnen (Mindestabstand 8 Wochen zwischen Impfungen), bei elektiver Splenektomie oder Cochlearimplantation und bei Planung einer immunkompromittierenden Therapie sollte die Impfung spätestens 2 Wochen vorher abgeschlossen sein. Eine weitere PNC Impfung sollte nach Splenektomie (vor Krankenhausentlassung) erfolgen. In diesen Fällen ist die Impfung als Teil des Therapiekonzeptes aufzufassen.

[3] Mindestabstand zu letzter PNC-Impfung 8 Wochen.

Impfschema für angeimpfte Personen mit erhöhtem Risiko [PNC: konjugierte Pneumokokkenvakzine (7, 10- oder 13-valent), PPV23: 23-valente Polysaccharidvakzine]:[5]

Alter	Vorimpfungen	Impfschema für Personen mit erhöhtem Risiko
1. Lebensjahr	PNC	Im Schema 0/nach 2 Monaten, 7 – 10 Monate nach 2. Dosis mit PNC weiter impfen; 1 x PPV23 ab dem 3. Lebensjahr[1]
2. Lebensjahr	Erste PNC Impfung im 1. Lebensjahr	Im Schema 0/nach 2 Monaten, 7 – 10 Monate nach 2. Dosis mit PNC weiter impfen; 1 x PPV23 ab dem 3. Lebensjahr[1]
	Erste PNC Impfung im 2. Lebensjahr	Im Schema 0/nach 2 Monaten mit PNC weiter impfen; 1 x PPV23 ab dem 3. Lebensjahr[1]
3. – 5. Lebensjahr	Inkomplette Impfserie PNC	Im Schema 0/nach 2 Monaten PNC weiter impfen, nach ≥ 8 Wochen 1 x PPV23
	Komplette Impfserie PNC10/13	Nach ≥ 8 Wochen 1 x PPV23[2]
	Nur PPV23	Nach ≥ 8 Wochen PNC10: 2 Dosen, Abstand 2 Monate oder PNC13:1 Dosis[3]
ab 6. Lebensjahr	PNC7 oder PPV23	1 x PNC13a/nach ≥ 8 Wochen 1 x PPV23[4]
	PNC10 oder PNC13	Nach ≥ 8 Wochen 1 x PPV23[2]
	Komplette PNC10/13 Impfserie plus PPV23	In 6-jährigem Intervall wiederholen der Impfserie PNC13/ nach 8 Wochen PPV23

[1] Mindestabstand zu letzter PNC-Impfung 8 Wochen.
[2] In 6-jährigem Intervall wiederholen der Impfserie PNC13/nach 8 Wochen PPV23.
[3] Im Rahmen des Impfprogramms PNC10 für Kinder mit erhöhtem Risiko bis zum vollendeten 5. Lebensjahr kostenfrei.
[4] Mindestabstand 6 Jahre zur vorangegangenen PPV23-Impfung.

[5] Österreichischer Impfplan 2019 (mit freundlicher Genehmigung des BMSAGK)

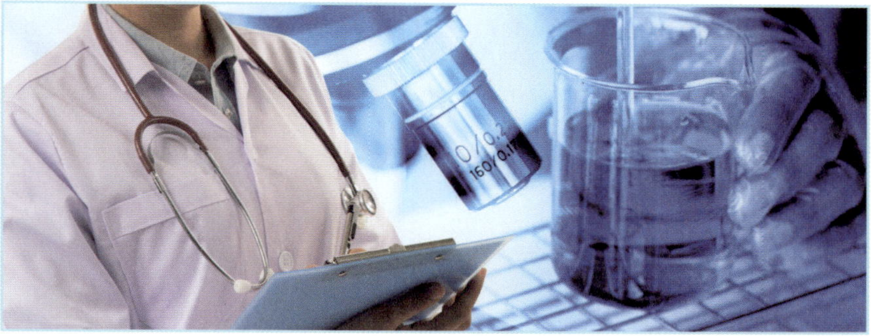

Für Personen aller Altersgruppen mit erhöhtem Risiko ist die Impfung besonders dringend empfohlen. Das sind einerseits Personen mit einem erhöhten Risiko, eine Pneumokokken-Erkrankung zu entwickeln und andererseits Personen, die bei Erkrankung ein erhöhtes Risiko für schwere Verläufe haben. Darunter muss man Personen der **Hochrisikogruppe** hervorheben, bei denen besonders auf einen ausreichenden Impfschutz zu achten ist. In der folgenden Liste sind diese Indikationen zusammengefasst.

- **Funktionelle oder anatomische Asplenie** (Sichelzellanämie, andere schwere Hämoglobinopathien, angeborene oder erworbene Asplenie)
- **Angeborene oder erworbene Immundefekte** wie z. B. Hypogammaglobulinämie, Komplement- und Properdindefekte, HIV-Infektion
- Cochlea-Implantat oder Liquorfistel
- **Vor Organtransplantation, nach Stammzelltransplantation, bei nephrotischem Syndrom, vor Beginn einer immunsuppressiven Therapie (insbesondere solchen mit Biologika)**[6]. Personen, die auf stark immunsuppressiv wirksame Therapien (z. B. anti-CD20 Antikörper) eingestellt werden, sollten unbedingt vor Therapie geimpft werden.
- Chronische Krankheiten wie z. B.: **Krankheiten der blutbildenden Organe**, neoplastische Krankheiten – insbesondere Lungenkarzinom, Herz-Kreislauf-Krankheiten (außer Hypertonie), Krankheiten der Atmungsorgane (Asthma, Emphysem, COPD), Diabetes mellitus oder andere Stoffwechselkrankheiten, Leberzirrhose, **chronische Niereninsuffizienz, nephrotisches Syndrom**

---

6 Heijstek MW et al. EULAR recommendations for vaccination in paediatric patients with rheumatic diseases. Ann Rheum Dis 2011;70(10):1704-12

- **Frühgeborene und Kinder mit Gedeihstörungen** (= Körpergewicht unter der 3. Perzentile)[7,8,9,10,11]
- **Kinder mit neurologischen Krankheiten** wie z. B. Zerebralparesen oder Anfallsleiden
- **Personen nach Liquorverlust z. B. durch Trauma oder Schädelchirurgie.**
- Zöliakie[12]
- Personen, die beruflich gegenüber Metallrauchen (Schweißen, Metalltrennen) exponiert sind[13]
- Bei Rituximab-Therapie: Impfung ein Monat vor Therapiebeginn

Schutzrate:

- Unkonjugierte Impfstoffe: 60 – 80 % gegen invasive Pneumokokken-Erkrankungen je nach Alter und bestehenden Grundkrankheiten oder Immunstatus des Impflings.
- Konjugierte Impfstoffe: Gegen die im Impfstoff enthaltenen Typen über 90 %

Mittlerweile liegen erste Auswertungen[14] des österreichischen Kinderimpfprogrammes zwischen 2009 und 2011 vor. Es zeigt sich ein signifikanter Rückgang der im Synflorix enthaltenen Serotypen bei Kindern als Erreger von Pneumokokkenerkrankungen a, gleichzeitig schwinden auch diese Serotypen als Erreger von invasiven Pneumokokkenerkrankungen bei älteren Erwachsenen, was auf einen Gemeinschaftsschutz hindeutet, wie er schon z.B in den USA beobachtet wurde.

---

7 Szynczewska E et al. Immunogenicity and safety of heptavalent conjugate vaccine against Streptococcus pneumoniae in pre-term Polish infants. Vaccine 2011;29(40):7107-13

8 Moss SJ et al. Responses to a conjugate pneumococcal vaccine in preterm infants immunized at 2, 3, and 4months of age. Clin Vaccine Immunol. 2010;17(11):1810-6.

9 Kent A et al. Schedules for Pneumococcal Vaccination of Preterm Infants: An RCT. Pediatrics 2016;138(3).

10 Omeñaca F et al. Immunization of preterm infants with 10-valent pneumococcal conjugate vaccine. Pediatrics 2011;128(2):e290-8

11 Rückinger S et al. Effect of heptavalent pneumococcal conjugate vaccination on invasive pneumococcal disease in preterm born infants. BMC Infect Dis 2010;10:12.

12 Simons M et al.Celiac Disease and Increased Risk of Pneumococcal Infection: a Systematic Review and Meta-Analysis. Am J Med 2018;131(1):83-9

13 Wong et al. Welders are at increased risk for invasive pneumococcal disease. Int J Inf Dis 2010;14:e796–9.

14 Richter L et al. Invasive pneumococcal diseases in children and adults before and after introduction of the 10-valent pneumococcal conjugate vaccine into the Austrian national immunization program. Plos One 2018; accepted provided revision

In den Niederlanden wurde eine große Studie an rund 85.000 ≥ 65-Jährigen durchgeführt, um im Vergleich mit einer Placebogruppe die Wirksamkeit des 13-valenten Impfstoffes gegen die Pneumokokken bedingte *Lungenentzündung* zu untersuchen. Die Wirksamkeit gegen in diesem 13-valenten Impfstoff enthaltene Serotypen war 46 %. Die Impfung war zu 45 % wirksam gegen Pneumonie ohne Blutvergiftung und 75 % wirksam gegen die gefürchteten invasiven Pneumokokken-Erkrankungen. Bei der Interpretation dieser Ergebnisse muss jedoch berücksichtigt werden, dass nur etwa 10 % aller „ambulant erworbenen Pneumonien", also Pneumonien, die „auf offener Straße" erworben wurden und nicht z. B. im Krankenhaus oder in einem Pflegeheim, durch die vom 13-valenten Impfstoff abgedeckten Serotypen verursacht wurden. Demnach ergibt sich eine Reduktionrate des Gesamtrisikos für „Lungenentzündung" von etwa 5 % in dieser Studie.

Schutzdauer: Unklar. Es wird derzeit untersucht, ob bzw. wann Auffrischungs-Impfungen nötig sind. Bis zur Klärung wird angeraten, bei Erwachsenen über 50 Jahren bzw. Risikopersonen frühestens 6 Jahre nach einer unkonjugierten Pneumokokkenimpfung erneut mit einem gleichartigen Impfstoff zu immunisieren.

Nebenwirkungen: Wenige Stunden bis 2 Tage nach der Impfung werden manchmal Fieber, Muskelschmerzen, Kopfschmerzen und leichte Gelenkschmerzen beobachtet. Wenn die nicht konjugierte Impfung in zu kurzen Abständen gegeben wurde (weniger als im Zeitintervall von 5 Jahren – früher wurde diese Impfung alle 5 Jahre empfohlen), so traten vermehrt Reaktionen an der Impfstelle (eventuell auch kurzzeitig hohes Fieber) auf. Auch allergische Reaktionen konnten vor allem bei zu kurzem Impfintervall beobachtet werden.

Tabellarische Übersicht zu den
Nebenwirkungen
1. Pneumo Polysaccharid
2. Pneumo Konj. 10 valent – Adj
3. Pneumo Konj. 13 valent – Adj

1. 2. 3.

Besondere Hinweise:

- Es empfiehlt sich vor allem bei älteren Menschen, die Pneumokokken-Impfung mit der Grippe-Impfung zu kombinieren, bzw. im Rahmen der Grippe-Impfung anzubieten. Dies begründet sich aus der Tatsache, dass sehr viele ältere Menschen, die an einer Grippe erkranken, im Gefolge dieser Grippe durch die Verschlechterung der Abwehrlage eine Pneumokokken-Erkrankung bekommen, die dann relativ oft zum Tod führt.

- Die Pneumokokken-Impfung sollte auch unbedingt bei jenen Patienten durchgeführt werden, die mit Lungenentzündung im Spital liegen – eine durchgemachte Pneumokokken-Lungenentzündung hinterlässt nämlich nur gegen einen einzigen Stamm eine Immunität, jedoch schafft der Impfstoff aber eine Immunität gegen 13 bzw. 23 Stämme.
- Personen ohne Milz sind im Falle einer invasiven Pneumokokken-Erkrankung fast immer lebensbedroht – die Milz hat wichtige Funktionen im Rahmen der Immunabwehr – sie sollten sich unbedingt impfen lassen!

3 Frühsommermeningoencephalitis (FSME)

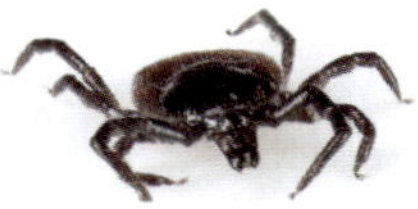

Erreger: FSME-Virus, ein Flavivirus (in derselben Gruppe befinden sich auch Viren wie Gelbfieber, Japan Encephalitis und Dengue). Mehrere Subtypen: TBEV-Eu (europäischer Typ, bei uns vorkommend), TBEV-Sib (sibirischer Typ) und TBEV-Fe (fernöstlicher Typ).

Infektionsquelle: Das Erregerreservoir sind Säugetiere, wie z. B. Rinder und diverse Nagetiere, oft auch Wildtiere. In seltenen Fällen auch nichtpasteurisierte Milchprodukte (vor allem in den baltischen Staaten). FSME wird nicht von Mensch zu Mensch übertragen.

Übertragung: Durch Zecken; den sogenannten Holzbock. Die Hauptaktivität der Zecken liegt im Frühjahr (Mai/Juni) und im Spätsommer (September), die Übertragung findet allerdings während der ganzen warmen Jahreszeit bis spät in den November statt. FSME-Viren kommen mittlerweile bis zu Höhenlagen von knapp über 2.000 m vor. Die Wahrscheinlichkeit, nach dem Biss einer infizierten Zecke zu erkranken ist hoch, allerdings ist selbst in Gebieten mit hoher Durchseuchung selten mehr als 1 von 200 Zecken infiziert. FSME infizierte Zecken treten extrem fokal auf, d. h. während in einzelnen klein umschriebenen Gebieten mehrere

Prozent der Zecken infektiös sein können, sind wenige 100 Meter daneben die Zecken infektionsfrei.

Inkubationszeit: 2 – 28 Tage

Krankheitsbild: Nur bei 30 – 40 % der Infizierten kommt es tatsächlich zur Erkrankung, die typischerweise in 2 Phasen verläuft:

1. Eine grippeähnliche Phase, gern als Sommergrippe bezeichnet. Bei fast ein Drittel der Infizierten kommt es nach dieser etwa 4 – 6 tägiger Phase zur
2. Phase 2: Organbeteiligung: Hier ist die wichtigste Verlaufsart die „Zeckenmeningitis", also eine Beteiligung des Hirns und der Gehirnhäute, manchmal auch des Rückenmarks. Es kann aber auch der Herzmuskel oder die Leber betroffen sein. Die Zeckenmeningitis ist eine ausgesprochen gefährliche Erkrankung: 1 – 2 % der Patienten sterben, 3 – 11 % haben bleibende Schäden wie Lähmungen und die meisten Patienten haben eine lange Rekonvaleszenz mit häufigen Kopfschmerzen oder Migräneanfällen. Die Schwere des klinischen Bildes ist altersabhängig: Kinder und Jugendliche erkranken im Allgemeinen nicht so schwer, mit zunehmendem Lebensalter steigt die Komplikationsrate und auch die Wahrscheinlichkeit, direkt an der Krankheit zu sterben. An dem bei uns vorherrschenden Virustyp sterben weniger als 1 % der Betroffenen.

Diagnose: Die Diagnose wird durch den Nachweis der Antikörper im Blut (also serologisch) gestellt.

Behandlung: Es existiert keine spezifische Behandlung wie bei den meisten anderen Viruskrankheiten.

Epidemiologie und Bedeutung: In Österreich gibt es kein Bundesland, das FSME-frei wäre, allerdings besteht ein deutliches West-Ost-Gefälle, was sich aber vor allem aus den geografischen Besonderheiten (viel Bergland im Westen) erklären lässt. Die Talgebiete Tirols z. B. haben durchaus ein beachtliches FSME-Risiko.

Die Hauptverbreitungsgebiete sind die ländlichen Regionen der Steiermark, Kärntens, Niederösterreichs, Oberösterreichs sowie auch Salzburg, das Burgenland, ja sogar der Stadtrand Wiens und wie erwähnt das Inntal.

Eine Übersicht gibt die Karte auf der folgenden Seite (mit freundlicher Genehmigung von Baxter/Pfizer, Agnes Andl, Vertrieb Österreich).

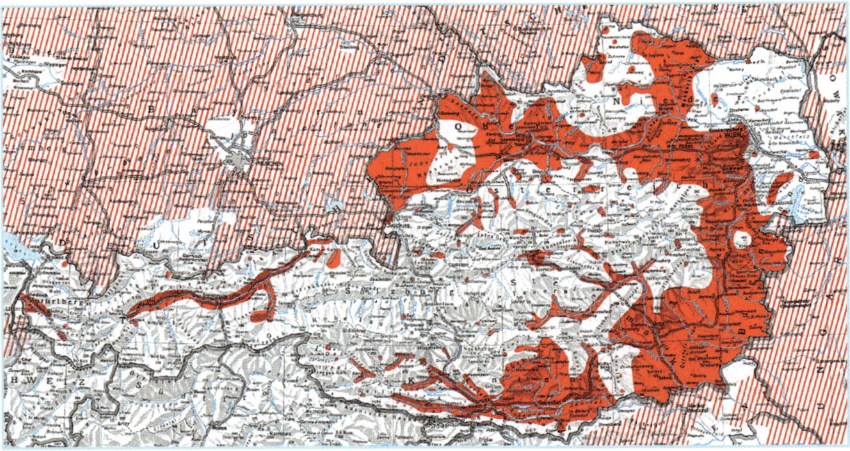

Außerhalb Österreichs gibt es die FSME in weiten Teilen Bayerns aber auch schon in einigen anderen deutschen Bundesländern. Tschechien, die Slowakei, Slowenien, die baltischen Staaten, Teile Skandinaviens, Russland, Polen u. a. sind ebenfalls FSME-Gebiete. In den letzten 30 Jahren wurden jedes Jahr zwischen 6.000 und 12.000 Fälle gemeldet, die WHO geht von einer hohen Dunkelziffer nicht ausdiagnostizierter Fälle aus.

FSME ist die wichtigste virale Gehirnhautentzündung des europäischen Raumes. Nur in Österreich sind die Erkrankungszahlen rückläufig, was jedoch dadurch begründet wird, dass etwa vier Fünftel der Bevölkerung geimpft sind. Derzeit werden in Österreich zwischen 50 und 90 FSME-Fälle pro Jahr beobachtet, vor der Impfära waren es um 600 – 800 (!) pro Jahr. Die Einführung der FSME-Impfung hat vor allem in den Altersgruppen „unter 50" die Erkrankung um fast 95 % zurückgedrängt. Sorgenkinder bleiben die über 50-Jährigen. Nach den epidemiologischen Aufzeichnungen der letzten 25 Jahre hat die Zahl der Erkrankungen pro Jahr in der Altersgruppe der über 50-Jährigen praktisch nicht abgenommen. Auch in den letzten Jahren waren stets rund zwei Drittel der Fälle bei über 50-Jährigen zu beobachten. Dies ist zusätzlich bedenklich, weil ältere Personen deutlich schwerer erkranken als junge Menschen und die Impfung nicht so lange und zuverlässig schützt.

FSME Impfstoffe:
FSME Immun und FSME Immun Junior der Firma Pfizer (früher Baxter):
Es handelt sich hierbei um eine Weiterentwicklung des früheren FSME Immun. Dieser Impfstoff enthält als einzigen Zusatzstoff – das medizinisch unbedenkliche – Humanalbumin (als Stabilisator) und enthält in der Erwachsenendosis ca. 2,4 mcg FSME-Virus-Antigen, in der Kinderdosis die Hälfte. Der Kinderimpfstoff entspricht vollkommen einer halbierten Dosis eines Erwachsenenimpfstoffs.

Generell ist dieser Impfstoff sehr gut wirksam, es gibt kaum „Impfversager". Untersuchungen zur Wirksamkeit dieses Impfstoffes in Österreich haben eine Feldwirksamkeit von rund 99 % bei regulär geimpften Personen gezeigt[1].

Hinsichtlich der Verträglichkeit ist Folgendes anzumerken: Nur bei der Erstimpfung von Kindern bis zum 12. Lebensjahr ist in seltenen Fällen damit zu rechnen, dass es kurz nach der Impfung (etwa 12 bis 48 Stunden) zu kurz dauerndem aber mitunter auch hohem Fieber kommen kann. Je kleiner das Kind ist, desto höher ist diese Wahrscheinlichkeit. Die Wahrscheinlichkeit für Fieber in der Gruppe der 1 – 3-Jährigen liegt insgesamt bei über 25 %, jedoch meist nur um 38 ° C rectal. Diese Fieberreaktionen sind praktisch immer harmlos und mit Fieberzäpfchen rasch unter Kontrolle zu bringen. Fieberkrämpfe werden nur sehr selten beobachtet.

Encepur Erwachsene und Encepur Kinder der Firma GSK/Novartis:
Bereits in den letzten Jahren war Encepur für Erwachsene als 2. FSME-Impfstoff zugelassen. Die Generation der Impfstoffe ab 2002 enthält als Stabilisator völlig harmlose Saccharose (Zucker) in geringer Menge. Auch hier ist der Kinderimpfstoff lediglich ein „halber" Erwachsenenimpfstoff: Der Impfstoff für Erwachsene enthält ca. 1,5 mcg FSME-Virus-Antigen, der Kinderimpfstoff 0,75 mcg.

Auch dieser Impfstoff ist als sehr gut wirksam einzustufen, es gibt keine Berichte über Durchbrüche. Es liegen für diesen Impfstoff Verträglichkeitsdaten von mehr als 6.600 Versuchspersonen aus kontrollierten klinischen Studien vor, der Impfstoff ist also auch ausgezeichnet dokumentiert und seine Verträglichkeit stellt sich folgendermaßen dar:

---

1 Heinz et al, Vaccine 2007, Heinz et al, EID, 2013

Auch hier sind fieberhafte Reaktionen (über 38° C rectal) im nennenswerten Ausmaß nur nach der Erstimpfung von (Klein-)Kindern zu beobachten, allerdings in nur etwa 13 % der Erstgeimpften. Dies liegt daran, dass in diesem Impfstoff die Antigenmenge geringer ist. Bei Erwachsenen und bei Wiederimpfungen sind fieberhafte Reaktionen eine Seltenheit. Fieberkrämpfe wurden nicht beobachtet.

Impfung:

Reguläre Impfschemata							
	Grundimmunisierung konventionell (Dosis 1 am Tag 0)		Grundimmunisierung schnell (Dosis 1 am Tag 0)			Erste Auffrischung	Weitere Auffrischungen
	2. Dosis	3. Dosis	2. Dosis	3. Dosis	4. Dosis		
FSME-Immunisierung	1 – 3 Monate	5 – 12 Monate	14 Tage	5 – 12 Monate		3 Jahre	5* Jahre
Encepur	1 – 3 Monate (14 Tage)	9 – 12 Monate	7 Tage	21 Tage	12 – 18 Monate	3 Jahre	5* Jahre

* bei Personen über 60 Jahren wird ein Beibehalten der 3-Jahres-Auffrischungen empfohlen

Die Zulassung der beiden Impfstoffe ist auf Personen ab dem 1. Lebensjahr beschränkt.

Kinder unter 1 Jahr sollten nur bei zwingender Indikation geimpft werden, wobei als unterste mögliche Altersgrenze derzeit 6 Monate gelten.

Oftmals wird das reguläre Impfschema nicht eingehalten. Unsicherheit besteht dann immer wieder, wie lange die Impfintervalle „überzogen" werden dürfen, ohne dass mit einer kompletten neuen Grundimmunisierung von vorne begonnen werden muss.

Liegt nur eine Teilimpfung vor, so sollte im Falle eines Intervalls von mehr als 1Jahr bis zur nächsten Impfung von vorne begonnen werden, d. h. die Einzelimpfung wird als „nicht vorhanden" klassifiziert.

Anders ist die Situation nach 2 oder mehr Teilimpfungen, die in regulärem Abstand verabreicht wurden. Mehrere Arbeiten[2] haben klar nachgewiesen, dass auch bei Impfungen, die mehr als 20 Jahre zurückliegen, mit nur einer einzigen Auffrischung wieder ein Schutz erzeugt werden kann. Ergänzt sei hier aber, dass das nicht bedeutet, dass man auch so lange geschützt ist. Vielmehr beweisen diese Daten nur, dass das sogenannte Immungedächtnis bereits nach zumindest 2 FSME Impfungen so ausgezeichnet ausgebildet ist, dass es sehr lange anhält. Zudem gilt die Einschränkung, dass diese Regel nur bei gesunden und immunkompetenten Personen angewendet werden kann.

Schutzrate: Nach vollständiger Grundimmunisierung ist bei 99 % der Geimpften mit vollständigem Schutz zu rechnen. Auch nur 2 Impfungen im regulären Abstand schützen schon bis zu über 90 %, allerdings ist die Schutzdauer hier mit 1 Jahr beschränkt und danach zunehmend unsicher. Impfdurchbrüche bei regulär geimpften Personen kommen sehr selten vor, sind aber möglich. Sie deuten aber eher eine primäre schlechte Immunantwort gegenüber dem FSME-Impfstoff an.

Anwendungshinweise: Derzeit sind die Kinder-Impfstoffe für Kinder ab dem vollendeten 1. Lebensjahr bis zum vollendeten 12. bzw. 16. Lebensjahr und die Erwachsenen-Impfstoffe für Kinder ab dem vollendeten 12. bzw. 16. Lebensjahr zugelassen.

Die Impfung kann bei strenger Risiko-Nutzen-Abwägung im Einzelfall auch schon ab dem vollendeten 6. Lebensmonat erwogen werden, wenn das Kind einer starken Infektionsgefahr ausgesetzt ist. In dieser Altersgruppe kann bei hohem mütterlichen Antikörperspiegel die Immunantwort geringer ausfallen.

Erste Auffrischung: nach 3 Jahren, danach alle 5 Jahre, ab dem 60. Lebensjahr alle 3 Jahre. Eine routinemäßige Titerbestimmung ist unsinnig, da sie nur eine Momentaufnahme widerspiegelt und nicht für eine prognostische Aussage über die noch gegebene Schutzdauer geben kann.

---

[2] Schosser et al, Vaccine 2014; 32(20):2375-81, Rendi-Wagner et al., Vaccine, 2004; 23(4):427-34

Die entsprechenden Impfstoffe (beider Firmen) gegen FSME können austauschbar eingesetzt werden, allerdings wird dringend empfohlen, die ersten beiden Teilimpfungen der Grundimmunisierung mit dem gleichen Produkt durchzuführen, da bei einem frühzeitigen Präparatewechsel nur wenige Daten zur Austauschbarkeit existieren.

Nebenwirkungen: Leichte bis mittelschwere Reaktion wie Rötung oder Schwellung an der Impfstelle, bei einigen Prozent der Impflinge auch Allgemeinbeschwerden, wie Kopfschmerzen, leichtes Fieber sowie Muskel- und Gelenksbeschwerden innerhalb der ersten beiden Tage nach der Impfung. Die Beschwerden halten wenige Stunden bis maximal einige Tage an und sind praktisch vernachlässigbar.

Echte Impfkomplikationen sind bei der FSME-Impfung eine ausgesprochene Rarität und es wird bis heute angezweifelt, ob die geschilderten Beschwerden tatsächlich die Impfung als Ursache haben: starke Kopfschmerzen, lokale „Nervenentzündungen" oder ein sogenanntes „Guillain-Barré"-Syndrom, ebenfalls eine spezielle Form der Nervenentzündung.

Tabellarische Übersicht zu den
Nebenwirkungen
1. FSME junior - Adj. (alle Impfstoffe)
2. FSME adult - Adj. (alle Impfstoffe)

1. 2.

Eine FSME-Impfung kann niemals eine FSME-Erkrankung auslösen!

Besondere Hinweise: FSME-Impfung nach erfolgtem Zeckenstich in Abhängigkeit von der Impfanamnese (nach H. Holzmann, Institut für Virologie)

Impfanamnese	Abstand zwischen letzter Impfung und Zeckenstich	Abstand zwischen Zeckenstich und Arztbesuch	Empfohlene Vorgangsweise
Keine FSME-Impfung			Start Grundimmunisierung 4 Wochen nach Zeckenstich
1. Teilimpfung	≤ 14 Tage nach 1. Teilimpfung	beliebig	2. Teilimpfung 4 Wochen nach Zeckenstich
	ab dem 15. Tag bis 1 Jahr	bis 48 h nach Zeckenstich	2. Teilimpfung sofort
		> 48 h nach Zeckenstich	2. Teilimpfung 4 Wochen nach Zeckenstich
	> 1 Jahr	bis 48 h nach Zeckenstich	Impfung sofort
		> 48 h nach Zeckenstich	Impfung 4 Wochen nach Zeckenstich
nach 2 oder mehr Teilimpfungen			Impfung, wenn nach Impfschema fällig oder sogar überfällig

Die postexpositionelle FSME-Prophylaxe (Versorgung nach möglicherweise infektiösem Zeckenstich) ist Arztsache – bitte nehmen Sie in solchen Fällen unbedingt Kontakt mit Ihrem Arzt auf, vor allem dann, wenn Sie ungeimpft sind.

Aber eines wird aus der oben abgebildeten Tabelle klar: Wenn Sie noch nie gegen FSME geimpft wurden und einen Zeckenstich erleiden, dann haben Sie schlechte Karten, weil keine Therapiemöglichkeit besteht.[3]

[3] Österreichischer Impfplan 2019 (mit freundlicher Genehmigung des BMSAGK)

4 Haemophilus Influenzae B

Erreger: Hämophilus Influenzae B, ein Stäbchenbakterium

Infektionsquelle: Menschen, die das Bakterium tragen. Keimträger sind rund 2 – 5 % der Ungeimpften.

Übertragung: Tröpfcheninfektion, in der überwiegenden Zahl der Fälle von gesunden Keimträgern.

Das bedeutet einerseits, dass bei weitem nicht jeder der mit dem Bakterium in Kontakt kommt auch krank wird, andererseits, dass man sich allein durch den vorsichtigen Umgang mit Kranken sicherlich nicht ausreichend schützen kann.

Inkubationszeit: Ist wegen der unterschiedlichen Krankheitsbilder und Infektionswege sehr variabel, die Dauer der Ansteckungsfähigkeit ist unbekannt.

Krankheitsbilder: Gefährdet sind praktisch nur Kinder unter 5 Jahren, in höherem Alter kommt es so gut wie nie zu schweren Infektionen, außer bei immungeschwächten Personen.

Meningitis: Die Gehirnhautentzündung ist wahrscheinlich die gefürchtetste Art der invasiven Haemophilus-Infektion, die ein außerordentlich schweres und rasch fortschreitendes Krankheitsbild darstellt und unbehandelt fast immer tödlich endet. Auch bei Behandlung sterben 5 % der Kinder und es bleibt bei 25 % ein bleibender Schaden (Schwerhörigkeit, psychomotorische Behinderung). Die Behandlung erfolgt intravenös mit Antibiotika und mit Dexamethason (Kortison). Vor flächendeckender, kostenfreier Haemophilus-Impfung im Kinderimpf-Konzept Ende der 1990er war in Österreich dies die häufigste Ursache für bakterielle Meningitis bei Kindern. Mittlerweile ist die Erkrankung Dank des Impfprogramms sehr selten geworden.

Epiglottitis: Eine andere häufig tödlich (5 %) endende Infektion ist die Entzündung des Kehldeckels. Weil Ersticken droht, erfordert das Krankheitsbild unverzüglich intensivmedizinische Betreuung in Form von Intubation (Einführen eines Schlauches in die Luftröhre) – die Eigenatmung wird durch Zuschwellen des Kehlkopfeinganges behindert. Auch diese Krankheit ist seit Einführung der Impfung sehr selten geworden.

Otitis media: Die Mittelohrentzündung führt bei adäquater Behandlung selten zu Komplikationen, ebenso die Sinusitis (Nasennebenhöhlenentzündung) und wird häufig auch durch andere Bakterien verursacht.

Haemophilus-Pneumonie: Auch die Lungenentzündung muss man mit Antibiotika behandeln. Die Therapie schlägt meistens sehr gut an und es kommt zur folgenlosen Ausheilung.

Septische Arthritis: Gelenksentzündung meist eines großen Gelenks (Knie, Hüfte, Ellbogen, Fuß) – Behandlung mit Antibiotika intravenös.

Osteomyelitis: Knochenmarksentzündung – Behandlung mit Antibiotika intravenös

Cellulitis: Entzündung der tieferen Hautschichten, die im Kleinkindesalter häufig von Haemophilus Influenzae verursacht wird.

Pericarditis: Entzündung des Herzbeutels, eine seltene, aber sehr schwere Erkrankung, bei der in ca. 15 % der Fälle Haemophilus Influnzae die Ursache ist.

Diagnose: Aus den Krankheitsbildern bzw. durch Erregernachweis

Behandlung: Antibiotika (Ampicillin, Cephalosporine) und je nach Krankheitsbild zusätzliche unterstützende Therapie

Epidemiologie und Bedeutung: Der Keim wurde 1889 – 1892 während einer Grippeepidemie entdeckt und als Erreger der Influenza (Virusgrippe) verdächtigt, deshalb der Name.

Vor Einführung der Impfung erkrankte eines von 200 Kindern im Alter zwischen 0 – 5 Jahren an einer invasiven Erkrankung durch Haemophilus, damals waren 50 % aller Gehirnhautentzündungen im Kindesalter auf HiB zurückzuführen. Die Häufigkeit der Haemophilus B-Meningitis konnte durch konsequente Durchimpfung der Kinder auf ein Hundertstel (!) reduziert werden.

Schwere Erkrankungen erfolgen meist zwischen 6 Monaten und 1 Jahr, danach nimmt sowohl die Häufigkeit als auch die Erkrankungsschwere progredient bis zum 5. Lebensjahr ab. Danach treten Erkrankungen fast ausschließlich bei Risikopersonen mit gestörter Immunabwehr auf.

Grundsätzlich sind der Haemophilus Influenzae und damit die entsprechenden Krankheitsbilder gut antibiotisch behandelbar (Ampicillin, Cephalosporine). Es gibt jedoch akute Krankheitsbilder, die beim Erkennen schon in voller Ausprägung vorhanden sind und schnell zu Komplikationen führen können.

Impfung: Geschichte: Der wichtigste Pathogenitätsfaktor der Haemophilus-Arten ist die Polysaccharidkapsel, ohne die das Immunsystem leicht mit den entsprechenden Bakterien fertig würde. Man hat auch entdeckt, dass das Immunsystem gegen das Polyribosylribitolphosphat (PRP) aus dieser Kapsel Antikörper bildet. 1985 ist es gelungen, dieses Polysaccharid als Impfstoff herzustellen.

Dieser erste Impfstoff wirkte allerdings nur bei Kindern über 2 Jahren gut, da das unreife Immunsystem auf Polysaccharide nicht genügend reagiert. Später konnte das PRP an Proteine (Tetanustoxoid, Diphtherietoxoid, äußeres Membranprotein) gebunden werden, was den Impferfolg bei Säuglingen dramatisch verbesserte, da es den Typ der zugehörigen Immunantwort (nun T-zellabhängige Antwort) verändert hat.

Die Impfung wurde in Österreich im Herbst 1991 eingeführt und ist seither im Impfplan für alle Kinder empfohlen.

Impfstoffe	Produktname und Hersteller
Kinder-Impfstoffe	
Hib (Polysaccharid, konjugiert, TOT)	ActHIB (Sanofi)
Di/Tet/aP/Hib/IPV/Hep.B	Infanrix hexa (GSK) Hexyon (Sanofi)
Erwachsenen-Impfstoffe	
Hib	ActHIB (Sanofi)

Applikationsart: Intramuskulär, bezüglich Ort siehe „Allgemeiner Teil"

Impfschema: Als Kombinations-Impfstoff im 6-fach-Kinderimpfstoff

Kindesalter:

3. Lebensmonat	5. Lebensmonat	12. Lebensmonat
1. 6-fach-Impfung: Diphtherie (D) Tetanus (T) Pertussis (aP) Poliomyelitis (IPV) Haemophilus infl. B (HIB) Hepatitis B (HBV)	2. 6-fach-Impfung	3. 6-fach-Impfung

Kinder zwischen 1 – 5 Jahren werden mit nur einer Dosis des HiB-Impfstoffes geimpft, danach ist eine HiB-Impfung nach derzeitigem Wissensstand nicht nötig. Ausnahme: Personen mit Immundefizienzen, wie bei Asplenie, Hypogammaglobulinämie sowie bei Kindern mit Cochlea-Implantat oder Liquorfisteln.

Schutzdauer: Im Kleinkindesalter nach komplettierter Impfserie 3 – 5 Jahre. Nach einer Impfung ab dem 1. Geburtstag ausreichender Schutz bis zum 5. Lebensjahr.

Bei Risikopersonen, die in höherem Alter weiterhin gegen HiB geimpft werden, gibt es wenige klare Daten über die Dauer des Schutzes, zudem wird sehr oft der Schutz durch die zugrundeliegende Störung der Immunabwehr limitiert. Alle 5 Jahre die Impfung zu wiederholen erscheint als ein vertretbarer Kompromiss, solange keine eindeutigen Daten vorliegen.

Schutzrate: Nach den ersten 3 Dosen etwa 95 %. Ohne die Auffrischung im 2. Lebensjahr verschwindet dieser Schutz nach englischen Untersuchungen aber rasch. Die Auffrischung schützt dann zuverlässig über die gesamte Zeit bis zum vollendeten 5. Lebensjahr.

Eine Impfung erst nach Kontakt mit einer erkrankten Person im Sinne einer postexpositionellen Prophylaxe durchzuführen, dürfte zu spät sein. Bei derartiger Gefahr ist eine Antibiotikaprophylaxe durchzuführen.

Kombinationsmöglichkeiten: Die Toxoide an die das PRP konjugiert wird reichen als Impfung für sich nicht aus. Das heißt, man muss Tetanus bzw. Diphtherie gesondert bzw. kombiniert impfen. Für Kinder wird in der Regel ein 6-fach-Impfstoff eingesetzt, der die HiB-Komponente enthält.

Nebenwirkungen: Allgemein sehr gute Verträglichkeit. Schmerzen, Rötung und Verhärtung an der Injektionsstelle können auftreten, selten sind Reizbarkeit, ungewöhnliches Schreien und Fieber bei Geimpften zu beobachten. Alle Nebenwirkungen sind kurzdauernd und mild.

Tabellarische Übersicht zu den

Nebenwirkungen

1. Haemophilus influenzae (Monokomponentenimpfstoff)
2. Di/Tet/Pert/Polio/HepB/Hib – Adj (Kindersechsfachimpfstoff)

Bei bekannter Unverträglichkeit gegenüber einem der Inhaltsstoffe ist entsprechend auf ein anderes Produkt auszuweichen.

5 Hepatitis A

Erreger: Hepatitis A-Virus (RNA-Virus)

Infektionsquelle: Mensch

Übertragung: Fäkooral, d. h. bei fehlender Wasser-, Abwasser- und Abfallhygiene über kontaminiertes Trinkwasser, Gemüse, Früchte und Meerestiere (besonders Muscheln)

Inkubationszeit: 3 – 6 Wochen

Krankheitsbild: Beginn mit uncharakteristischen Allgemeinbeschwerden wie Übelkeit und Erbrechen, eventuell Fieber, Kreuzschmerzen und Müdigkeit.

In der Folge kommt es zum Auftreten einer Gelbsucht (Gelbfärbung von Haut und Augen) mit hellem Stuhl und dunklem Harn.

Im Rahmen der Laboruntersuchungen ist eine deutliche Erhöhung der Leberfunktionsparameter (SGOT und SGPT, Bilirubin) sichtbar.

Ganz besonders bei Kindern (in über 90 %) verläuft die Hepatitis A oft ohne die klassische Gelbsucht, es treten nur milde Symptome wie bei einem grippalen Infekt auf.

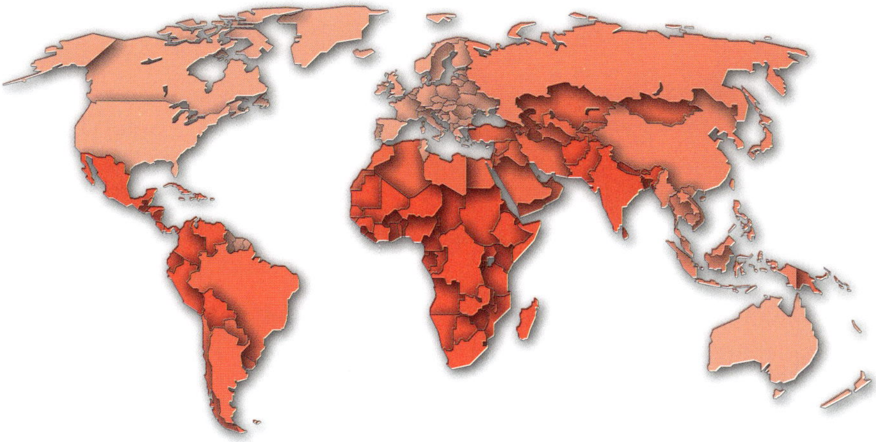

Obige Karte zeigt die geschätzte Immunitätsrate gegen Hepatitis A bei Kindern als Ausdruck der Durchseuchung der Bevölkerung: Dunkle Flächen zeigen eine höhere Durchseuchung.

Die folgende Karte visualisiert die geschätzte potenzielle Gefährdung der erwachsenen Bevölkerung durch fehlende Immunität. Dünklere Areale bedeuten geringere Durchseuchung und damit größere Gefährdung für Ausbrüche bei der Einschleppung.

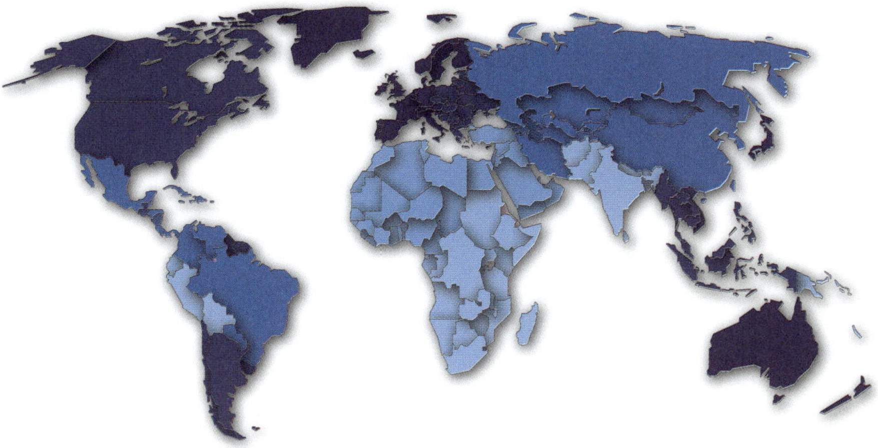

Bei Hepatitis A gibt es keine chronischen Verläufe, die Erkrankung heilt – nach einer mehrwöchigen Erkrankungsphase – komplett aus. Im höheren Lebensalter kann es aber auch bei Hepatitis A zu einem akuten Leberversagen und damit zum Tod kommen (altersabhängig bis zu 2 % der Erkrankten).

Diagnose: Die Diagnosestellung erfolgt ausschließlich serologisch (Hepatitis A-IgG und IgM-Antikörperuntersuchung). Klinik und Befunde lassen keine Unterscheidung von anderen Hepatitisformen zu. Nur in der Frühphase der Erkrankung ist auch der Virusnachweis im Stuhl möglich.

Behandlung: Eine spezifische Therapie ist nicht möglich.

Die Behandlung beruht lediglich auf symptomatischen Maßnahmen und entsprechender Schonung. Auch besondere diätetische Maßnahmen haben keinen wesentlichen Einfluss auf den Krankheitsverlauf.

Bedeutung und Vorkommen: Hepatitis A, eine der bedeutendsten Nahrungsmittel-Infektionen, ist in fast allen tropischen und subtropischen Regionen heimisch. Praktisch alle Einheimischen in diesen Ländern sind mit Erreichen des Schulalters bereits mit diesem Virus in Kontakt gekommen und dann immun. Die Immunitätsrate bei Kindern (siehe rote Karte) ist ein Spiegelbild der Viruszirkulation in der Bevölkerung. D. h. je früher im Kindesalter Kinder immun werden, desto höher ist die Infektionsrate im Land und damit auch für die Reisenden. Im Gegenzug ist die Empfänglichkeitsrate bei Erwachsenen wiedergegeben (siehe blaue Karte), die lediglich andeutet, dass Personen die in den sogenannten „reichen" Ländern leben, sehr oft als Erwachsene mit dem Hepatitis A-Virus noch nie in Kontakt gekommen sind. Sie gelten daher als gefährdet, wenn sie in Länder mit hoher Hepatitis A-Durchseuchung reisen – also typisch für österreichische Reisende. Die blaue Karte zeigt aber noch etwas an: In Ländern, in denen der Großteil der erwachsenen Bevölkerung für die Hepatitis A-Infektion empfänglich ist, kann durch Import des Virus aus einem anderen Land ein Ausbruch entstehen, weil das Virus auf eine empfängliche Bevölkerung trifft. Das ist ebenfalls ein typisches Szenario für Kleinraumausbrüche in Kindergärten, Schulen etc. wohin das Virus durch infizierte, aber nicht klinisch kranke Kinder gebracht wird.

Da das Hepatitis A-Virus mit dem Stuhl ausgeschieden wird, ist das Vorkommen aufs Engste mit den hygienischen Bedingungen (also Wasser-,

Abwasser- und Abfallhygiene) verbunden. Ganz besonders wichtig erscheint es darauf hinzuweisen, dass die Ausscheidung des Virus im Stuhl zu einem Zeitpunkt am größten ist, zu dem der „Patient" noch weitgehend beschwerdefrei ist und von seiner Erkrankung noch nichts weiß. Das Hepatitis A-Virus ist gegen Umwelteinflüsse und Temperaturen bis zu 80° C sehr resistent.

Das Risiko einer Reisehepatitis hängt von der allgemeinen hygienischen Infrastruktur der bereisten Region ab und vom persönlichen Reisestil. Nach internationalen Untersuchungen bewegt sich das Krankheitsrisiko zwischen 1:10.000 und 1:50 für einen Monat Aufenthalt.

Impfstoffe: Die derzeitigen Impfstoffe gegen Hepatitis A sind Totimpfstoffe, d. h. abgetötete Viren werden verimpft. Zusätzlich sind diese Viren an Aluminiumhydroxid adsorbiert, um die Impfwirkung zu verstärken. Folgende Produkte sind in Österreich zugelassen:

Impfstoffe	Produktname und Hersteller
Kinder-Impfstoffe	
Hepatitis A (Ganzvirus; TOT)	Havrix Junior (GSK)
Hepatitis A plus B	Twinrix Kinder (GSK)
Erwachsenen-Impfstoffe	
Hepatitis A	Avaxim (Sanofi) Havrix 1440 (GSK)
Hepatitis A plus B	Twinrix Erwachsene (GSK)
Hepatitis A plus Typhus (Ganzvirus,TOT plus Polysaccharid, TOT)	Hepatyrix (GSK) Viatim (Sanofi)

Impfung: Reine Hepatitis A-Impfstoffe werden 2 x im Abstand von 6 – 12 Monaten gegeben. Bereits nach der 1.Impfung sind über 95 % der Patienten zuverlässig geschützt. Nach der 2. Impfung kann man davon ausgehen, dass bei gesunden Personen der Schutz über mehrere Jahrzehnte oder sogar lebenslang anhält und eine routinemäßige Auffrischung nicht mehr nötig ist. Personen, die berufsbedingt oder infolge oftmaliger Fernreisen als erhöht gefährdet einzustufen sind, kann man anbieten den Impfschutz serologisch zu überprüfen.

Kombinierte Hepatitis A- und Hepatitis B-Impfstoffe werden – und das ist auf die Hepatitis B-Komponente zurückzuführen – 3 x gegeben: 1 Monat nach der ersten Impfung erfolgt die 2. Impfung, nach 6 – 12 Monaten die 3. Impfung. Die Schutzdauer für Hepatitis A ist dann ebenfalls nahezu lebenslang.

Die kombinierten Hepatitis A/Typhus-Impfstoffe sind analog den reinen Hepatitis A-Impfstoffen zu geben, wobei man aber darauf achten muss, dass die 2. Impfung ohne Typhuskomponente erfolgt, da gegen Typhus (siehe unten) nur 1 x geimpft wird.

Schutzrate: Liegt über 98 %

Schutzdauer: Nach kompletter Impfung mehrere Jahrzehnte, eventuell lebenslang.

Nebenwirkungen: Lokale milde Nebenwirkungen sind möglich, ansonsten wird der Impfstoff nahezu perfekt vertragen.

Kontraindikationen: Kinder unter 1 Jahr – dies ist eine relative Kontraindikation die nur besteht, weil zu dieser Altersgruppe keine ausreichenden Daten vorliegen. Schwangerschaft ist ebenfalls eine relative Kontraindikation, hier sollte eine Risikoabwägung erfolgen.

Kombinierbarkeit: Mit allen Impfstoffen ohne zeitlichen Abstand

Impfindikation: Die Hepatitis A-Impfung ist eine ganz besonders wichtige Reiseimpfung und für alle Reisenden anzuraten. Darüber hinaus wird sie laut Österreichischem Impfplan für folgende Personen angeraten:

- Kleinkinder und Kinder bis zum vollendeten 10. Lebensjahr – vor Eintritt in Gemeinschaftseinrichtungen

- Sozialberufe (wie z. B. Betreuungspersonal in Kindergärten, Lehrerinnen und Lehrer, Sozialarbeiterinnen und Sozialarbeiter und Pflegepersonen in Einrichtungen für Menschen mit einer geistigen oder psychischen Behinderung)
- Medizinisches und nicht medizinisches Betreuungspersonal von Flüchtlingen und in Unterkünften für Flüchtlinge/Asylsuchende, Erstanlaufstellen für genannte Personen, Personen in der Versorgung von Asylsuchenden
- Alle in Lebensmittelbetrieben und in der Gastronomie tätigen Personen sowie Personal von Großküchen, Großcatering, Spitalsküchen und vergleichbaren Einrichtungen der Gemeinschaftsverpflegung, Leiharbeiterinnen und Leiharbeiter im Gastgewerbe
- HAV-gefährdetes Personal medizinischer Einrichtungen[1], einschließlich Auszubildende z. B. in Pädiatrie, Infektionsmedizin, Labor (Stuhluntersuchungen), inklusive Küchen- und Reinigungspersonal
- Personal plasmafraktionierender Unternehmen
- Personen, die in Bereichen mit berufsbedingt erhöhtem Risiko hinsichtlich Hepatitis A tätig sind, wie z. B. Bestattungsdienste, Justiz/Haftwache, Landwirtschaft, Sexarbeit;
- Erste Hilfe, Einsatzdienste (Rettung, Feuerwehr, Polizei), Militärpersonal bei möglicher Exposition, speziell unter Feld- oder Übungsbedingungen.
- Kanalisations- und Klärwerkpersonal, Personal, das häufig mit Fäkalien in Kontakt kommt
- Personen mit Gerinnungsstörungen, Personen mit chronischer Darm- oder Lebererkrankung wie z. B. Morbus Crohn, Colitis ulcerosa, HCV-Infizierte und HBV-Carrier
- Kontakt mit an Hepatitis A-Erkrankten oder Personen, die HAV ausscheiden
- Personen mit Sexualverhalten, welches bezüglich Hepatitis A riskant sein kann, insbesondere MSM („men who have sex with men")
- Reiseimpfung: Touristinnen und Touristen und beruflich Reisende nach sowie diplomatischer Dienst und Entwicklungshilfe in Endemiegebieten

Besondere Hinweise: Die aktive Immunisierung gegen Hepatitis A sollte zeitgerecht, d. h. mindestens 3 Wochen vor der Abreise erfolgen. Nur

---

[1] Centers for Disease Control and Prevention. Hepatitis A ACIP Vaccine Recommendations, www.cdc.gov/vaccines/hcp/acip-recs/vacc-specific/hepa.html

dann ist ein absolut sicherer Schutz auch gegen Infektionen, die z. B. schon unmittelbar nach Ankunft erfolgen, gewährleistet. Wird näher zur Abreise geimpft, dann entsteht ein zeitliches Fenster in dem der Schutz noch nicht so sicher ist.

Die Hepatitis A-Impfung kann auch zur Intervention bei epidemischen Ausbrüchen eingesetzt werden:

Hepatitis A – postexpositionelle Prophylaxe
Zur Prophylaxe steht oft nur mehr die aktive Immunisierung mit dem Totimpfstoff (HAV-Impfung) – für Personen > 1 Jahr – zur Verfügung, wenn kein spezifisches Immunglobulin (HAV-Ig) mit definiertem AK-Gehalt gegen Hepatitis A-Virus lieferbar ist.

Wenn ein spezifisches Immunglobulin gegen Hepatitis A (HAV-Ig) zur Verfügung steht, kann dieses zur postexpositionellen Prophylaxe verwendet werden. Es soll nicht später als bis zum 14. Tag nach der Exposition verabreicht werden. Personen, welche HAV-Ig erhalten, können zusätzlich auch die Impfung bekommen.

Zur Komplettierung des Impfschutzes wird eine Auffrischung je nach Impfstoff innerhalb eines Jahres empfohlen.

Kombinierte Hepatitis-Impfstoffe werden zur postexpositionellen Prophylaxe nicht empfohlen.

Folgendes Vorgehen kann beim Kontakt mit diagnostisch gesichertem Krankheitsfall als sinnvolle Grundlage für die Beratung und Empfehlung dienen (*Österreichischer Impfplan, 2019*):

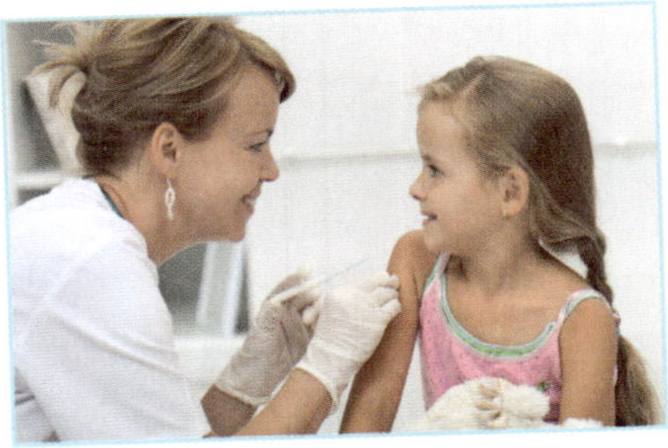

Art der Exposition	HAV-Ig	Impfung
Haushaltskontakt	Ja	Ja
Sexualkontakt	Ja	Ja
Neugeborene von Erkrankten	Ja	Nein
Kleinkinderbetreuungsstätte • für nicht immune Angestellte bei Kontakt • Kinder im selben Raum bzw. mit gemeinsamer Toilettenbenützung • deren Haushaltskontakte	 Ja Ja Nein	 Ja Ja Ja
Schule, Kinderheime, Betreuungsinstitutionen, Kasernen etc.: • enge Kontaktpersonen* • Personen mit gemeinsamer Toilettenbenützung	 Ja Nein	 Ja Ja
Kleinepidemie im Spital • enge Kontaktpersonen • gemeinsame Toilettenbenützung	 Ja Nein	 Ja Ja
Ausbruch durch Kontamination von Trinkwasser oder Lebensmitteln	Nein	Ja

* Als „enge Kontaktpersonen" gelten:

- Alle Kontaktpersonen im Haushalt bzw. Wohnverband oder Schlafraumverband
- Alle Kontaktpersonen in Kindergarten, Kindertagesstätte oder Krabbelstube
- In der Schule (oder altersähnliche Einrichtungen) jedoch nur die Sitznachbarn und die persönlichen Freunde mit gemeinsamer Freizeitgestaltung, nicht aber alle Klassenkameraden oder die Lehrpersonen.

6 Hepatitis B

Erreger: Hepatitis B-Virus (DNA-Virus)

Infektionsquelle: Das Reservoir des Hepatitis B-Virus ist ausschließlich der Mensch

Übertragung: Hepatitis B wird durch Kontakt mit Körperflüssigkeiten (Speichel, Blut, Tränenflüssigkeit, Samenflüssigkeit, Scheidenflüssigkeit etc.) eines Hepatitis B-Virusträgers übertragen; also vor allem durch ungeschützte Sexualkontakte mit Virusträgern oder durch ärztliche Interventionen, wenn nicht Einmalgeräte (auch beim „Tätowieren" oder „Piercen"; Drogensüchtige, die Spritzen „teilen") verwendet werden, sowie durch Bluttransfusionen. Selten erfolgt die Übertragung durch gemeinsam benutzte Handtücher oder durch gemeinsam benutzte Zahnbürsten.

Inkubationszeit: 4 – 12 Wochen

Krankheitsbild: 60 – 70 % aller Hepatitis B-Erkrankungen verlaufen ohne Gelbsucht oder sogar symptomlos.

Die klassische Hepatitis B beginnt mit einer Phase von Übelkeit, manchmal Erbrechen, Fieber und Appetitlosigkeit. In der Folge etabliert sich dann die Gelbsucht (diese kann auch fehlen). Unter Persistenz dieser Symptome in wechselnder Schwere, wobei das Fieber bald geringer wird, dauert die Erkrankung im Normalfall (80 – 90 %) zwischen 2 – 12 Wochen, um dann mit einer langen Rekonvaleszenz (mehrere Monate) abzuheilen.

Allerdings gibt es bei Hepatitis B einige klinische Sonderverläufe:

1. Fulminante Hepatitis B: Bei 0,5 – 1 % der Erkrankten; bei diesem Verlauf wird die Leberentzündung ganz besonders ausgeprägt und das Organ kann in kurzer Zeit völlig zerstört werden; verläuft daher oft tödlich.
2. Chronische Hepatitis B: Bei 5 – 10 % der Erkrankten wird die Leberentzündung chronisch. Hier gibt es wiederum mehrere Unterarten: a). Chronischer Hepatitis B-Virusträger, der klinisch eigentlich gesund ist und bei dem nur minimale Leberveränderungen feststellbar sind; b). Chronische Hepatitis B, die im klinischen Verlauf entweder nur langsam oder rasch fortschreitend ist. Je nach Verlauf halten sich die resultierenden Organschäden in Grenzen oder führen bereits nach einigen Jahren zur Leberzirrhose.
   Personen mit chronischer Hepatitis B haben auch ein eindeutig höheres Risiko, an einem Leberkarzinom zu erkranken.

Diagnose: Eine genaue Abgrenzung der Hepatitis B von anderen Virushepatitiden ist nur durch entsprechende Blutuntersuchungen möglich, denn klinisch kann eine Hepatitis B auch wie eine Hepatitis A oder C aussehen.

Behandlung: Es gibt keine mit Sicherheit erfolgreiche Therapie der Hepatitis B. Versuche, bei manchen Verlaufsformen mit pegylierten Interferonen oder mit Nukleosidanaloga sind eingeschränkt wirksam. Sie bringen die Krankheit nicht zur Ausheilung, sondern mildern den Verlauf. Auch eine Lebertransplantation nach Zerstörung des Organs durch das Virus ist nur für relativ kurze Zeit hilfreich, da das Virus eben dann das transplantierte Organ befällt und ebenfalls über kurz oder lang alles zerstört.

Epidemiologie und Bedeutung: Noch vor wenigen Jahrzehnten war Hepatitis B eines der größten Gesundheitsprobleme der Welt. Rund 2 Milliarden Menschen galten als infiziert, etwa 2 Millionen starben jährlich an den direkten Folgen der Hepatitis B, darunter mehr als eine halbe Million Menschen am Leberkarzinom. In manchen Gegenden der Welt (z. B. Teile Südostasiens) waren bis zu 20 % (!) der Bevölkerung Virusträger, in Österreich sind nur 0,1 – 0,5 % der Bevölkerung infiziert. Allerdings sind bestimmte Berufsgruppen um ein Vielfaches höher durchseucht, wie z. B. das medizinische Personal, Drogensüchtige und Dialyse-Patienten. Erfreulicherweise bessern sich diese Zahlen nunmehr stetig. Viele Länder weltweit haben Hepatitis B-Impfprogramme im Rahmen der Kinderimpfungen initiiert, die jetzt beginnen Früchte zu bringen. So gibt die WHO[1] die Zahl der Infizierten weltweit mit ca. 260 Millionen an und die Zahl der an Hepatitis B-Verstorbenen mit 780.000.

Hauptendemie-Gebiete sind Sub-Sahara-Afrika und Ostasien, wo etwa 5 – 10 % der Bevölkerung Virusträger sind. Durch die Kinderimpfprogramme sind die Infektionen vor allem in diesem Altersbereich stark zurückgegangen. In China waren z. B. 1992 noch rund 10 % aller 2-jährigen bereits infiziert, 2006 waren es nur mehr 0,5 %[2]. An der Zahl der Virusträger bei den Erwachsenen hat sich – noch – nichts geändert, erst wenn die geimpften Generationen „nachwachsen" wird auch hier die Situation besser werden. Insgesamt ist die Hepatitis B durch die Impfung ausrottbar und dies ist auch das langfristige Ziel der WHO.

Eine aktuelle Übersicht über die Prävalenz (bezogen auf die Zahl der chronisch infizierten Erwachsenen) von Hepatitis B zeigt folgende Karte[3]:

[1] http://www.who.int/mediacentre/factsheets/fs204/en/

[2] Liang et al, Vaccine 200

[3] Adaptiert nach Ott JJ, Stevens GA, Groeger J, Wiersma ST. Global epidemiology of hepatitis B virus infection: new estimates of age-specific seroprevalence and endemicity. Vaccine. 2012.30(12):2212–9.

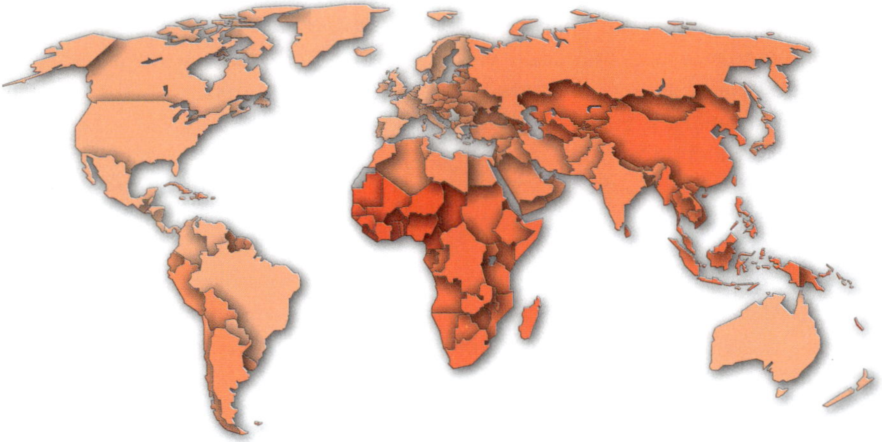

Verbreitung: ◆ ≥ 8 % ◆ 5 – 7 % ◆ 2 - 4 % ◆ < 2 % ◆ Keine Angaben

Impfstoffe:

Kinder-Kombinations-Impfstoffe	Produktname und Hersteller
Di/Tet/aP/Hib/Polio/Hep.B	Infanrix hexa (GSK) Hexyon (Sanofi)

Weitere Impfstoffe	Produktname und Hersteller
Kinder-Impfstoffe	
Hepatitis B (Subunitvakzine; TOT)	Engerix B 10 µg (GSK) HBvaxPRO 5 µg (MSD)
Hepatitis A plus B	Twinrix Kinder (GSK)
Erwachsenen-Impfstoffe	
Hepatitis B	HBvaxPRO 10 µg (MSD) HBvaxPRO 40 µg (Dialysepatienten) (MSD) Engerix B 20 µg (GSK)
Hepatitis A plus B	Twinrix Erwachsene (GSK)

Die in Österreich erhältlichen Impfstoffe basieren auf demselben Prinzip: Für die Erzeugung einer Immunität gegen das Hepatitis B-Virus genügt es, Antikörper gegen einen Teil des Virus zu produzieren, nämlich das sogenannte Hepatitis B-Antigen (Hepatitis B-Oberflächenantigen). Dieses

Hepatitis Bs-Antigen wird gentechnologisch in Hefezellen produziert. Der Vorteil dieser Impfstoffe ist daher ihre Reinheit. Außerdem wird dieses Antigen noch an Aluminiumhydroxid adsorbiert, um seine antikörperauslösenden Eigenschaften zu verbessern. Es gibt eigene Impfstoffe für Kinder und Erwachsene, wobei sich diese nur in der enthaltenen Menge des Hepatitis B-Antigens differieren. Es gibt auch einen Kombinations-Impfstoff (*Twinrix®*), der gleichzeitig gegen Hepatitis A und B schützt.

Impfung: Es wird üblicherweise 2 x im Abstand von 1 Monat geimpft, und dann nach 6 – 12 Monaten mit einer weiteren Impfung aufgefrischt. Das Immunisierungsschema im Kindes- und Jugendalter sieht folgendermaßen aus:

	3. Monat	5. Monat	2. Lebensjahr
Diphtherie (DIP) Tetanus (TET) Pertussis (PEA) Poliomyelitis (IPV) Haemophilus infl. B (HIB) Hepatitis B	1. 6-fach Impfung	2. 6-fach Impfung	3. 6-fach Impfung

Sofern man dieses Impfschema eingehalten hat, wird lediglich eine weitere Impfung im 13. Lebensjahr verabreicht, danach geht man davon aus, dass der Impfling lebenslang ausreichend geschützt ist. Nur im Falle der später erhöhten beruflichen Exposition (z. B. Kind wird Arzt), prüft man den Impferfolg der Kinderimpfung und frischt erforderlichenfalls auf.
Bei Personen, die rasch einen Schutz benötigen, kann man auch zunächst 3 x im Monatsabstand impfen und dann nach 1 Jahr mit einer weiteren Impfung auffrischen. Für die Kombinationsimpfung mit Hepatitis A (*Twinrix®*) ist nun auch ein „Schnellimmunisierungs-Schema" mit Impfungen an den Tagen 0 – 7 – 21 zugelassen. Aufgefrischt wird nach 1 Jahr.

Die Impfindikation außerhalb der routinemäßigen Kinderimpfung, wie sie im Österreichischen Impfplan verankert ist:

Generelle Hepatitis B-Impfung für alle Personen:
Die WHO empfiehlt eine weltweite generelle Hepatitis B-Impfung und Inkludierung in das Kinderimpfprogramm, um die Erkrankung auszurotten. Nach der Grundimmunisierung im Kindesalter und Auffrischung im Schulalter, bzw. Grundimmunisierung im Erwachsenenalter (keine Risiko-

gruppen), werden generell keine weiteren Auffrischungsimpfungen oder Titer-Kontrollen empfohlen.

Für folgende ***Risikopersonen*** *sind Grundimmunisierung, Titerkontrollen und bei Bedarf Auffrischungsimpfungen empfohlen[4]:*

- *Kontakt mit an Hepatitis B-Erkrankten oder HBsAg-Trägerinnen und HBsAg-Trägern, sofern sie nicht bereits immun oder nicht selbst HBsAg-Trägerinnen und HBsAg-Träger sind*
- *chronische Lebererkrankung*
- *häufiger Bedarf an Plasmaprodukten (z.B. Hämophilie)*
- *Prädialyse- und Dialysepatientinnen und Dialysepatienten: höhere Antigendosis von 40 µg nach Standardschema*
- *bestehende oder zu erwartende Immundefizienz bzw.-suppression, bei HIV-Infektion*
- *riskantes Sexualverhalten und somit hohes Infektionsrisiko (Sexualpartnerinnen und Sexualpartner von Personen, die HBsAg-positiv sind, häufiger Partnerwechsel)*
- *intravenöser Drogengebrauch*
- *Infektionsrisiko durch Blutkontakte mit möglicherweise infizierten Personen, wie zum Beispiel Personen in Gefängnissen*
- *Reisende in Gebiete mit hoher Hepatitis B-Infektionsprävalenz*
- *Hepatitis B-Prophylaxe von Neugeborenen HBsAg-positiver Mütter (Details siehe unten)*
- *Personal mit beruflichem Risiko wie z.B.*
    - *Ärztinnen und Ärzte und Personal medizinischer Einrichtungen und Pflegeeinrichtungen einschließlich Auszubildende dieser Berufe, Reinigungspersonal von Gesundheitseinrichtungen, Personen, die beruflich Injektionsnadeln einsammeln oder entsorgen sowie Personal plasmafraktionierender Unternehmen Berufsgruppen mit spezifischem Risiko, unter anderem Ersthelfer, Polizisten, Justiz/Haftwache, Veterinäre, Landwirte, Piercer, Tätowierer, Fußpfleger, Sexarbeiter, Bestattungsdienste, Personal von Einrichtungen für geistig Behinderte*
    - *Personen, die in Berufsfeldern mit spezifischem Risiko tätig sind, unter anderem Entsorgungs- und Abfallwirtschaft sowie Abfall-, Abwasser-, Entsorgungs-, Reinigungs-, Bestattungsdienste, be-*

[4] Siehe auch „Impfungen für Erwachsene im erwerbstätigen Alter" unter www.BMSAGK.gv.at

treute Einrichtungen und Personal von Einrichtungen für Menschen mit einer geistigen oder psychischen Behinderung, Erste Hilfe, Feuerwehr, Fußpflege, Justiz/Haftwache, Landwirtschaft, Piercing- oder Tattoostudios, Polizei, Rettungsdienst, Sexarbeit, Verterinärmedizin.

- *Personen in der Betreuung/Versorgung von Flüchtlinge/Asylsuchende auch in deren Unterkünften, auch in Erstanlaufstellen*

Impfschema für Risikogruppen[5]:

Anti-HBs-Wert in mIE/mla[1]	Auffrischungsimpfung
≥ 100	nach 10 Jahren[2]
20 - < 100	innerhalb von 1 Jahr
< 20[4]	sofort[3] und Fortführung von wiederholten Impfungen entsprechend der Serologie

[1] Titerkontrolle nicht früher als 1 Monat, am besten 6 Monate nach der dritten Teilimpfung. Die Angaben über die zu erwartende Schutzdauer beziehen sich auf Titerbestimmungen 1-6 Monate nach der dritten Impfung.
[2] Bei Personen, die bei der ersten Impfung bereits älter als 50 Jahre sind, sollten Antikörperkontrollen/Auffrischungsimpfungen bereits nach 5 Jahren durchgeführt werden.
[3] Da eine serologische Vortestung vor der Impfung nicht mehr durchgeführt wird, sollten Personen, die keine nachweisbaren Antikörper nach der Grundimmunisierung gebildet haben, zusätzlich auf HBs-Antigen und HBc-Antikörper untersucht werden, um eine vorliegende HBV-Infektion auszuschließen. Besteht eine HBV-Infektion, sind weitere Impfungen unnötig.
[4] Grenzwert von 20 mIE/ml statt 10 mIE/ml, um testbedingte Schwankungen auszuschliessen.

Wenn planmäßig (nach Grundimmunisierung und einem jemals erreichten HBs-Antikörpertest-Ergebnis von ≥100 mIE/ml) alle 10 Jahre (bzw. bei Personen, die bei der Grundimmunisierung älter als 50 Jahre waren, alle 5 Jahre) eine Auffrischungsimpfung durchgeführt worden ist, sind weitere Titerbestimmungen nicht erforderlich.

Diese Empfehlungen gelten für gesunde, immunkompetente Personen mit beruflicher Exposition. In gleicher Weise sollte auch bei Sexualpartnern von HbsAg-positiven Personen vorgegangen werden. Bei Personen

[5] Österreichischer Impfplan 2019 (mit freundlicher Genehmigung des BMSAGK)

mit Immunsuppression oder chronischen Erkrankungen sind häufigere Kontrollen notwendig.

Postexpositionelle Prophylaxe bei möglicher Exposition mit HBV-haltigem Material: Verletzungen mit möglicherweise HBV-haltigen Gegenständen (z.B. Nadelstich) oder Blutkontakt mit Schleimhaut oder nichtintakte Haut, risikoreicher Sexualkontakt, nach Vergewaltigung:[6]:

Patientenstatus		Maßnahmen			
		Anti-HBs-Bestimmung[1]	Impfung[2]	Immunglobulingabe[3]	
Impfstatus	Serologie			Anti-HBs-Antikörper Testergebnis (mIE/ml)	HBV-IG
Letzte Impfung ≤10 Jahre	Bei früherer Titerkontrolle ≥100 mIE/ml	Nein	Nein		Nein
	Bei früherer Titerkontrolle <100 mIE/ml	Ja	Ja	Titer ≥20 Titer <20	Nein Ja
	Keine Kontrolle	Ja	Ja	Titer ≥20 Titer <20	Nein Ja
Letzte Impfung >10 Jahre	Bei früherer Titerkontrolle ≥100 mIE/ml	Nein[6]	Ja		Nein
	Bei früherer Titerkontrolle <100 mIE/ml	Ja	Ja	Titer ≥20 Titer <20	Nein Ja
	Keine Kontrolle				
Nicht vollständige Impfserie		Ja	Ja[4]	Titer ≥20 Titer <20	Nein Ja
Impfung	*„non" oder „low responder"*	*Nein*[6]	*Ja*[7]		*Ja*
Keine Impfung		*Nein*[6]	*Ja*[5]		*Ja*

[1] Sofortige Blutabnahme zur quantitativen Anti-HBs-Bestimmung. Wenn diese Titerbestimmung nicht binnen 48 Stunden möglich ist, dann gilt die Annahme eines negativen Titers (diese Blutabnahme dient auch zum HBV-Screening)
[2] Eine Impfung sofort durchführen
[3] HBV-Immunglobulingabe möglichst sofort/ nach Vorliegen des Testergebnisses (vorzugsweise bis zu 72 Stunden nach Exposition) bis spätestens 1 Woche nach Ereignis
[4] Grundimmunisierung komplettieren
[5] Als erste Impfung der Grundimmunisierung
[6] Aus Gründen der Beweissicherung (Vorliegen einer Berufskrankheit) ist jedoch auch in diesen Fällen ein HBV-Screening notwendig
[7] falls neuerliche Impfserie vorgesehen ist

Wie aus der Tabelle ersichtlich, ist die zusätzliche Gabe von HBV-Immunglobulin vom Testergebnis abhängig und sollte ehestmöglich (vorzugsweise bis zu 72 Stunden nach Exposition) bis spätestens 1 Woche nach Exposition erfolgen.

Eine serologische Kontrolle des Impferfolges nach den in der Tabelle angeführten Sofortmaßnahmen ist entsprechend den Vorgaben zur präexpositionellen Immunisierung (Tabelle Seite 17) nach Abschluss der Immunisierung anzuschließen.

Ein weiteres Problem stellt das Vorgehen bei Kindern von chronisch Hepatitis B-infizierten Müttern (HBs-Antigen-Trägerinnen) dar. Hier muss unter allen Umständen eine Infektion des Neugeborenen beim Geburtsvorgang verhindert werden und folgendes Vorgehen ist sinnvoll[7]:

Das Risiko für Neugeborene von HBsAg-positiven Müttern, eine chronische Virushepatitis zu entwickeln, ist mit 90 % besonders hoch. Daher müssen diese Kinder sofort nach der Geburt aktiv und passiv immunisiert werden. Danach sinkt das Risiko, nach einer Infektion ein chronischer Virusträger zu werden:

Infektionsalter	Geburt	1. – 6. Monat	7. – 12. Monat	1 – 4 Jahre	Erwachsene
Risiko Virusträger (%)	90	80	60	35	10

Seit Mai 1992 wird von der gesetzlichen Krankenversicherung auch das Screening auf HBV-Infektion mittels HBsAg-Bestimmung bei Schwange-

[6] Österreichischer Impfplan 2019 (mit freundlicher Genehmigung des BMSAGK)

ren bezahlt. Ein positiver Nachweis des HBsAg sollte allerdings durch eine zweite Untersuchung, welche zusätzlich auch HBcAK und HBsAK erfasst, bestätigt werden.

Das Screening ist natürlich nur sinnvoll, wenn zur Vermeidung der vertikalen Transmission der Virusinfektion auf das Neugeborene sofort nach der Entbindung – möglichst noch im Kreißsaal, zumindest aber innerhalb von 12 Stunden – die passive und aktive Immunisierung des Kindes durchgeführt wird. Versäumte Screening-Untersuchungen sollten an der Entbindungsstation sofort nach Aufnahme nachgeholt werden!

Vom HBV-Immunglobulin sollten dem Neugeborenen möglichst sofort nach der Geburt, 30 – 100 I.E./kg Körpergewicht „simultan mit dem HBV-Impfstoff" verabreicht werden. Wird der Zeitraum von 12 Stunden verabsäumt, so kann die aktive Immunisierung auch noch später erfolgen, jedoch unter Inkaufnahme eines möglicherweise höheren Erkrankungsrisikos (chronische HBV-Infektion) für das Neugeborene.

HBV-Immunglobulin ist derzeit in Österreich als *Hepatect®* CP 50 I.E./ml Infusionslösung verfügbar.

(2 ml = 100 IE i.v.). Alternativ kann *Uman Big®* 180 I.E./ml (i.m.) Injektionslösung angewendet werden (siehe entsprechende Fachinformationen). Die Verabreichung von HBV-Immunglobulin muss möglicherweise wiederholt werden, bis die Serokonversion nach der Impfung eintritt.

Als monovalente Impfstoffe stehen derzeit in Österreich *Engerix-B®* 10 µg/ 0,5 ml bis zum 15. Lebensjahr und HBvaxPro 5 Mikrogramm/ 0,5 ml-Suspension zur Injektion in einer Fertigspritze® (von der Geburt bis zu einem Alter von 15 Jahren) zur Verfügung.

Bei Neugeborenen von Müttern, deren aktueller HBsAg-Status nicht bekannt ist und bei denen noch vor bzw. sofort nach der Geburt die serologische Kontrolle nicht möglich ist, wird ebenfalls unmittelbar post partum – möglichst innerhalb von 12 Stunden – die aktive Immunisierung mit HBV-Impfstoff begonnen und der HBs-Status der Mutter bestimmt. Bei nachträglicher Feststellung einer HBsAg-Positivität kann beim Neugeborenen innerhalb von 7 Tagen postpartal die Gabe von HBV-Immunglobulin nachgeholt werden. Allerdings nimmt die Wirksamkeit dieser Maßnahme mit zunehmendem Zeitintervall kontinuierlich ab.

Die 2. Teilimpfung der post partum gegen HBV geimpfte Kinder erfolgt nach 1 Monat. Die weiteren Impfungen erfolgen nach dem sonst üblichen Schema.

Im Alter von 1 Jahr sollte eine serologische Kontrolle erfolgen. Neugeborene von HBsAg-positiven Müttern sollten zum Ausschluss einer intrauterinen Infektion auf HBsAg und HBeAg untersucht werden.

Müttern, welche HBeAg-positiv sind, und HbsAg-positiven Müttern, deren Hepatitis B-Viruslast um den Zeitpunkt der Geburt über 107 Kopien pro ml beträgt, wird auch bei korrekter Immunisierung des Neugeborenen vom Stillen abgeraten. Mütter, welche nur HBsAg-positiv sind, können ihre Kinder ohne Bedenken stillen, wenn das Neugeborene den Empfehlungen gemäß unmittelbar nach der Geburt aktiv und passiv gegen Hepatitis B immunisiert worden ist und auch die weiteren empfohlenen Impfungen erhält.

Schutzrate: Wenn die Impfung angegangen ist, praktisch 100 %. Allerdings gibt es so genannte „Low-Responder", die auf die Impfung gar nicht oder kaum Antikörper bilden. Dieses Phänomen ist bis dato nicht geklärt, dürfte aber bei bestimmten genetischen Konstellationen von Impflingen gehäuft vorkommen (bestimmte HLA-Typen). Ältere Impflinge bilden in der Regel schlechter Antikörper als Kinder oder Jugendliche. Für die Weiterimpfung bei low-respondern gibt es keine Regularien, die Hersteller liefern dazu keine Angaben und es ist daher jede Fortführung der Impfserie in dieser Gruppe als „off label" zu klassifizieren.

Schutzdauer: Die Schutzdauer nach einer Hepatitis B-Impfung basiert auf 2 Parametern: Dem Vorhandensein von Antikörpern in der Zirkulation und dem immunologischen Gedächtnis. Während die Antikörper gut messbar sind und deshalb auch als Parameter für das „Angehen" der Impfung herangezogen werden, ist das Immungedächtnis routinemäßig nicht erfassbar. Allerdings beweist der Nachweis von Antikörpern auch, dass ein Immungedächtnis ausgebildet sein muss. Dieser theoretische Exkurs ist zwingend für das Verständnis nötig, des durch die Hepatitis B-Impfung ausgelösten Schutzes, denn es sind mehrere Konstellationen möglich:

1. Es wird nach erfolgter Impfung eine Bestimmung der Antikörper durchgeführt. Im beruflichen/reisemedizinischen Bereich gilt dann

das Impfschema für Risikogruppen, wie ausgeführt. Dieses Schema entspricht einer besonders strengen Auslegung des nach einer Hepatitis B-Impfung ausgelösten Schutzes, die einem erhöhten Sicherheitsbedürfnis auch im Sinne eines Arbeitnehmerschutzes entspricht. Festzuhalten ist aber, dass selbst nach dem Abklingen der messbaren Antikörper, alleine durch das immunologische Gedächtnis noch ein belastbarer Schutz für mindestens 15 Jahre besteht. Da dieser Schutz aber nicht unmittelbar messbar ist und auch im Beweisfall daher nicht als Beleg herangezogen werden kann, wird er bei der Festlegung des Auffrischintervalls in den österreichischen Empfehlungen ignoriert. Dieses Vorgehen bezeichnet man auch als „Empfehlung für den Individualschutz". Internationale Daten legen jedoch nahe, dass eine (erfolgreiche) komplette Grundimmunisierung gegen Hepatitis B einen lebenslangen Schutz verleiht und daher weitere Auffrischungen unnötig sind.

2. Es wird nach der Impfung keine Antikörperbestimmung durchgeführt. Dies ist im Bereich der Kinderimpfprogramme so vorgesehen. Hier geht man bei entsprechender Durchimpfung der Kinder-Kohorte davon aus, dass sich eine Herdenimmunität entwickelt, d. h., dass ab einer Durchimpfungsrate von etwa 70 % auch das ungeimpfte Kollektiv (entweder weil keine Impfung aus welchen Gründen auch immer erfolgte oder weil die Impfung nicht angegangen ist) indirekt durch die Geimpften geschützt wird. Durch dieses Phänomen wird aber letztlich das Virus gänzlich aus der Bevölkerung eliminiert, sodass über 1 – 2 Generationen mit Virusfreiheit zu rechnen ist. Damit ist die tatsächliche Schutzdauer nicht mehr so wichtig, weil damit zu rechnen ist, dass spätestens nach 25 – 30 Jahren in der österreichischen Bevölkerung kein Infektionsrisiko mehr besteht. So lange aber wiederum hält die Impfimmunität bei jenen Personen, bei denen die Impfung erfolgreich war jedenfalls an, wenn man die Schutzzeit die durch das Immungedächtnis vermittelt wird hinzuzählt. Noch dazu wird in Österreich (im Gegensatz zu vielen anderen Ländern) eine Auffrischung der Hepatitis B-Impfung im 13. Lebensjahr laut Impfplan empfohlen.

Nebenwirkungen: Bis auf geringfügige Reaktionen an der Einstichstelle praktisch keine. In extrem seltenen Fällen allergische Reaktionen oder Mitreaktionen des Zentralnervensystems oder Hautausschläge (kommt praktisch nicht vor). Ebenfalls wird berichtet, dass nach einem Intervall von 7 – 10 Tagen (nach der Impfung) vorübergehende Gelenkschmerzen auftreten können.

Tabellarische Übersicht zu den
Nebenwirkungen
1. Hep B adult - Adj (alle Impfstoffe)
2. Hep B junior - Adj (alle Impfstoffe)

1. 2.

Besondere Hinweise: Die Einführung der Hepatitis B-Impfung in Österreichs Kinderimpfplan zielt darauf ab, alle Kinder bis spätestens zum 13. Lebensjahr zu immunisieren, denn erfahrungsgemäß sind Jugendliche erst ab diesem Alter wirklich gefährdet: die ersten Sexualkontakte, vielleicht die ersten Drogenkontakte.

Nach dem gegenwärtigen Stand des Wissens ist es nicht sinnvoll, Kinder außerhalb des empfohlenen Impfschemas gegen Hepatitis B erneut zu grundimmunisieren. Wird aus medizinischen Gründen bereits für das Kindesalter ein durchgehender Schutz unbedingt nötig (z. B. Bluter oder Langzeitaufenthalt in Gebieten mit hoher Durchseuchung), so ist es ratsam, weitere Impfungen vom Ergebnis einer Titer-Prüfung des Antikörperschutzes gegen Hepatitis B abhängig zu machen.

7 Humane Papillomviren (HPV)

HP-Viren stellen eine große Virusgruppe dar, die abnormales Zellwachstum bei Menschen verursachen kann. Bislang wurden mehr als 40 Untergruppen des HP-Virus bei Infektionen im Genitalbereich nachgewiesen. Insgesamt kennt man rund 200 Untergruppen des HP-Virus.

Als Folgen einer Infektion mit HP-Viren können einerseits die harmlosen Warzenstrukturen vor allem im Genitalbereich entstehen, zu denen auch die Feigwarzen (Kondylome) zählen. Für Kondylome sind primär die HP-Viren-Gruppen 6, 11 und zu einem geringen Ausmaß die Gruppe 42 verantwortlich.

Andererseits kann es nach einer Infektion mit so genannten „high risk" HP-Viren – dazu zählen besonders die Gruppen 16 und 18 – zu bösartigen Zellveränderungen kommen. Man nennt die „high risk" Gruppen 16 und 18 die onkogenen, also krebserregenden Gruppen. Wenn es nach

Infektion mit onkogenen HP-Viren nicht zu einer spontanen Abheilung kommt, kann die chronische Besiedelung mit onkogenen HP-Viren Gebärmutterhalskrebs (Zervixkarzinom) verursachen.

Zur Illustration der durch HP-Viren hervorgerufenen Veränderungen dient folgende Grafik[1]:

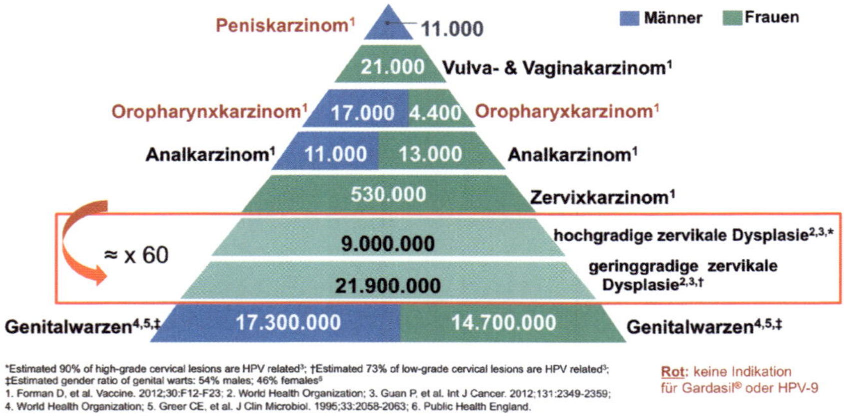

Bei 99,7 % aller Gewebeproben, die bei Patientinnen mit Gebärmutterhalskrebs entnommen wurden, konnte eine Infektion mit HP-Viren nachgewiesen werden.

Die Infektion mit onkogenen HP-Viren verursacht keine klinischen Symptome und kann nur mittels Krebsabstrich diagnostiziert werden. Der Krebsabstrich ist nach dem griechischen Arzt Papanicolaou benannt und wird auch Pap-Test genannt. Er hilft krebsartige Veränderungen am Gebärmutterhals rechtzeitig zu erkennen, um diese entfernen zu können. Deshalb ist die gynäkologische Vorsorgeuntersuchung (Screening) so wichtig und sollte ab dem 20. Lebensjahr 1 x jährlich erfolgen!

---

[1] Mit freundlicher Genehmigung von MSD Österreich

Die wichtigsten Schlagworte zu HPV und Zervixkarzinom:

- Ca. 70 % aller Frauen infizieren sich mit HPV im Laufe des Lebens
- 1 – 3 % der HPV-Infektionen entwickeln sich zu einem invasiven Tumor
- 99,7 % aller Zervixkarzinome werden durch chronische HPV-Infektion verursacht
- In 75 % wird HPV 16 oder HPV 18 gefunden:
  - HPV 16 in 56 %
  - HPV 18 in 19 %
- HPV 16 wird häufiger beim Plattenepithelkarzinom gefunden:
  - ältere Frauen über 60 Jahre
  - im Screening gut zu erfassen und gute Therapiemöglichkeiten
- HPV 18 wird häufiger beim Adenokarzinom gefunden:
  - jüngere Frauen zwischen 39 – 45 Jahren
  - schwerer zu erkennen und schwerer zu therapieren
- Voraussetzung für krebsartige Vorstufen oder Krebserkrankungen sind chronische Infektionen, die in vielen Fällen über Jahre hinweg bestehen
- Zervixkarzinom ist die zweithäufigste Krebserkrankung bei Frauen

Das Zervixkarzinom (Gebärmutterhalskrebs)

Gebärmutterhalskrebs wird durch persistierende Infektion mit onkogenen Typen des Humanen Papillomvirus (HPV) verursacht. Die HP-Viren Typen 16 und 18 sind die 2 häufigsten krebserregenden Typen und sind für mehr als 70 % aller Gebärmutterhalskrebsfälle weltweit verantwortlich.
Onkogene HP-Viren werden im Allgemeinen über Hautkontakt im Genitalbereich, also nicht nur über den vollzogenen Geschlechtsverkehr, übertragen.

Die Infektiosität von HP-Viren ist sehr hoch, eine Übertragung ist daher sehr leicht möglich. Das Verwenden von Kondomen ist als Schutz vor Infektionen nicht ausreichend.

Die HPV-Infektion ist eine der häufigsten Infektionen und kommt im Leben fast einer jeden Frau vor. Bis zu 70 % der Frauen bzw. 80 % aller Menschen infizieren sich einmal im Laufe ihres Lebens mit einem onkogenen HP-Virus, zumeist relativ bald nach dem ersten sexuellen Kontakt. Die HPV-Infektion ist damit Teil des Lebens jeder Frau. Etwa 25 % der jungen Frauen sind Trägerinnen der HP-Viren.

Vorkommen und Häufigkeit von Gebärmutterhalskrebs (siehe auch Seite 132)
Gebärmutterhalskrebs ist die dritthäufigste krebsbedingte Todesursache bei Frauen weltweit, nach Brust- und Lungenkrebs. Bei rund 500.000 Frauen weltweit wird jedes Jahr Gebärmutterhalskrebs festgestellt, rund 270.000 Frauen sterben jährlich daran. In Entwicklungsländern zählt Gebärmutterhalskrebs zu den führenden krebsbedingten Todesursachen.

Das Zervixkarzinom tötet oft Frauen in ihrer, aus wirtschaftlicher und sozialer Sicht, produktivsten Lebensphase (30 – 50 Jahre).

In Ländern mit etabliertem Screening-Programm ist rund einer aus 15 Pap-Tests positiv, was eine Sekundärdiagnose und Follow-up-Untersuchungen erforderlich macht und bei betroffenen Frauen großen psychischen Druck erzeugt.

In Österreich erkrankten im Jahre 2000 528 Frauen an Gebärmutterhalskrebs und davon starben 138 Frauen daran. Die Altersstruktur zeigt, dass bei 25- bis 35-jährigen Frauen rund 9 von 100.000 Frauen, bei über 35-Jährigen zwischen 15 und 20 von 100.000 Frauen, an Gebärmutterhalskrebs erkranken.

Vorkommen und Häufigkeit von Kondylomen (Genitalwarzen):
Genitalwarzen sind überaus häufig. Rund ein Prozent der Bevölkerung ist betroffen, die Kondylome sind lästig und überaus schwer zu behandeln. Zudem zeigt sich in den letzten Jahren eine deutliche Zunahme der Verbreitung und der Infektionswahrscheinlichkeit. Kondylome sind relativ leicht übertragbar und durch das Benutzen von Kondomen nicht verhinderbar. 90 % der Kondylome sind durch die HPV-Typen 6 und 11 hervorgerufen.

Impfstoffe gegen HPV: Die erste Generation der HPV-Impfstoffe (siehe auch Grafik Seite 130) enthält die beiden wichtigsten onkogenen HPV-Typen, nämlich 16 und 18. Impfstoffe gegen diese beiden Typen decken rund 70 % der krebsauslösenden HP-Viren ab.

Folgende Grafik zeigt den weltweiten Anteil der wichtigsten HPV-Typen am Zervixkarzinom[2]:

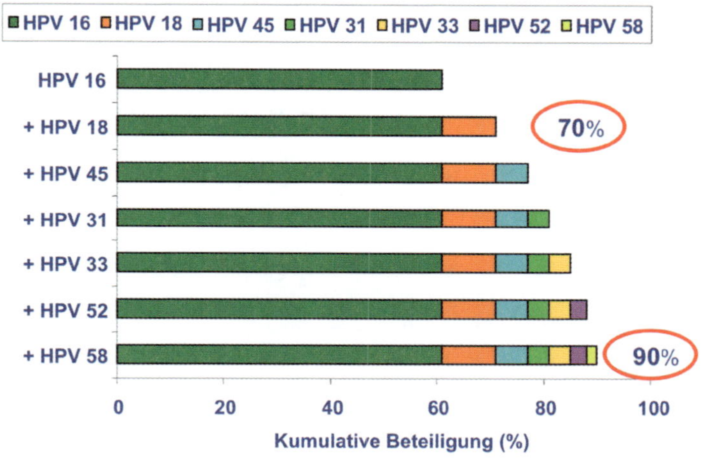

MSD hat mit September 2006 unter dem Namen *Gardasil* einen HPV-Vierfachimpfstoff in den Handel gebracht, der vor den onkogenen HPV 16 und 18, sowie gegen die zu über 90 % für Kondylome verantwortlichen Typen 6 und 11 schützt. Mit 2016 wurde ein erweiterter Impfstoff zugelassen, der 7 onkogene HPV-Typen sowie 2 Feigwarzen-Typen enthält (Gardosil 9). Dieser Impfstoff deckt nunmehr 90 % der onkogenen HP-Viren ab und ist im österreichischen Impfkonzept eingeführt.

GlaxoSmithKline hat im Oktober 2007 die Zulassung für einen gegen die onkogenen Stämme 16 und 18 enthaltenen Impfstoff unter dem Namen *Cervarix*® erhalten.

Die Impfstoffe sind Totimpfstoffe. Bei beiden Herstellern werden die aktiven Bestandteile in Hefezellen oder Insektenzellen produziert (ähnlich Hepatitis B). Beide Impfstoffe sind vom Aufbau her ähnliche VLP-Impfstoffe (virus-like particles) und werden intramuskulär gegeben:

- *Cervarix*® (GlaxoSmithKline): Die virusähnlichen Partikel werden in Insektenzellen produziert und dann zu Virushüllen zusammenge-

[2] Mit freundlicher Genehmigung von MSD Österreich: Among HPV-positive cervical cancers; based on Serrano et al, Infect Agent Cancer, 2012

führt, die die wichtigsten Antigene enthalten. Dann werden diese an ASO4 adjuviert.
Jede Impfdosis enthält 20 mcg Proteine des HPV-Virusstammes 16 und 18.

- *Gardasil®* (MSD): Auch hier werden solche „virus-like particles" hergestellt, die Adjuvierung erfolgt an amorphes Aluminiumhydroxyphosphat-Sulfat, welches herkömmlichen Aluminiumverbindungen überlegen ist.
  Je nach Impfstoff enthält Gardasil entweder 2 oder 7 onkogene HPV-Typen, sowie 2 Warzentypen.

Impfstoffe	Produktname und Hersteller
Kinder-Impfstoffe = Erwachsenen-Impfstoffe	
HPV (virus-like particles, gentechnologisch TOT)	Gardasil (MSD; HPV Typ 6,11,16,18, 45, 31, 33, 52, 58) Cervarix (GSK; HPV Typ 16,18)

Wirksamkeit: Beide Impfstoffe haben in großen klinischen Studien bewiesen, dass durch die Gabe virusneutralisierende Antikörper induziert werden, als auch, dass sie einen effektiven Schutz bieten, der in der Größenordnung von etwa 94 – 100 % liegt. Nicht klar ist allerdings bei beiden Impfstoffen, wie lange diese Immunität anhält. Mit Sicherheit ist ein Schutz für mindestens 10 Jahre aus der direkten Beobachtung gegeben, vermutlich hält die Impfung aber wesentlich länger an. Ob also aufgefrischt werden muss, ist derzeit unklar. Australien, das schon seit mehreren Jahren intensiv gegen HPV impft, hat bereits entsprechende Daten zur Wirksamkeit vorgelegt[3], die eine sehr eindeutige Sprache sprechen:

[3] Mit freundlicher Genehmigung von MSD Österreich: Brotherton JM, Fridman M, May CL, et al. Early effect of the HPV vaccination programme on cervical abnormalities in Victoria, Australia: an ecological study. Lancet 2011;377:2085-92

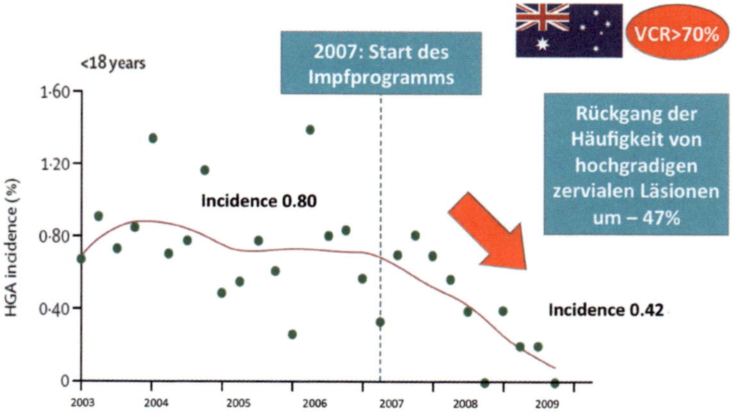

Inzidenz von hochgradigen Zervixveränderungen, nach Alter.
Inzidenz hochgradiger Zervixveränderungen (HGA, grüne Punkte) ist die Zahl von Neudiagnosen in einer Monatsperiode pro 100 Frauen.
Die rote Linie zeigt den Trend.

Es sind nach diesen Daten die höhergradigen krebsverdächtigen Läsionen an der Cervix (CIN 2 und CIN 3) innerhalb so kurzer Zeit um 47 % zurückgegangen. Noch eindrucksvoller war der Rückgang der Genitalwarzenhäufigkeit: Die Impfrate (mit Gardasil) – über 70 % bei Mädchen – führte innerhalb kurzer Zeit bei Frauen unter 21 Jahren zu einem Rückgang der Neuerkrankungen an Genitalwarzen um 90 %[4].

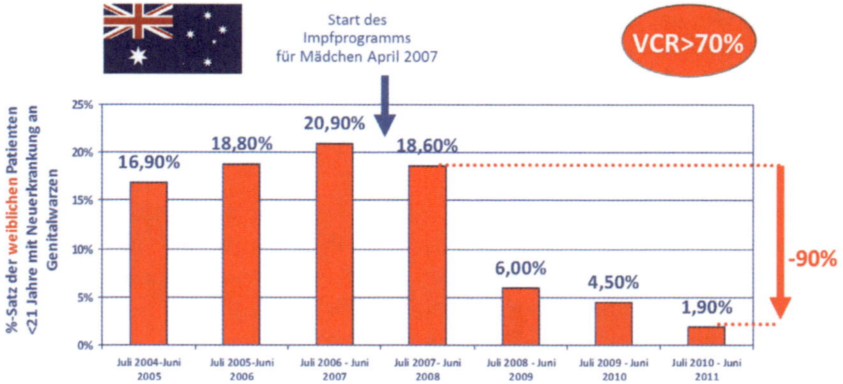

4 Mit freundlicher Genehmigung von MSD Österreich, Read TR et al. Sex Transm Infect 2011

Impfschema: Es stehen derzeit 3 Impfstoffe zur Verfügung, welche ab dem vollendeten 9. Lebensjahr zugelassen sind[5,6]:

- 2-fach Impfstoff gegen HPV 16 und 18 (onkogene Typen)
- 4-fach Impfstoff gegen HPV 6, 11 (Genitalwarzen) und 16, 18 (nur bis Ende 2017)
- 9-fach Impfstoff gegen HPV 6, 11 (Genitalwarzen) und 16, 18, 31, 33, 45, 52, 58

Das 1+1 Schema wird empfohlen vom vollendeten 9. Lebensjahr bis zum vollendeten 15. Lebensjahr. Das Intervall zwischen den beiden Dosen im 1+1 Schema mit dem 9-valenten Impfstoff soll jedoch wegen besserer Immunogenität **mindestens 6 Monate** betragen. Wurde die 2. Impfung früher als 5 Monate nach der ersten Teilimpfung verabreicht, so ist immer eine 3. Dosis notwendig (im Intervall von 6 Monaten).

Ab dem vollendeten 15. Lebensjahr muss die HPV-Impfung zur Erreichung eines gleichwertigen Individualschutzes **3-mal** nach dem Schema 0/1 (Cervarix) bzw. 2 (Gardasil, Gardasil 9) und 6 Monate gegeben werden. Dies gilt auch für immunsupprimierte Menschen bis zum 15. Lebensjahr.

Begleitende Surveillance-Untersuchungen werden Auskunft geben, ob/wann Boosterimpfungen nötig sein werden.

Bei Personen, die zuvor mit einem 2- oder 4-fach-Impfstoff geimpft wurden, besteht die Möglichkeit, den Impfschutz mit HPV9 zu optimieren. Für die Ausweitung des individuellen Impfschutzes kann ohne erhöhtes Risiko für Nebenwirkungen eine zusätzlich vollständige, dem Alter entsprechende Impfserie mit HPV9 durchgeführt werden.

Eine mit 2-oder 4-fach-Impfstoff begonnene Serie kann mit dem gleichen Impfstoff beendet werden oder mit HPV9 abgeschlossen werden, wobei der Schutz in diesem Fall nur für 2 bzw. 4 Typen gegeben ist. Für einen vollständigen Schutz gegen die in HPV9 zusätzlich enthaltenen Typen ist das altersabhängig volle Schema anzuwenden.

---

5 Garland SM et al. Impact and effectiveness of the quadrivalent human papillomavirus vaccine: A systematic review of 10 years of real-world experience. CID 2016;63(4):519-27.

6 Human papillomavirus vaccines: WHO position paper, October 2014; http://www.who.int/entity/wer/2014/wer8943.pdf?ua=1

Wurde eine Impfserie mit HPV2 oder HPV4 gestartet, jedoch nicht beendet, so kann die Impfserie abgebrochen werden und eine neue Impfserie mit HPV9 (altersentsprechend 2 bzw. 3 Dosen) begonnen werden, dabei sollte ein Intervall von mindestens 4 Wochen gegeben sein.

Zwischen einer Impfung mit HPV9 und einer vorangegangenen, vollständigen (2 oder 3-teiligen) Impfserie mit 2- oder 4-valenten HPV-Impfstoffen sollte ein Mindestintervall von 6 Monaten liegen.

Nebenwirkungen: Trotz des Vorliegens großer Zahlen Geimpfter sind bisher so gut wie überhaupt keine Nebenwirkungen bekannt, höchstens leichte Reaktionen an der Impfstelle wurden beobachtet. Die Impfstoffe sind also ausgezeichnet verträglich. Es liegen dazu Daten von mehr als 50.000 Personen aus klinischen Studien vor, sowie Pharmakovigilanz-Daten über mehr als 170 Millionen verimpfter Dosen.

Indikation: Es handelt sich um eine echte Impfung gegen eine Krebserkrankung, die jede Frau treffen kann. Jede Frau sollte sich daher dieser Impfung vor Eintritt in das aktive Sexualleben unterziehen, dies dient als Selbstschutz. Männer sollten diese Impfung machen, damit sie nicht als Überträger der HP-Viren auf gesunde, ungeimpfte Frauen in Frage kommen.

Optimale Prophylaxe: Impfung und Screening

In Ländern mit etabliertem Screening-Programm (regelmäßige Vorsorgeuntersuchung plus Abstrich), wird die Impfung das Potential eröffnen, den Großteil jener Fälle an Gebärmutterhalskrebs zu vermeiden, die trotz bestehender Untersuchungsprogramme undiagnostiziert bleiben. Damit verbunden führt die Impfung zu einer Reduktion von Angst und verbundenem Leid, das durch die

Diagnosestellung abnormaler Läsionen entsteht. Darüber hinaus werden jene Kosten reduziert, die mit der Diagnose und Behandlung von präkanzerogenen Läsionen einhergehen.

Der Impfstoff ersetzt also NICHT die regelmäßige Früherkennungsuntersuchung.

8 Influenza (Echte Grippe)

Erreger: Influenza-Viren A, B und C (letztere von geringer klinischer Bedeutung)

Influenza-Viren vom Typ A, sind ganz besonders listige Mikroorganismen: Sie sind in der Lage, von Zeit zu Zeit bestimmte Bestandteile der Virushülle, an denen sie normalerweise unser Immunsystem erkennt, zu verändern und damit eine für das Immunsystem neue und unbekannte Gestalt anzunehmen. Diese Hüllenbestandteile nennt man Hämagglutinin und Neuraminidase. Es wird daher ein Influenza A-Virus nicht nur nach dem Serotyp beschrieben, sondern auch nach der Art der Hüllbestandteile, also z. B. Influenza A (H3N2). Meistens bekommen die Viren dann auch noch klingende Beinamen wie „Hongkong" oder „Beijing" nach dem Ort ihres Auftretens.

Infektionsquelle: Erregerreservoir sind je nach Virussubtyp: Schweine, Geflügel oder Menschen. Allerdings sind gelegentliche „Tierpassagen" (Schwein, Pferd, Ente) vermutlich für die Entstehung neuer Virussubtypen verantwortlich: Hier kann es zur Vermischung von an sich tierpathogenen mit menschenpathogenen Stämmen kommen.

Übertragung: Tröpfcheninfektion, ziemlich ansteckend (die Basisreproduktionszahl, d. h. wie viele Personen ein Erkrankter durchschnittlich ansteckt, liegt ungefähr bei 2, variiert aber stark mit dem Subtyp).

Inkubationszeit: Wenige Stunden bis 3 Tage

Krankheitsbild: Häufig verläuft auch die echte Grippe „nur" wie ein grippaler Infekt (dieser wird üblicherweise von so genannten RS-Viren ausgelöst). Jedoch 30 – 50 % der Betroffenen merken bald, dass dieser grippale Infekt diesmal offensichtlich schwerer ist.

Die klassischen Verläufe sehen folgendermaßen aus:
Rasch einsetzendes Fieber (teilweise bis über 39° C), allgemeines Krankheitsgefühl, Kopfschmerzen, Muskelschmerzen, Gliederschmerzen, Husten, Halsentzündung und allgemeine (Kreislauf-)Schwäche. Besteht beim Erkrankten eine Vorerkrankung der Atemwege (z. B. Asthma), des Herzens oder der Niere, oder handelt es sich ganz einfach um alte Menschen, so sind häufige Komplikationen: Schwere Bronchitis, Lungenentzündung, Kreislaufversagen, toxische Schäden am Herzmuskel oder Herzmuskelentzündung, Rippenfellentzündung, Nierenentzündung, Stirn- und Nebenhöhlenentzündung, Mittelohrentzündung oder sogar eine Gehirnentzündung. Spätfolgen nach solchen Komplikationen sind nicht selten. Todesfälle bei älteren, schon etwas geschwächten Personen kommen vor.

Bedauerlich ist, dass durch die in Österreich übliche sprachliche Ungenauigkeit die echte Influenza nicht von grippalen Infekten unterschieden wird und dadurch sicher nur wenige echte Influenzafälle auch als solche erkannt werden.

Diagnose: Erregernachweis bzw. RNA-(Ribonukleinsäure) aus dem Nasen- oder Rachensekret; eventuell auch durch eine Blutuntersuchung. Meist wird die Fahndung nach der wirklichen Ursache aber nicht intensiv genug betrieben, wodurch die meisten echten Grippefälle unerkannt bleiben und die eventuell aufgetretene Komplikation dann als Diagnose herausgegeben wird (z. B. „Lungenentzündung" oder „Herz-Kreislauf versagen").

Behandlung: Innerhalb der ersten 48 Stunden nach Ausbruch der Erkrankung kann mit Neuraminidasehemmern wie z. B. Oseltamivir (*Tamiflu®*) oder Zanamivir (*Relenza®*) behandelt werden. Derartige Medikamente hemmen die enzymatische Aktivität der Influenza-Virus-Neuraminidase. Diese ist nötig, damit Influenzaviren aus infizierten Wirtszellen freigesetzt werden können. Derartige Medikamente verhindern in erster Linie Influenza-Komplikationen, weniger die Krankheitsdauer.

Sie können auch zur Prophylaxe verwendet werden. Angesichts nicht unbeträchtlicher Nebenwirkungen stellt dies aber im Allgemeinen keine wirkliche Option dar. Lediglich bei komplikationsgefährdeten Personen sind sie wirklich sinnvoll. In klinischer Erprobung ist zur Zeit ein völlig neuartiges Influenza-Virusstatikum, das Baloxavir Marboxil, das einerseits schneller als Oseltamivir wirken dürfte, andererseits auch bei resistenten Influenzastämmen wirksam ist[1]. Wann dieses Medikament zugelassen wird, ist allerdings noch offen

Epidemiologie und Bedeutung: Die Influenza ist eine der bedeutendsten Infektionskrankheiten überhaupt und hat bereits Millionen Menschen das Leben gekostet. So hat eine Epidemie am Beginn des 20. Jahrhunderts (gegen Ende des Ersten Weltkrieges) weltweit rund 20 Millionen Tote gefordert.

Typischerweise kommt es fast jedes Jahr in den Monaten Dezember bis März zu einer saisonalen Influenzaepidemie, die je nach Ausprägung 5 – 15 % der Bevölkerung betrifft. Besonders gefährdet sind einerseits Säuglinge und Kleinkinder, andererseits Senioren. 90 % der Influenza-Todesfälle fallen in diese Personengruppen. Auch Schwangere sind hochgefährdet, bei Influenza entweder Komplikationen zu erleiden oder einen Spitalsaufenthalt zu benötigen. In der Influenzasaison 2017/2018 wurden aus den österreichischen Kinderkrankenhäusern 9 Influenza-Todesfälle gemeldet, rund 1.900 Kinder dürften auf Grund einer Influenza im Spital gelandet sein. Damit hat die Influenza allein in dieser Saison mehr Kindern das Leben gekostet, als im ganzen Kalenderjahr zusammen Infektionen durch Meningokokken, Pneumokokken und Hämophilus influenzae zusammen.

Insgesamt dürften während einer saisonalen Grippeepidemie rund 1.000 Menschen zusätzlich das Leben verlieren, das sind doppelt so viele wie im Straßenverkehr pro Jahr.

Impfstoffe: Jede Impfstoffart enthielt zumeist Antigene von 3 verschiedenen Influenzastämmen, mittlerweile sind die meisten Impfstoffe tetravalent, d. h. sie enthalten Antigene von 4 Influenzasubtypen: jeweils ein Stamm H1N1, H3N2 und 2 B Stämme. Die jeweils aktuelle Zusammensetzung wird von der Weltgesundheitsorganisation (WHO) festgelegt.

---

[1] Hayden FG et al, NEJM 379, 2018

Die WHO beobachtet weltweit das ganze Jahr über die Grippeviren und kann daher sehr genau sagen, welcher Stamm die Wanderung nach Europa in der folgenden Saison antreten wird. In den letzten Jahren hat die Prognose der WHO stets die richtigen Stämme für die Impfstoff-Zusammensetzung getroffen.

Heute werden praktisch nur mehr sogenannte Spalt- oder subunit Impfstoffe verwendet, d.h. sie enthalten das subtypenspezifische Influenza-Antigen. Ein Influenza-Impfstoff, den es derzeit nur trivalent gibt (enthält nur einen B Stamm) enthält zusätzlich ein Adjuvans um die Immunogenität zu verbessern und ist daher vorzugsweise für Personen über 65 Jahren gedacht.

Außerdem ist seit 2014 ein intranasaler Lebendimpfstoff zugelassen (siehe weiter unten).

Die meisten Grippe-Impfstoffe werden auf befruchteten Hühnereiern gezüchtet, was 3 Nachteile hat:

1. Influenzastämme, die für den Menschen krankmachend sind, sind primär an unsere Spezies adaptiert und nicht ans Hühnerei, wo man sie züchten will. Man muss daher diese Stämme manipulieren, damit sie sich besser im Hühnerei vermehren, was Grundvoraussetzung für die Impfstoffproduktion ist. Durch diesen Adaptierungsprozess kann es zum Verlust von immunologischen Eigenschaften des ursprünglichen Stammes kommen und der im Ei resultierende Stamm stimmt dann nicht mehr mit dem Ur-Stamm überein. Dadurch wird auch eine Immunantwort auf den Impfstamm nicht jener entsprechen, die das natürliche Virus ausgelöst hätte und der Impfstoff wirkt schlechter.
2. Können geringste Mengen Hühnereiweiß in den Impfstoffen enthalten sein (was für gewöhnlich nur bei extremen Hühnereiweiß-Allergikern ein Problem ist).
3. Ist man abhängig von Hühnereiern. Das kann zum Problem werden, wenn man einen Influenza-Impfstoff züchten will, der für Geflügel pathogen ist, denn hier ist eine Züchtung im Hühnerei unmöglich.

Um keine Hühnereier mehr zu benötigen, gibt es mittlerweile auch Gewebekultur-Impfstoffe. Diese Technologie bringt auch einige weitere Vorteile in der Herstellung und in der Folge auch die Möglichkeit, Grippe-Impfstoffe rascher den Erfordernissen anzupassen, wenn eine

Stammveränderung eintreten sollte. Außerdem kann in zukünftigen Jahren durch den Wegfall der sonst notwendigen Adaptierung der im Feld isolierten Influenzastämme an Hühnereier ein besserer Wildvirus-Match bei dieser Art von Impfstoffen gewährleistet werden.

Zudem muss die WHO den impfstoffproduzierenden Firmen die Stämme etwa im Februar des Kalenderjahres geben, damit dann Ende September die Impfstoffe verfügbar sind. Und angesichts der Mutationsfreudigkeit der Grippeviren (besonders H3N2, aber auch H1N1 verändern sich rasch) kann es durchaus sein, dass jenes Grippevirus, das für die Impfstoffproduktion herangezogen wurde, nicht mehr antigenetisch jenem genau entspricht, das dann während der Influenzasaison zirkuliert. Dies ist einer der Hautptgründe für die eingeschränkte Wirksamkeit der Grippeimpfstoffe und derzeit leider unvermeidbar.

Eine Neuentwicklung der letzten Jahre ist ein Impfstoff, welcher mit einer Mikrokanüle intradermal verabreicht wird. Nachdem es in der Haut besonders viele Zellen des Immunsystems gibt, hat dieser Impfstoff eine gute Wirksamkeit. Die Verabreichung direkt in die oberste Hautschicht kann momentan etwas weniger schmerzhaft sein als ein Stich in den Muskel. Die Rate an Lokalreaktionen ist aber im Vergleich zu intramuskulär verabreichten Grippe-Impfstoffen etwas höher. Die intradermale Verabreichung bringt besonders bei Personen einen Vorteil, welche nicht intramuskulär geimpft werden sollten, wie zum Beispiel bei Patienten, welche Medikamente zur Hemmung der Blutgerinnung einnehmen.

Eine weitere wesentliche Neueinführung seit dem Jahr 2014 ist ein nasaler Lebendimpfstoff, welcher für Kinder ab 24 Monaten bis zum 18. Lebensjahr verwendet werden kann. Weil der Lebendimpfstoff nasal (wie ein Nasenspray) verabreicht wird, kommt es am Ort des Infektionsgeschehens – an der Nasen-Rachen-Schleimhaut – zu Kontakt mit dem Impfvirus und zur Antikörperbildung. Dadurch hat der Impfstoff in der zugelassenen Altersgruppe eine hohe Wirksamkeit. Ein gewisser Nachteil ist die kurze Haltbarkeit von 18 Wochen. Der nasale Impfstoff wird in den USA schon seit Jahren angewandt. Nachdem es sich um einen Lebendimpfstoff handelt, sollte dieser immunsupprimierten Personen nicht verabreicht werden und es muss berücksichtigt werden, dass das Impfvirus auf andere (auch immunsupprimierte) Kontaktpersonen des Impflings übertragen werden kann.

Auf eine Auflistung der einzelnen Impfstoffspezialitäten gegen Influenza wird hier verzichtet, da jedes Jahr andere Impfstoffe im Handel verfügbar sind. Praktisch alle Impfstoffhersteller bieten ein oder mehrere Influenzaimpfstoffe an. Unter der Voraussetzung, dass die gleichen Virussubtypen enthalten sind, kann davon ausgegangen werden, dass sie in etwa gleichwertig sind. Ausnahmen hievon sind die tetravalenten nasalen Impfstoffe sowie der adjuvierte trivalente Impfstoff. Die Anwendungsempfehlung für Influenzaimpfstoffe laut Österreichischem Impfplan 2019 lautet:

Personengruppe und bevorzugte Empfehlung[2]	Trivalente, inaktivierte, adjuvantierte Vakzine	Tetravalente, inaktivierte Vakzine	Tetravalente Lebend-Vakzine
Vollendetes 6. Lebensmonat bis vollendetes 2. Lebensjahr		+[1]	
Vollendetes 2. bis vollendetes 18. Lebensjahr		+[2]	+[2]
Vollendetes 18. bis vollendetes 65. Lebensjahr		+	
Ab vollendetem 65. Lebensjahr	+	(+)[3]	
Risikopersonen (schwer chronisch Kranke, stark Immunsupprimierte)	+[4]	+[4]	

[1] Bei der erstmaligen Impfung oder wenn das Kind bisher erst eine einzige Impfung erhalten hat, sollen (abweichend von der Fachinformation) 2 Dosen im Abstand von mindestens 4 Wochen gegeben werden.

[2] Bei Erstimpfung von Personen vom vollendeten 2. bis zum vollendeten 18. Lebensjahr sollte wegen des besseren immunologischen Primings der nasale Lebendimpfstoff verwendet werden. Dieser wird bis zum vollendeten 8. Lebensjahr bei Erstimpfung (noch nie zuvor gegen Influenza geimpft) oder wenn das Kind bisher erst eine einzige Influenza-Impfung erhalten hat 2-malig im Abstand von mindestens 4 Wochen verabreicht. Ist dieser nicht verfügbar, so sollte der tetravalente, inaktivierte Impfstoff verwendet werden, dieser wird bis zum vollendeten 9. Lebensjahr bei Erstimpfung oder wenn das Kind bisher

---

[2] Entnommen dem Österreichischen Impfplan 2019 (mit freundlicher Genehmigung des BMSAGK)

erst eine einzige Influenza-Impfung erhalten hat 2-malig im Abstand von mindestens 4 Wochen verabreicht.

[3] Ist nach den epidemiologischen Daten mit hoher Wahrscheinlichkeit von einem intensiven Auftreten des Influenza B-Stammes, welcher nur durch die tetravalente Impfung abgedeckt wird, zu rechnen (B Yamagata), wird ergänzend oder von vornherein eine Impfung mit dem tetravalenten Impfstoff empfohlen.

[4] Bei Immunsuppression sequentielle Impfung: zuerst trivalent adjuvantiert (teilweise altersabhängig auch off-label), im Intervall von mindestens 4 Wochen in Abhängigkeit von der epidemiologischen Lage eine weitere tri- oder tetravalente, inaktivierte, nicht adjuvantierte Impfung.

Bei Nicht-Verfügbarkeit der tetravalenten Impfstoffe kann auch ein trivalenter Impfstoff verwendet werden, es ist für die 3 enthaltenen Stämme von einer vergleichbaren Wirksamkeit und Sicherheit auszugehen. Diese werden bis zum vollendeten 8. Lebensjahr bei Erstimpfung oder wenn das Kind bisher erst eine einzige Influenza-Impfung erhalten hat 2-malig im Abstand von mindestens 4 Wochen verabreicht.

Die Impfung ist jedem Menschen, der sich schützen will, zu empfehlen.

Besonders **dringlich empfohlen** ist die Impfung für

- Personen mit erhöhter Gefährdung oder infolge einer chronischen Erkrankung (chron. Lungen-, Herz-, Kreislauferkrankungen (außer Hypertonie), Erkrankungen der Nieren, neurologische Erkrankungen, Stoffwechselkrankheiten (einschließlich Diabetes mellitus) und Immundefekten)
- Schwangeren und Frauen, die während der Influenzasaison schwanger werden wollen
- Kindern ab dem vollendeten 6. Lebensmonat
- Personen mit erhöhter Gefährdung infolge einer chronischen Erkrankung (chron. Lungen-, Herz-, Kreislauferkrankungen (außer Hypertonie), Erkrankungen der Nieren, neurologische Erkrankungen, Stoffwechselkrankheiten (einschließlich Diabetes mellitus) und Immundefekten)[3]
- Hospitalisierte Personen mit erhöhter Gefährdung für Influenza-Komplikationen
- Kindern/Jugendlichen ab dem 7. Lebensmonat bis zu 18 Jahren unter Langzeit-Aspirin-Therapie (Verhütung eines Reye Syndroms).

---

[3] Grohskopf L et al. Prevention and Control of Seasonal Influenza with Vaccines. MMWR Recomm Rep 2016;65(5);1–54 www.cdc.gov/mmwr/volumes/65/rr/rr6505a1.htm

Es ist zu beachten, dass in diesem Fall eine Lebendimpfung altersunabhängig kontraindiziert ist!

- stark übergewichtigen Personen (BMI ≥ 40)
- Personen mit HIV-Infektion oder anderen immunsuppressiven Erkrankungen oder Therapien[4,5] (siehe auch https://link.springer.com/article/10.1007/s00508-016-1033-6
- Bei schwerer T-Zell und B-Zell Immunsuppressive/Biologika-Therapie (z. B. Anti-CD20 AK): Impfung ein Monat vor Therapiebeginn
- Schwangeren und Frauen, die während der Influenzasaison schwanger werden wollen[6]
- Kindern ab dem vollendeten 6. Lebensmonat
- Personen im Umfeld von Neugeborenen
- Personen ab dem vollendeten 50. Lebensjahr
- Betreuungspersonen (z.B. in Spitälern, Altersheimen und im Haushalt) und Haushaltskontakte der zuvor genannten Risikogruppen[7,8],
- Personen aus Gesundheitsberufen, siehe auch Kapitel „Impfungen für Personal des Gesundheitswesens"
- Personen mit häufigem Publikumskontakt
- allen Reisenden: Schutz während der Reise (z.B. am Flughafen, im Flugzeug) und am Reiseziel - Impfung spätestens ca. 2 Wochen vor Reiseantritt (Influenzasaison tritt auf der Südhalbkugel etwa um ½ Jahr verschoben April-September auf!).

Auch als Reiseinfektion hat die Influenza beträchtliche Bedeutung, ein Schutz ist daher anzustreben. Neben dem Schutz während der Reise (z. B.: Flughafen) ist der Schutz am Reiseziel zu bedenken, wobei zu berücksichtigen ist, dass die Influenza-Saison auf der Südhalbkugel etwa um ein halbes Jahr verschoben auftritt[9].

---

4 Lopez A et al. Vaccination recommendations for the adult immunosuppressed patient: A systematic review and comprehensive field synopsis. J Autoimmun. 2017;80:10-27.

5 Remschmidt C et al. Influenza vaccination in HIV-infected individuals: systematic review and assessment of quality of evidence related to vaccine efficacy, effectiveness and safety. Vaccine. 2014;32(43):5585-92.

6 European Centre for Disease Control and Prevention. Technical Report: Scientific advice on seasonal influenza vaccination of children and pregnant women. ECDC, October 2012. www.ecdc.europa.eu

7 Robert Koch Institut. Empfehlungen der Ständigen Impfkommission (STIKO) am Robert Koch-Institut 2016/2017. Epidemiologisches Bulletin 34/2016, August 2016. www.rki.de/DE/Content/Infekt/EpidBull/Archiv/2016/Ausgaben/34_16.pdf

8 Lester RT et al. Use of, effectiveness of, and attitudes regarding influenza vaccine among house staff. Infect Control Hosp Epidemiol. 2003;24(11):839-44.

Schutzrate: Liegt bei den meisten Grippe-Impfstoffen in einer Größenordnung von 50 %, was nicht berauschend ist, die Gründe wurden weiter oben beschrieben. Was aber besonders wichtig ist, ist der Schutz vor influenzabedingten Komplikationen, dieser liegt höher.

Schutzdauer: 1 Jahr maximal, vermutlich im hohen Alter niedriger

Nebenwirkungen: Die Impfreaktionen sind im Allgemeinen milde und nur lokal an der Stichstelle. Manche Impfstoffe können geringe Mengen von Hühnereiweiß enthalten, dann ist bei Patienten mit Hühnereiweiß-Allergie gewisse Vorsicht geboten. Gelegentlich werden auch Kopfschmerzen, Abgeschlagenheit und Muskelschmerzen sowie leichte Temperaturerhöhung für einige wenige Stunden ein bis zwei Tage nach der Impfung berichtet. In sehr seltenen Fällen kann es zu Neuritiden (Guillain-Barrée-Syndrom, etwa 1:1 Mio) kommen.

Nasaler Impfstoff: Hier stehen „verstopfte Nase" – also Anschwellen der Nasenschleimhaut und Sekretbildung – im Vordergrund. Abschwellende Sprays schaffen hier Abhilfe.

Tabellarische Übersicht zu den
Nebenwirkungen
1. Influenza adult (alle Impfstoffe)
2. Influenza Zellkultur (alle Impfstoffe)
3. Influenza junior
4. Influenza lebend
5. Influenza intradermal
6. Influenza adjuvantiert – Adj (alle Impfstoffe)
1.
2.
3.
4.
5.
6.

Eine Grippe kann man von der Impfung nicht bekommen. Eine versehentliche Impfung in der Inkubationszeit der Influenza spielt keine Rolle und führt nicht zu einem schwereren Krankheitsverlauf. Man kann also noch während einer schon „laufenden" Epidemie weiterimpfen und soll dies sogar tun!

---

[9] Österreichischer Impfplan 2019 (mit freundlicher Genehmigung des BMSAGK)

Es gibt auch die Möglichkeit, eine medikamentöse Prophylaxe der Grippe durchzuführen: Erkrankt zum Beispiel ein Familienmitglied plötzlich, so würde eine Impfung nicht mehr rechtzeitig wirksam werden. In diesen (seltenen) Fällen kann man eine Prophylaxe mit Neuraminidasehemmern machen. Dies allerdings nur in Absprache mit dem Arzt.

9 Masern

Erreger: Masern-Virus, ein Typ

Infektionsquelle: Sekrete der Atmungsorgane, Tränenflüssigkeit, Blut und Urin Masernkranker

Übertragung: Mittels Tröpfchen und Schmierinfektion; Masernkranke sind vom 8. Tag nach Ansteckung, bis etwa zum 3. Tag nach Ausbruch des typischen Hautausschlages infektiös. Masern gelten als die ansteckendste Infektionskrankheit. Durchschnittlich steckt 1 Masernkranker bis zu 18 Kontaktpersonen an.

Inkubationszeit: 9 – 11 Tage

Krankheitsbild: Der typische Verlauf von Masern ist gekennzeichnet von Fieber, Kopfschmerzen, Lichtscheuheit, Husten und Bindehautentzündung. Am 2. – 3. Tag erscheinen auf der Wangenschleimhaut ganz typische weiße Stippchen (so genannte Koplik'sche Flecken). Das Fieber fällt nach 3 – 4 Tagen ab. Dann tritt der Hautausschlag auf, der der Erkrankung den Namen gegeben hat: Beginnend im Gesicht breitet sich der Ausschlag innerhalb von 2 – 3 Tagen über den ganzen Körper, bis zu den Füßen aus. Er ist grobfleckig, unregelmäßig begrenzt und gelegentlich mit kleinen Hautblutungen einhergehend. Nach etwa 1 Woche blasst der Ausschlag ab.

Es gibt bei Masern abweichend von diesem typischen Verlauf einige Sonderformen:

1. Subfebrile Verläufe ohne Hautausschlag
2. Verläufe mit sehr starkem Husten und dem charakteristischen „Ziehen" beim Atmen
3. Bösartige Verläufe mit Beteiligung des Gehirns

Masern können einige Komplikationen haben:

- Bronchitis, Lungenentzündung (4 – 7 % der Erkrankten!)
- Mittelohrentzündung
- Gehirnentzündung (1 auf ca. 2.000 Erkrankungen)
- Subakut sklerosierende Panencephalitis, SSPE (einige Jahre nach akuter Masern-Erkrankung kommt es zu einer Beeinträchtigung des Zentralnerven-Systems. Es folgt ein zunehmender Verlust aller neurologischen Fähigkeiten und schließlich, nach meist rund 6 – 8 Jahren, kommt es immer zum Tode. Häufigkeit nach Masernerkrankung etwa 1:1.700 bei Kindern unter 1 Jahre, etwa 1:1.500 bei Kindern bis zum 5.Lebensjahr. In Österreich wurden seit Ende der 1990er Jahre 16 Fälle von SSPE verzeichnet.

Etwa 1 von 1.000 an Masern Erkrankten stirbt an der Infektion.Nach der Erkrankung besteht für einige Monate eine Immunsuppression und gesteigerte Infektanfälligkeit da das Masernvirus gezielt Immungedächtniszellen vernichtet. Neuere Untersuchungen zeigen, dass an Masern erkrankte Kinder über Jahre hinweg ein höheres Sterblichkeitsrisiko haben als Kinder, die keine Masern hatten!

Diagnose: Aus dem Krankheitsverlauf (ist nicht immer einfach), durch Erregernachweis aus dem Rachensekret/Speichel, Urin oder durch Antikörpernachweis aus dem Blut.

Behandlung: Keine möglich; im Frühstadium kann man möglicherweise durch die Gabe von Antikörper-Präparaten die Komplikationsrate senken.

Epidemiologie und Bedeutung: Masern sind in Österreich (leider) noch immer eine sehr häufige Erkrankung, obwohl bei konsequenter Durchimpfung der Bevölkerung (mindestens 95 % der Bevölkerung müssten mit 2 Dosen geimpft sein) die Erkrankung ausrottbar wäre. Österreich hatte bis vor kurzem pro Jahr einige Hundert Masernfälle, 2017 waren es

95 Fälle und 2018 etwa 75 Erkrankungen. Rechnet man das auf die Einwohner um, so ergibt sich eine Inzidenz von rund 10 pro Million Einwohner, das Eliminationsziel definiert sich bei weniger als 1 Fall pro Million. Bedauerlich ist außerdem, dass rund 15 % der Erkrankungsfälle bei in Gesundheitsberufen tätigen Personen vorkommen, die damit gleich zwei fatale Auswirkungen haben: Einerseits können diese Personen ihnen anvertraute Patienten natürlich anstecken, andererseits sind sie ein desaströses Vorbild für alle anderen.

Europaweit sehen wir seit 2016 eine riesige Masernepidemie, 2017 sind rund 14.600 Fälle mit 37 Toten und 2018 waren bereits im ersten Halbjahr (!!) mehr als 41.000 Fälle verzeichnet worden, sowie ebenfalls 37 Tote.

Impfstoffe: Masern/Mumps/Röteln-Kombinationsimpfung; Dreikomponentenlebend-Impfung in einem Stich. Einzelkomponenten-Impfstoffe sind nicht erhältlich. Das Impfvirus ist nicht auf Dritte übertragbar.

Zusätzlich gibt es auch Impfstoffe, welche neben der Masern/Mumps/Röteln-Komponente auch die Varizellen-Komponente enthalten (MMRV). Nachdem die Impfstoffe, welche nur die 3-Komponenten MMR enthalten, ein etwas besseres Nebenwirkungsprofil haben, werden die 3-fach-Impfstoffe in der Praxis meistens bevorzugt.

Impfstoffe	Produktname und Hersteller
MMR	MMRvaxPro (MSD) Priorix (GSK)
MMRV	MMRvaxPro (MSD) Priorix (GSK) Priorix Tetra (GSK)

Impfschema:[1]

2 Dosen ab vollendeten 9. Lebensmonat

- Bei Erstimpfung im 1. Lebensjahr:
  2. Impfung nach 3 Monaten

- Bei Erstimpfung nach 1. Lebensjahr:
  Impfung nach 4 Wochen

Versäumte Impfungen sollen zu jedem späteren Zeitpunkt nachgeholt werden!

Als geschützt gilt nur wer:
a) Masern nachgewiesenermaßen durchgemacht hat (Antikörpernachweis)
b) 2 x nachweislich geimpft ist

Nachdem Masern in den letzten Jahren auch in Österreich relativ häufig aufgetreten sind (siehe oben) extrem ansteckungsfähig sind, und gerade bei Infektionen im jungen Alter das Risiko für SSPE besonders hoch ist, sollte man versuchen, entsprechend dem empfohlenen Schema beide Masern-Impfungen ehestmöglich ab dem 9. Lebensmonat und unbedingt noch vor Vollendung des 2. Lebensjahres zu absolvieren. Wird eine Impfung versäumt, soll sie beim nächstmöglichen Arztkontakt nachgeholt werden.

Besonders wichtig ist die Impfung bei Frauen im gebärfähigen Alter – vor einer geplanten Schwangerschaft soll der Immunstatus überprüft werden – („get prepared for pregnancy"!). Dies einerseits zum Schutz der Schwangeren, aber auch, damit das Ungeborene durch die mütterlichen Antikörper einen „Nestschutz" vermittelt bekommt, der zumindest en paar Monate nach der Geburt anhält. Es ist auch strikt darauf zu achten, dass im Umfeld eines Neugeborenen alle Kontaktpersonen geimpft sind, um damit das Infektionsrisiko für das Kind zu senken bis es einen eigenen Schutz durch die Impfung aufzubauen imstande ist.
Die Masern/Mumps/Röteln-Ausbrüche der letzten Jahre in Österreich haben auch eindrucksvoll die fehlende Immunität gegen MMR in der

---

[1] Gem. Österreichischem Impfplan 2019 (mit freundlicher Genehmigung des BMSAGK)

Altersgruppe der 20 – 35 Jährigen demonstriert, die damalige Impfempfehlung umfasste nur eine MM-Impfung im Kindesalter und nur bei Mädchen eine Rötelnimpfung im 13. Lebensjahr. Dadurch sind in diesem Kollektiv enorme Impflücken vorhanden, man schätzt, dass eine halbe Million Österreicher dadurch unvollständig geimpft sind. Weiters: Personen der Geburtsjahrgänge 1966 – 1976 haben oft die damals übliche Impfung mit inaktiviertem Masern-Impfstoff als Einzel- oder Kombinationsimpfung (Masern adsorbiert oder Quintovirelon®) erhalten. Diese Personen sollten 2 Dosen MMR-Impfstoff erhalten[2].

Erwachsene, die keine Immunität gegen Masern (oder Mumps oder Röteln) haben, sollten sich unbedingt impfen lassen, da diese „Kinderkrankheiten" im Erwachsenenalter wesentlich bösartiger und komplikationsreicher als bei Kindern verlaufen.

Die Masern-Impfung ist in jedem Alter möglich. Auf Grund der derzeitigen epidemiologischen Situation in Österreich wird die MMR-Impfung derzeit für alle nicht immunen Personen kostenfrei angeboten, und kann über Gesundheitsämter und andere Impfstellen bezogen werden.

Details zur Masern-Impfung sind auch abrufbar unter www.keinemasern.at.

Die Masern-Impfung kann auch als „postexpositionelle" Impfung gegeben werden: Wird innerhalb von 3 Tagen nach einem erfolgten Kontakt mit einem Masernkranken geimpft, so ist die Chance für eine Unterdrückung des Krankheitsausbruchs hoch.

Schutzrate: Nach einer Impfung (gilt für Mumps und Röteln ebenfalls) etwa 95 %. 5 % Impfversager sind entweder auf schlecht gelagerten Impfstoff oder auf Nichtansprechen der Impfung bei z. B. gleichzeitigen banalen Infekten zurückzuführen. Wegen dieser 5 % Impfversager wird die Impfung 2 x empfohlen.

Schutzdauer: Wenn die Impfung abgeschlossen ist, kann man mit lebenslangem Schutz rechnen (gilt auch im Wesentlichen für Mumps und

[2] Österreichischer Impfplan 2019 (mit freundlicher Genehmigung des BMSAGK)

Röteln).

Nebenwirkungen: Die Masern-Impfung kann etwa eine Woche nach der Gabe zu leichtem Fieber und eventuell sogar zu einem flüchtigen Hautausschlag führen („Impfmasern"). Sehr selten auch zu geringfügigen Gelenksschmerzen (zurückzuführen auf die Röteln-Komponente). Thrombozytopenien werden mit 1:30.000 beobachtet, sind aber voll reversibel. Extrem selten kann die Masern-Impfung zu einer postvakzinalen (meist harmlosen) Meningitis führen. Die Wahrscheinlichkeit liegt in der Größenordnung von 1:1.000.000 Geimpfter.

Die Masern-Impfung wurde in der Vergangenheit sehr oft mit Erkrankungen des Zentralnervensystems in Zusammenhang gebracht, so z. B. mit Autismus. Es sei ausdrücklich betont, dass dies nicht den Tatsachen entspricht. Diese Gerüchte entstanden Ende der 1990er Jahre im Lancet publizierte Studie von „Wakefield et al", die diesbezüglich einen Zusammenhang schilderte. Die Studie wurde jedoch bald zurückgezogen und die Mitautoren haben sich vom Inhalt des Manuskripts distanziert, es stellte sich heraus, dass die Daten nicht der Realität entsprachen.

Details hierzu findet man auch in der Publikation Risiko und Nebenwirkungen nach Impfungen (Seite 13)[3].

Besondere Hinweise – Achtung: Vorsicht bei Personen mit Hühnereiweiß-Allergie! Personen, die eine Beeinträchtigung des Immunsystems haben, Kortison nehmen oder bösartige Erkrankungen haben, sollten bereits vor der Impfung mit einem Fachmann Rücksprache halten (gilt ebenso für Röteln und Mumps). Die Impfung soll in der Schwangerschaft nicht gegeben werden. Passiert dies aber einmal zufällig, so besteht keine Gefahr für die Schwangerschaft, und ein Schwangerschafts-Abbruch

[3] http://BMSAGK.gv.at/home/Schwerpunkte/Gesundheitsfoerderung_Praevention/Impfen/ Reaktionen_und_Nebenwirkungen_nach_Impfungen

ist unsinnig!

Bei fieberhaften Erkrankungen sollte zugewartet werden (vor allem weil der Impferfolg beeinträchtigt sein könnte und nicht, weil dadurch die Impfung schlechter verträglich wird).

Der Impfstoff ist temperaturempfindlich und kann innerhalb weniger Stunden bei der Lagerung außerhalb des Kühlschrankes inaktiv werden.

Die Masern-Impfung ist bei Studienaufenthalten in den USA eine Pflichtimpfung.

Für Masern/Mumps/Röteln gilt in gleicher Weise, dass bei einer klinischen Diagnose die „Trefferquote" nur in einer Größenordnung von etwa 50 % liegt. Anamnestische Angaben, womöglich nur von der Mutter verifiziert, dass das Kind ohnedies „alle Kinderkrankheiten schon gehabt habe", sollten sehr kritisch hinterfragt werden. Wenn auch nur der leiseste Zweifel besteht darf nicht auf die Impfung verzichtet werden. Impft man jemanden mit dem Dreikomponentenlebend-Impfstoff und er besitzt gegen eine oder mehrere Komponenten schon eine natürliche Immunität oder eine alte Impfimmunität, so ist eine erneute Impfung völlig bedenkenlos: Die bereits vorhandenen Antikörper inaktivieren dann einfach das Impfvirus – genauso, wie es auch geschehen würde, wenn ein Geimpfter Kontakt mit dem Wildvirus hat. Ein „Überimpfen" bei Masern/Mumps/Röteln ist also unmöglich!

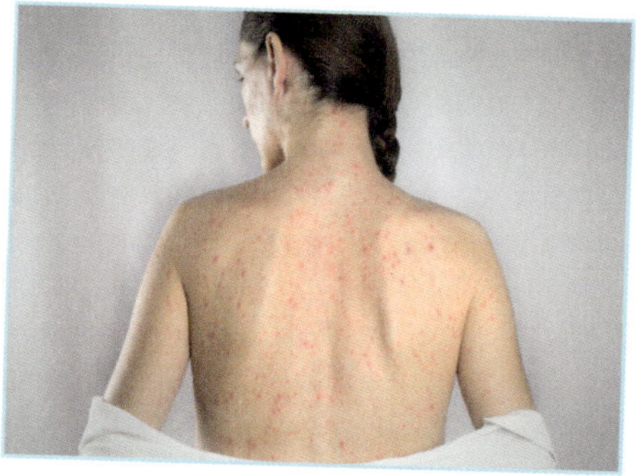

10 Meningokokken – Meningitis (Meningitis epidemica – eitrige Gehirnhautentzündung)

Erreger: Meningokokken, d. h. gramnegative Bakterien (Neisseria meningitidis); es gibt 13 serologisch unterscheidbare Gruppen und innerhalb dieser weitere Subtypen.

Infektionsquelle: Gesunde Bakterienträger, die die Keime im Nasen-Rachenraum beherbergen und Erkrankte.

Übertragung: Tröpfcheninfektion (d. h. Husten und Niesen)

Inkubationszeit: 2 – 10 Tage

Krankheitsbild: Die Erkrankung beginnt mit uncharakteristischen Allgemeinbeschwerden, dann treten zunehmende, schwer behandelbare Kopfschmerzen, Übelkeit, Erbrechen, hohes Fieber, Nackensteife und Bewusstseinsstörungen bis hin zur Bewusstlosigkeit auf. Zusätzlich besteht bei schweren Verläufen meist auch ein Hautausschlag in Form von kleinen Hauteinblutungen, die später zusammenfließen können. Der Erkrankungsbeginn kann dramatisch sein und innerhalb weniger Stunden aus vollster Gesundheit zur Bewusstlosigkeit führen.

In den schwersten Fällen der Meningokokken-Erkrankung kann es innerhalb weniger Stunden zum Tod durch Herz-Kreislaufversagen, bei massivsten Blutgerinnungsstörungen kommen („Waterhouse-Friderichsen-Syndrom").

Diagnose: Die Diagnose wird durch die Lumbalpunktion (Kreuzstich) gestellt. Einerseits findet man die massiv entzündlich veränderte Rückenmarksflüssigkeit, andererseits kann man direkt durch entsprechende Färbemaßnahmen die Erreger in der Rückenmarksflüssigkeit nachweisen. Außerdem kann der Erreger auch in der Kultur nachgewiesen werden.

Behandlung: Der wichtigste Faktor für den Ausgang der Erkrankung ist der rasche Einsatz einer Antibiotikatherapie (Penicilline, Cephalosporine). Zusätzlich sind meist auch intensivmedizinische Maßnahmen erforderlich.

Tödliche Ausgänge liegen im Rahmen von 5 – 10 %, selbst bei raschem und richtigem Therapieeinsatz. Fehlt der Zugang zu einer vernünftigen medizinischen Versorgung, so steigt dieser Prozentsatz rapide auf 60 – 80 % an.

Bedeutung und Vorkommen: Meningokokken kommen weltweit vor, Bedeutung für das Auftreten von Epidemien haben vor allem Meningokokken der Gruppe A, B, C, W135 und Y.

Die weltweit sehr unterschiedliche Serotypenverteilung zeigt vereinfacht folgende Grafik (Stand 2014)[1]:

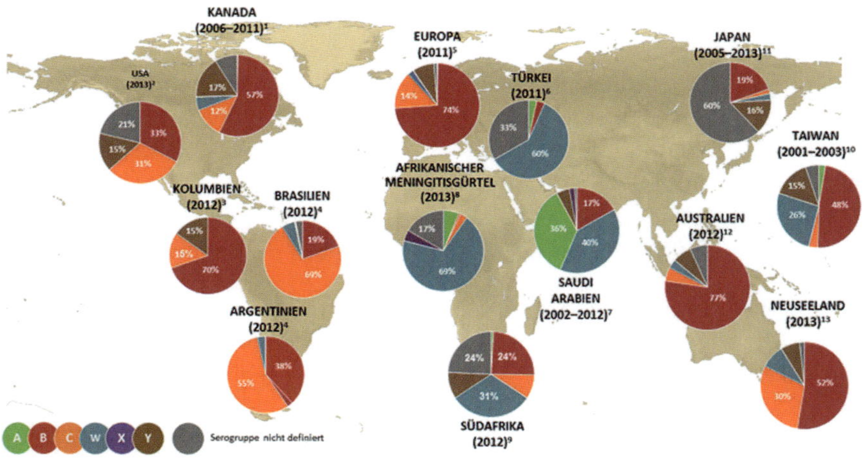

Im europäischen Raum spielen bei der "Meningitis epidemica"-Erreger der Gruppe B, aber auch C und Y die bedeutendste Rolle.

Klassische Hochrisikogebiete in Afrika sind die Sahel-Zone (vor allem Gruppe A, im Jahr 2015 erstmals auch Gruppe C), aber auch die ostafrikanische Seen-Platte (z. B. Tansania) sowie auch Nordafrika. Auch im

---

[1] Quelle: EU-IBIS; Rosenstein NE et al. (1999) J Infect Dis 180:1894-901; Connolly M, Noah N (1995), mit freundlicher Genehmigung von Novartis

Nahen Osten und in Saudi-Arabien ist diese Erkrankung heimisch, desgleichen sind auch Ausbrüche aus Nepal und Delhi bekannt.

Für das Auftreten von Epidemien spielen einerseits klimatische Bedingungen (kalte, trockene Perioden), andererseits auch soziale Faktoren eine bedeutende Rolle. Meningokokken-Meningitis-Epidemien werden – aufgrund der Übertragung als Tröpfcheninfektion – begünstigt, wenn viele Menschen auf engstem Raum unter schlechten Bedingungen zusammen kommen. Dies gilt im Besonderen auch für Flüchtlingslager, aber auch für die Zeit der Pilgerfahrten nach Mekka.

Zur Vorbeugung der Meningokokken-Meningitis stehen ausgezeichnet verträgliche Impfstoffe zur Verfügung, die entweder nur vor dem Stamm B schützen oder vor dem Stamm C oder kombiniert vor den Stämmen A, C, W135 und Y.

Wichtig ist, dass Impfstoffe im Zusammenhang mit Meningokokken kein Ersatz einer postexpositionellen Prophylaxe sind. Tritt ein Fall von Meningokokken-Meningitis im Familienverband oder z. B. in einer Gemeinschaftseinrichtung auf, so kann man eine eventuelle Ausbreitung nicht durch eine Impfung, sondern nur durch eine „Umgebungs-Prophylaxe" bekämpfen, die ehestmöglich mit Antibiotika erfolgen muss.

Impfstoffe: Grundsätzlich wird gegen Meningokokken der Serogruppen A, C, W135 und Y mit so genannten „Kapselpolysacchariden" (große Zuckermoleküle in der Zellmembran des Erregers) geimpft. Diese Polysaccharide werden an ein Trägerprotein geheftet (konjugierte Impfstoffe). Bis vor kurzem waren auch Impfstoffe im Handel, welche nur die „Kapselpolysaccharide" enthielten (unkonjugierte Impfstoffe wie z. B. Mencevax gegen Meningokokken Gruppe A, C, W_{135}, Y). Diese Impfstoffe sind mittlerweile in Österreich jedoch nicht mehr erhältlich.

Konjugierte Impfstoffe haben nun den Vorteil, dass sie das Immunsystem besser stimulieren und auch zu einem immunologischen Gedächtnis führen. Das ist vor allem bei Kindern von Bedeutung, da das Immunsystem bei unter 2-Jährigen auf die "nicht-konjugierten"-Impfstoffe praktisch nicht reagiert.

Impfstoffe gegen Meningokokken	Produktname und Hersteller
Kinder-Impfstoffe	
Meningokokken B (TOT)	Bexsero (GSK)
Meningokokken C (Polysaccharid, TOT, konjugiert)	NeisVac C (Pfizer) Meningitec (Pfizer) Menjugate (GSK)
Meningokokken A,C,W_{135},Y (Polysaccharid, TOT, konjugiert)	Nimenrix (GSK) ab 6. Lebenswoche Menveo (GSK) ab vollendetem 2. Lebensjahr
Erwachsenen-Impfstoffe	
Meningokokken B (TOT)	Bexsero (GSK) Trumenba (Pfizer, ab 10. Lebensjahr)
Meningokokken A,C,W_{135},Y (Polysaccharid, TOT, konjugiert)	Nimenrix (GSK) Menveo (GSK)

Impfungen gegen Meningokokken B

Im Impfstoff gegen Meningokokken B wird technologisch ein anderes Konzept verwendet.

Es war lange Zeit ein technisches Problem, einen effektiven und breit wirksamen Impfstoff gegen Meningokokken der Serogruppe B zu produzieren. Die Ursache lag darin, dass antigene Epitope der Meningokokken potentiell mit menschlichen Antigenen kreuzreagieren können und/oder schlecht immunogen sind. Weitere Antigene, welche für Impfstoffe in Frage gekommen wären, sind hoch variabel, sodass ein Impfstoff nur sehr eingeschränkt wirksam wäre. So wurden in der Vergangenheit in Ausbruchsituationen sogenannte „Outer membrane vesicles"(OMV)-Vakzinen verwendet, welche z. B. in Kuba, Neuseeland und Norwegen im Einsatz waren.

Zur Entwicklung der nun endlich verfügbaren, neuen Meningokokken B-Impfung bediente man sich eines völlig neuen Ansatzes. Es kam die „reverse Vakzinologie" zum Einsatz, also die „umgekehrte Impfstoff-Entwicklung", bei der man sich des Genoms des Bakteriums bedient. Aus diesem wurden letztendlich die 4 Komponenten identifiziert, welche nun im Impfstoff enthalten sind: NHBA (heparinbindendes Antigen), NadA

(Membran-Anker), fHBP (Faktor H-bindendes Protein) und PorA (Teil aus dem OMV des Neuseeland-Stamms). Man geht davon aus, dass diese Impfung in etwa 70 % aller in Österreich zirkulierenden Stämme der Meningokokken B-Infektion abdeckt. Nachdem der Impfstoff sehr neu ist, gibt es derzeit nur begrenzt Daten zur klinischen Wirksamkeit bzw. keine Daten, welche klären könnten, ob ein großflächiger Einsatz eine Herden-Immunität induzieren würde.

Seit Juni 2017 ist ein weiterer Impfstoff gegen Meningokokken B zugelassen: Trumenba® (Pfizer). Auch dieser Impfstoff ist gentechnologisch hergestellt und enthält als Antigen das „Faktor H bindende Protein" (fHbp). Der Impfstoff ist ab dem 12. Lebensjahr zugelassen und wird in einem 2+1 Schema (0, 1 Monat, 6 Monate) oder in einem 1+1 (0-6 Monate) Schema geimpft.

Um einen Individualschutz gegen invasive Meningokokken B-Infektionen erreichen zu können, soll die Impfung vorzugsweise ab dem vollendeten 2. Lebensmonat, nach dem für diesen Impfbeginn vorgesehenen Schema nach sorgfältiger Aufklärung über Nutzen und Risiko durchgeführt werden. Ebenso soll bei älteren Säuglingen, Kindern und Jugendlichen die Meningokokken-Impfung individuell im Sinne einer Nachholimpfung entsprechend den zugelassenen Impfschemata angeboten werden.

Aufgrund des gehäuften Auftretens von Fieber bei der Kombination von Bexsero mit anderen Kinderimpfungen kann bei gleichzeitiger Gabe mit anderen Kinder-Impfstoffen entsprechend der Fachinformation eine prophylaktische Durchführung antipyretischer Maßnahmen in Erwägung gezogen werden[2].

Vor allem Personen mit erhöhtem Erkrankungsrisiko durch Meningokokken B sollten auch im Erwachsenealter geimpft werden. Dazu zählen: Personen mit bestimmten Immundefekten, Personen ohne Milz (!), Laborpersonal von mikrobiologischen Labors, teilweise auch Personal im Gesundheitswesen.

[2] Österreichischer Impfplan 2019 (mit freundlicher Genehmigung des BMSAGK)

Impfschema für Meningokokken B (Bexsero) Altersgruppe	Grundimmunisierung	Mindestabstand	Auffrischungsimpfung
Säuglinge, 2 — 5 Monate	Drei Dosen zu je 0,5 ml, die erste Dosis verabreicht im Alter von 2 Monaten	Nicht weniger als 1 Monat	Eine Dosis im Alter von 12 – 15 Monaten
Nicht geimpfte Säuglinge, 6 — 11 Monate	Zwei Dosen zu je 0,5 ml	Nicht weniger als 2 Monate	Eine Dosis im zweiten Lebensjahr, mit Mindestabstand von 2 Monaten zwischen Grundimmunisierung und Auffrischungsimpfung
Nicht geimpfte Kinder, 12 — 23 Monate	Zwei Dosen zu je 0,5 ml	Nicht weniger als 2 Monate	Eine Dosis mit Abstand von 12 – 23 Monaten zwischen Grundimmunisierung und Auffrischungsimpfung
Kinder, 2 – 10 Jahre	Zwei Dosen zu je 0,5 ml	Nicht weniger als 2 Monate	Notwendigkeit ist derzeit nicht bekannt
Jugendliche (ab 11 Jahren) und Erwachsene	Zwei Dosen zu je 0,5 ml	Nicht weniger als 1 Monat	Notwendigkeit ist derzeit nicht bekannt

Impfungen gegen Meningokokken C

Für Kleinkinder wird im 2. Lebensjahr eine einmalige Applikation eines konjugierten Impfstoffes gegen Meningokokken der Gruppe C (MEC-C) empfohlen. Bei Erstimpfung im 2. Lebensjahr wird der monovalente MEC-C nur einmal geimpft. Die Impfung MEC-C ist ab dem 2. Lebensmonat – 2 x im Abstand von 8 Wochen mit einer Auffrischung nach 1 Jahr – möglich[3].

[3] Österreichischer Impfplan 2019 (mit freundlicher Genehmigung des BMSAGK)

Impfung gegen Meningokokken der Serogruppe A, C, $W_{135,}$ Y

Seit 2012 werden quadrivalente Impfstoffe gegen Meningokokken der Serogruppe A, C, W135, Y im Gratis-Kinder-Impfkonzept für Kinder im 12. Lebensjahr angeboten. Es handelt sich um konjugierte Impfstoffe. Die Polysaccharide der Meningokokken sind hier an Trägerproteine konjugiert, was eine besonders gute Immunantwort zur Folge hat. Diese Trägerproteine sind Tetanustoxoid bzw. CRM197, ein nicht-toxisches Diphtherietoxoid. Diese Impfung wird einmalig und intramuskulär verabreicht.

Abgesehen von der Impfung im Schulalter handelt es sich um eine Impfung für Risikopersonen und Reisende. Unter Personen mit erhöhtem Risiko versteht man Menschen mit Asplenie, Splenektomie, Hypogammaglobulinämie, Komplementdefeken, angeborenem Properdinmangel oder anderen Immundefekten sowie Laborpersonal und das Meningokokkenisolaten exponiert ist. Außerdem kann eine Impfindikation für Gesundheitspersonal bestehen, das ein erhöhtes Infektionsrisiko für Meningokokken-Erkrankungen hat, wie z. B. Pädiater, Personal auf Infektions-Abteilungen oder Intensivstationen.

Als Reiseimpfung ist die 4-fach-Meningokokken-Impfung interessant in Ländern mit hoher Inzidenz für Meningokokken-Erkrankungen. Dies gilt besonders für Länder im afrikanischen Meningitis-Gürtel, welcher sich von der Sahelzone bis Tansania und der ostafrikanischen Seenplatte erstreckt. In der Trockenzeit, von Dezember bis Juni, kommt es dort regelmäßig zu großen Epidemien (siehe auch Grafik Seite 155). Für die Verbreitungsgebiete in Nordafrika, im Nahen Osten und in Asien (Nepal, Delhi) gilt, dass die Impfung dann zu empfehlen ist, wenn enge Kontakte des Reisenden mit der einheimischen (möglicherweise keimtragenden) Bevölkerung zu erwarten sind, d. h. geeignet für sehr individualtouristische Reisen mit öffentlichen Verkehrsmittel, Nächtigung in Dörfern oder Langzeitaufenthalte. Nötige Impfungen sind daher individuell festzulegen.

In manchen Situationen, wie z. B. bei Pilgerfahrten nach Saudi-Arabien („Hajj-Mekka") kann eine Meningokokken-Impfung verpflichtend verlangt werden.

Schutzrate:

- Impfstoff gegen Meningokokken der Serogruppe B: Der Impfstoff deckt ca. 70 % der in Österreich zirkulierenden Meningokokken B-Stämme ab. Allererste Ergebnisse aus England zeigen, dass bereits 1 Jahr nach Einführung der Impfung die Zahl der invasiver Meningokokken B Fälle halbiert werden konnte[4].
- Impfstoffe gegen Meningokokken der Serogruppe C, 4-fach-Impfstoffe: Extrem hohe Schutzrate; diese liegt nahe bei 100 %.

Schutzdauer:

- Impfstoff gegen Meningokokken der Serogruppe B: Gegenstand laufender Untersuchungen. Bei Kindern, welche zwischen dem 12. – 23. Lebensmonat mit 2 Dosen geimpft wurden, ist eine Auffrischungsimpfung nach 12 – 23 Monaten empfohlen. Bei Erwachsenen ist es derzeit nicht bekannt, ob Auffrischungsimpfungen nötig sind.
- Impfstoffe gegen Meningokokken der Serogruppe C, 4-fach-Impfstoffe: Sehr lange, Gegenstand laufender Untersuchungen

Nebenwirkungen:

- Bexsero: Vermehrt Fieber und Unwohlsein. Fieber besonders bei gleichzeitiger Verabreichung mit anderen Imfpstoffen
- Impfstoffe gegen Meningokokken der Serogruppe C, 4-fach-Impfstoffe: Exzellent verträglich, selten leichte Lokalreaktionen an der Impfstelle oder leichte Kopfschmerzen.

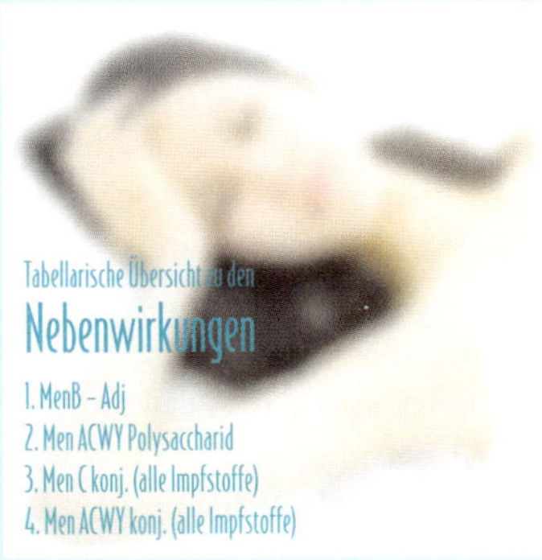

1. 2. 3. 4.

---

4 Parikh et al., Lancet, 2016

Abschließend muss jedoch eindringlich darauf hingewiesen werden, dass die Meningokokken-Meningitis-Impfung NICHT vor eitrigen Gehirnhautentzündungen durch andere Erreger (Meningokokken anderer Gruppen, Pneumokokken, Hämophilus Influenzae) und auch NICHT vor virusbedingten Gehirnhautentzündungen (z. B. FSME) schützt.

Es ist sinnvoll und erforderlich, falls ein länger andauernder Kontakt mit einem Erkrankten bestanden hat, eine 3-tägige Antibiotika-Prophylaxe durchzuführen. Das bedeutet, dass ein Antibiotikum (z. B. Rifampicin, Ciprofloxacin oder Ceftriaxon) eingenommen wird, um die Besiedelung des Nasen-Rachenraumes und somit einen möglichen Krankheitsausbruch zu verhindern. Diese Maßnahme ist jedoch nur bei engstem Kontakt, z. B. für Familienangehörige, erforderlich.

11 Mumps

Erreger: Mumps-Virus

Infektionsquelle: Rachensekret, Urin, Stuhl, Muttermilch infizierter Personen

Übertragung: Tröpfchen- und Schmierinfektion

Inkubationszeit: 18 – 22 Tage

Krankheitsbild: Beginn mit allgemeinem Krankheitsgefühl, Kopf-, Hals-, Nacken- und Ohrenschmerzen und subfebrile Temperaturen. Anschwellung der Ohrspeicheldrüse zunächst einseitig, in 80 % der Fälle erst später beidseitig („Hamsterbacken"); Beteiligung anderer Speicheldrüsen häufig.

Bei Mumps-Erkrankungen nach der Pubertät tritt bei 10 – 14 % der männlichen Jugendlichen eine Hodenentzündung meist einseitig, gelegentlich aber auch beidseitig auf, die nachfolgend zur Zeugungsunfähigkeit führen kann. Bei Mädchen tritt selten eine Brustdrüsen-Entzündung und/oder Eierstock-Entzündung auf, ebenso selten kann auch eine Beteiligung der Schilddrüse mit einer Entzündung hinzu kommen.

Klassische Komplikationen von Mumps sind auch eine Entzündung der Bauchspeicheldrüse (bei 5 – 10 % der Erkrankten), als Folge kann Diabetes auftreten. Außerdem kann es gleichzeitig oder isoliert zum Auftreten einer Gehirnhaut- und/oder Gehirnentzündung kommen (relativ häufig; 10 –15 % der Erkrankten!).

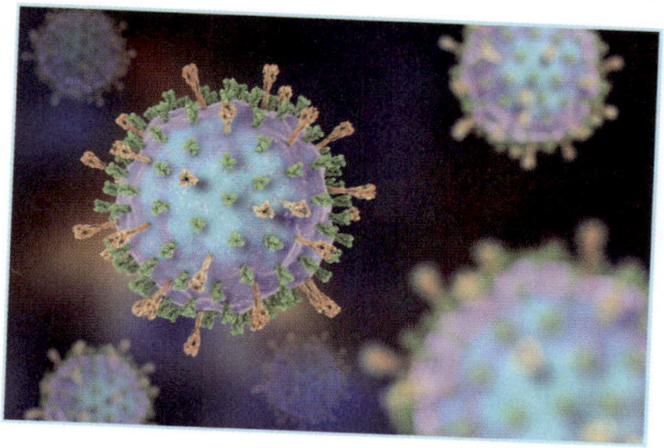

Diagnose: Aus dem Krankheitsverlauf oder durch Isolierung des Erregers aus Speichel, Darm und Gehirnflüssigkeit (Liquor); ferner durch Antikörperuntersuchung aus dem Blut.

Behandlung: Es ist ebenso wie bei Masern keine ursächliche Behandlung möglich, allgemeine pflegerische Methoden sind alles, was unternommen werden kann. Über den Einsatz von speziellen Gammaglobulinen zur Komplikations-Prophylaxe liegen keine eindeutigen Daten vor.

Epidemiologie und Bedeutung: Mumps ist zwar nicht so häufig wie Masern, doch ebenfalls im Auftreten sehr ernst zu nehmen.

Vor allem Personen die in den 70er und 80er Jahren geboren sind, haben eine schlechte Mumps-Immunität, da sie zumeist nur einmal geimpft wurden und Mumps als Wildinfektion gleichzeitig seltener geworden ist. Aus dieser Situation ist ein Ausbruch 2006 mit über 220 Erkrankungsfällen nach einer Osterparty zu erklären – die meisten Betroffenen waren junge Erwachsene.

Zu Beginn des Jahres 2015 kam es erneut zu einem Mumps-Ausbruch nach einem Fest, diesmal in Tirol. Auch hier waren vornehmlich Personen zwischen 20 und 30 Jahren von der Erkrankung betroffen. Da die Erkrankung mit zunehmendem Lebensalter aber immer gefährlicher wird, hat die Impfung auch für den Erwachsenen große Bedeutung. Auch eine Ausrottung von Mumps wäre wie bei Masern durch eine konsequente Impfung möglich.

Impfstoff: Masern/Mumps/Röteln-Kombinationsimpfung; Dreikomponentenlebend-Impfung in einem Stich, sowie Masern/Mumps/Röteln/Varizellen-Kombinationsimpfung (siehe Masern-Impfung Seite 150). Einzelkomponenten-Impfstoffe sind nicht erhältlich. Das Impfvirus ist nicht auf Dritte übertragbar. Die Mumps-Impfung ist derzeit in Österreich als Kombinationsimpfung gemeinsam mit Masern und Röteln (MMR) kostenfrei für alle Personen erhältlich.

Impfung: Die Impfung wird üblicherweise 2 x gegeben:

- das 1. Mal ab dem 11. Lebensmonat
- das 2. Mal frühestens 4 Wochen später (siehe Masern!)

Grundsätzlich ist die Impfung in jedem Lebensalter möglich und sinnvoll. Erwachsene, die keine Immunität gegen Mumps (oder Masern/Röteln) haben, sollten sich unbedingt impfen lassen. Im Erwachsenenalter können diese „Kinderkrankheiten" wesentlich bösartiger verlaufen als bei Kindern.

Die Mumps-Impfung kann auch als „postexpositionelle" Impfung gegeben werden: Wird innerhalb von 3 Tagen nach einem erfolgten Kontakt mit einem an Mumps erkrankten Kind geimpft, so ist die Chance für eine Unterdrückung des Krankheits-Ausbruchs hoch. Eine Impfung in die Inkubation >3 Tage nach der Exposition ist unschädlich, wenngleich unsicher in der Wirkung.

Schutzrate: Nach einer Impfung etwa 75 – 95 %. 5 % Impfversager sind entweder auf schlecht gelagerten Impfstoff oder auf Nichtansprechen auf die Impfung bei z. B. gleichzeitigen banalen Infekten zurückzuführen. Nur aus diesem Grund wird die Impfung bei Kindern 2 x gegeben, denn es soll die österreichische Bevölkerung zu 100 % gegen Mumps/Masern/Röteln geschützt werden.

Schutzdauer: Nach einer erfolgreichen Impfung vermutlich lebenslang.

Nebenwirkungen: Die Mumps-Impfung kann etwa 1 Woche nach der Gabe zu leichtem Fieber, sehr selten auch zu geringfügigen Gelenkschmerzen führen.

Besondere Hinweise – Achtung: Vorsicht bei Personen mit Hühnereiweiß-Allergie; Personen, die eine Beeinträchtigung des Immunsystems haben, Kortison nehmen oder bösartige Erkrankungen haben, sollten mit einem Fachmann vor der Impfung Rücksprache halten (gilt ebenso für Masern und Röteln). Die Impfung soll in der Schwangerschaft nicht gegeben werden, passiert dies aber einmal zufällig, so besteht keine Gefahr für die Schwangerschaft und ein Schwangerschafts-Abbruch ist unsinnig! Bei fieberhaften Erkrankungen sollte zugewartet werden (vor allem weil der Impferfolg beeinträchtigt sein könnte und nicht, weil dadurch die Impfung schlechter verträglich wird).

Der Impfstoff ist temperaturempfindlich und kann innerhalb weniger Stunden bei der Lagerung außerhalb des Kühlschrankes inaktiv werden!

Für Masern/Mumps/Röteln gilt in gleicher Weise, dass bei klinischer Diagnose die „Trefferquote" nur in einer Größenordnung von etwa 50 % liegt. Anamnestische Angaben, womöglich nur von der Mutter verifiziert, dass das Kind ohnedies „alle Kinderkrankheiten schon gehabt habe", sollten sehr kritisch hinterfragt werden. Wenn auch nur der leiseste Zweifel besteht, dann darf nicht auf die Impfung verzichtet werden.

Impft man jemanden mit dem Dreikomponentenlebend-Impfstoff und er besitzt gegen eine oder mehrere Komponenten schon eine natürliche Immunität oder eine alte Impfimmunität, so ist eine erneute Impfung völlig bedenkenlos: Die bereits vorhandenen Antikörper inaktivieren dann einfach das Impfvirus – genauso, wie es auch geschehen würde, wenn ein „Geimpfter" Kontakt mit dem Wildvirus hat. Ein „Überimpfen" bei Masern/Mumps/Röteln ist also unmöglich!

12 Pertussis (Keuchhusten)

Erreger: Bordetella pertussis, ein Bakterium und dessen Toxine; manchmal auch Bordetella parapertussis, selten Bordetella bronchiseptica u. a.

Infektionsquelle: An Pertussis Erkrankte (gerade bei Erwachsenen muss der Husten nicht typisch sein und wird oft nicht als Pertussis erkannt).

Übertragung: Tröpfcheninfektion, extrem ansteckend (nahezu 100 % bei engem Kontakt).

Inkubationszeit: 3 – 12 Tage

Krankheitsbild: Bei Kindern gibt es 3 Stadien (beim Erwachsenen keine klare Stadientrennung):

- Prodromalstadium: Mit Schnupfen, uncharakteristischem Husten, mäßigem Fieber, Dauer 1 – 2 Wochen, sehr hohe Infektiosität.
- Anfallsstadium: Bei Kindern typische Anfälle mit stakkatoartigen Hustenstößen bis zum Rot- oder Blauwerden, oft Erbrechen, mit folgendem ziehendem Einatmungsgeräusch. Bei Erwachsenen uncharakteristische, unangenehme Hustenattacken, die vor allem auch nachts auftreten und mitunter die Nachtruhe sehr stören können. Neben Kindern kann es in diesem Stadium vor allem bei Personen mit Grunderkrankungen hier zu einem schweren Krankheitsbild mit Husten bis zu Erstickungsanfällen kommen. Dieses Stadium zieht sich über mehrere Wochen. Beim Säugling ist das Krankheitsbild selten so typisch, im Vordergrund stehen Husten und Schnupfen, allerdings treten wiederkehrende Atemstillstände (!) auf.
- Rekonvaleszenzstadium: Anfälle seltener, treten aber noch wochen- bis monatelang auf.

Komplikationen: Apnoe (Atemstillstand), Sekundärinfektionen (z. B. bakterielle Lungenentzündung), ARDS (Lungenversagen), Tod bei Säuglingen ca. 1 %, bei alten Personen durch Hustenattacken auch Hirnblutungen.

Diagnose: Aus dem Krankheitsbild, mittels Blutuntersuchung auf Antikörper oder durch Bakteriennachweis bzw. PCR (eine Labormethode, bei der direkt die Erbsubstanz von Bordetella pertussis nachgewiesen wird) vom Rachenabstrich.

Behandlung: Antibiotika (Makrolide) für 14 Tage, frühzeitig beginnen, schützt vor allem die Kontaktpersonen, der Krankheitsverlauf wird nur beeinflusst, wenn sehr früh begonnen wird.

Isolierung bis 5 Tage nach Beginn der Antibiotika-Therapie.

Epidemiologie und Bedeutung: Zu Beginn des letzten Jahrhunderts war Pertussis noch die häufigste Todesursache bei Kindern unter 14 Jahren. Laut Angaben der WHO kam es im Jahr 2013 weltweit jedoch zu „nur mehr" ca. 140.000 gemeldeten Fällen und 89.000 Todesfällen durch Pertussis bei weltweit 84 %iger Impfabdeckung. Die Dunkelziffer vor allem in Ländern mit niedrigen sozialen Standards ist hier sicher hoch[1].

Weltweit ist es in den letzten Jahren zu einer Zunahme der Fälle von Pertussis gekommen, wie beispielsweise seit ca. 2012 in den USA (mindestens 28.660 Fälle in 2014[2]) oder in Großbritannien und auch in Deutschland werden steigende Fallzahlen beobachtet. Nach deutschen Arbeiten ist mit einer Inzidenz von etwa 130/100.000 pro Jahr zu rechnen, das würde für Österreich eine Erkrankungszahl absolut von etwa 10.000 bedeuten. Gemeldet werden in Österreich rund 1.400 Fälle (2017) pro Jahr Die Dunkelziffer dürfte demnach auch hier enorm hoch sein.

Epidemien treten alle 3 – 5 Jahre auf.
Für diese Zunahme der registrierten Fälle werden jedoch nicht nur tatsächlich steigende Fallzahlen verantwortlich gemacht, sondern auch verbesserte Labormethoden zum Nachweis des Erregers sowie eine „Bewusstseinsbildung" unter Ärzten: Nachdem viel in Aufklärung investiert wurde, denken viele Ärzte heute bei der Abklärung eines hartnäckigen Hustens mittlerweile an Keuchhusten, früher haben zahlreiche Ärzte daran schlichtweg nicht gedacht, mitunter in der Annahme, dass es sich um eine Kinderkrankheit handle.

Impfung: Geschichte: Vor 1994 war die damalige Ganzkeim-Impfung einige Jahre nicht im Österreichischen Impfplan empfohlen, das hatte zum Ziel, die relativ häufigen Nebenwirkungen zu vermeiden und die Eltern bzw. Kinder nicht impfmüde zu machen. Als weiterer Nachteil wurde

[1] http://www.who.int/immunization/monitoring_surveillance/burden/vpd/surveillance_type/passive/pertussis/en/
[2] http://www.cdc.gov/pertussis/surv-reporting/cases-by-year.html

auch diskutiert, dass nach Durchimpfung der Kinder noch die Erwachsenen als Reservoir des Erregers bleiben und damit die Krankheit sicherlich nicht ausgerottet werden kann.

Allerdings vervielfachten sich die Erkrankungen durch Keuchhusten und damit die Komplikationen ohne Impfung, weshalb Pertussis 1994 wieder in den Impfplan aufgenommen wurde.

Früher wurden Impfstoff-Präparationen verwendet die den ganzen Keim in abgetöteter Form enthielten, so genannte Ganzkeim-Vakzinen, deren Verträglichkeit allerdings „suboptimal" war. Seit 1996 ist hier ein wesentlicher Fortschritt gelungen, es gibt nämlich azelluläre Pertussis-Impfstoffe, die wesentlich seltener zu unangenehmen Nebenwirkungen (siehe dort) führen und daher umso sicherer eingesetzt werden können.

In Österreich gelangen heute nur noch azelluläre Vakzinen zum Einsatz (enthalten nur 3, respektive 4 (herstellerabhängig) Bestandteile des Erregers: Pertussis Toxoid, filamentöses Hämagglutinin, Fimbrienantigen und Pertactin): Die Keuchhusten-Impfung wird im Säuglingsalter immer als Kombinationsimpfung mit anderen Impfstoffen wie Diphtherie, Tetanus, Polio Salk, Hepatitis B und Haemophilus eingesetzt. Für Auffrischungsimpfungen bei Kindern ab 4 Jahren, Jugendlichen und Erwachsenen stehen Kombinations-Impfstoffe zur Verfügung, welche Diphtherie und Tetanus (plus Polio) enthalten.

Impfstoffe:

Impfstoffe	Produktname und Hersteller
Kinder-Impfstoffe	
dTaP	Boostrix (GSK)
dTaP-IPV	Repevax (Sanofi) Boostrix-Polio (GSK)
Di/Tet/aP/IPV	Tetravac (Sanofi) – dzt. nicht lieferbar
Di/Tet/aP/Hib/IPV/Hep. B	Infanrix Hexa (GSK) Hexyon (Sanofi)
Erwachsenen-Impfstoffe	
dTaP	Boostrix (GSK)
dTaP-IPV	Repevax (Sanofi) Boostrix-Polio (GSK)

Applikationsart: Streng intramuskulär, bezüglich Injektionsort siehe allgemeiner Teil. Die subkutane Applikation ist bei diesem Impfstoff sicherlich mit einer erhöhten Wahrscheinlichkeit deutlicher lokaler Reaktionen verbunden.

Hinsichtlich Pertussis ist bei Erwachsenen nicht wie z. B. bei Diphtherie oder Tetanus eine Grundimmunisierung erforderlich, weil man davon ausgeht, dass es zu einem natürlichen Kontakt mit dem Keuchhustenerreger kommt, weil dieser sehr häufig vorkommt. Jugendliche und Erwachsene sollten alle 10 Jahre gegen Keuchhusten geimpft werden bzw. ab dem 60. Lebensjahr alle 5 Jahre.

Im Gegensatz dazu ist eine mehrteilige Grundimmunisierung, welche auch die Komponente gegen Keuchhusten enthält, bei Säuglingen und Kleinkindern ganz besonders wichtig, weil es in dieser Altersgruppe zu besonders schweren Verläufen von Keuchhusten kommen kann.

Grundimmunisierung im Kindesalter:

3. Lebensmonat	5. Lebensmonat	12. Lebensmonat	7. – 9. Lebensjahr
1. 6-fach-Impfung: Diphtherie (D) Tetanus (T) Pertussis (aP) Poliomyelitis (IPV) Haemophilus infl. B (HIB) Hepatitis B (HBV)	2. 6-fach-Impfung	3. 6-fach-Impfung	4. 4-fach-Impfung: Diphtherie (d) Tetanus (T) Pertussis (aP) Poliomyelitis (IPV)

Eine Auffrischungsimpfung soll bei Schulkindern im 7. (– 9.) Lebensjahr in Kombination mit Diphtherie, Tetanus und Polio erfolgen. Bei jenen Kindern, welche mit 7 – 9 Jahren mit einem Kombinations-Impfstoff gegen Diphtherie, Tetanus und Polio geimpft wurden, soll im Alter von 13 Jahren eine weitere Impfung mit einem Kombinations-Impfstoff gegen Diphtherie, Tetanus, Pertussis und Polio geimpft werden. Die Empfehlung zur 4-fach-Impfung im 7. – 9. Lebensjahr gibt es seit 2010 in Österreich.

Pertussis-Impfung im Erwachsenenalter: Alle 10 Jahre, ab 60 Jahren alle 5 Jahre.

18 – 20 Jahre	30 Jahre	40 Jahre	50 Jahre	60 Jahre	65 Jahre	70 Jahre	75 Jahre u.s.w.
d T aP IPV	d T aP IPV	d T aP IPV	d T aP IPV	d T aP IPV	d T aP	d T aP IPV	d T aP

Im Erwachsenenalter ist die Akzeptanz der Pertussis-Impfung noch sehr schlecht. Eine Erhebung des Robert-Koch-Instituts 2013 hat ergeben, dass nur 12,5 % der Deutschen im Erwachsenenalter innerhalb der letzten 10 Jahre eine Pertussis-Auffrischungsimpfung erhalten haben.

Ganz besonderes Augenmerk wird seit einigen Jahren auf die Impfung Schwangerer gelegt: Gravide sollten, so sie nicht regulär geimpft sind, jedenfalls nach der 20. Schwangerschaftswoche aufgefrischt werden, bevorzugt während der 27. – 36. Schwangerschaftswoche. Es liegen mittlerweile gute Daten vor, die die absolute Unbedenklichkeit und ausgezeichnete Wirksamkeit dieser Impfung in der Schwangerschaft belegen[3]. Damit soll der Nestschutz der noch nicht impfbaren Neugeborenen verbessert werden. Außerdem wird angeraten, dass in Haushalten, in denen Nachwuchs erwartet wird, auch die übrigen Familienmitglieder gegen Keuchhusten immunisiert sind.

Schutzrate: Bei Säuglingen und Kleinkindern wurden Schutzraten zwischen 70 und 97 % gezeigt, wobei hier unterschiedliche Produkte und Studiendesigns offenbar für die beobachteten Differenzen verantwortlich waren. Aus epidemiologischen Beobachtungen heraus liegt der Schluss nahe, dass die Schutzrate der heutigen Pertussisvakzine bei Kindern jenseits von 90 % liegen dürfte.

Schutzdauer: Etwa 5 – 8 Jahre nach einer Pertussis-Impfung (wie auch nach einer natürlichen Infektion) sind im Blut keine Antikörper mehr gegen Pertussis nachweisbar. Antikörper-Testungen bei ca. 320 Kindern, welche mit dem 6-fach-Kinderimpfstoff entsprechend der Empfehlungen vollständig gegen Pertussis geimpft worden waren zeigten, dass nur ca. bei einem Viertel der Kinder zwischen 4 und 8 Jahren Antikörper gegen Pertussis nachweisbar waren[4].

[3] Kharbanda et al, 2014

[4] Paulke-Korinek et al, Persistence of antibodies in 4-8 year old Austrian children after vaccination with hexavalent DTaP-HBV-IPV/Hib and MMR vaccines. Vaccine. 2011;29(32):5130-6.

Nebenwirkungen: Die früher verwendeten Ganzkeim-Impfstoffe waren relativ schlecht verträglich, die neuen azellulären Impfstoffe sind hingegen sehr gut verträglich. Wie bei allen Impfstoffen dieser Machart sind auch hier vor allem lokale Reaktionen zu erwarten. Diese liegen in der Häufigkeit und der Intensität in der gleichen Größenordnung (2 – 15 %) wie bei der Diphtherie- oder Tetanus-Impfung. Schwerere lokale Unverträglichkeiten liegen in der Häufigkeit unter 1 %, sehr oft treten solche Reaktionen im Zusammenhang mit unsachgemäßer Impfung (nicht streng intramuskulär) auf.

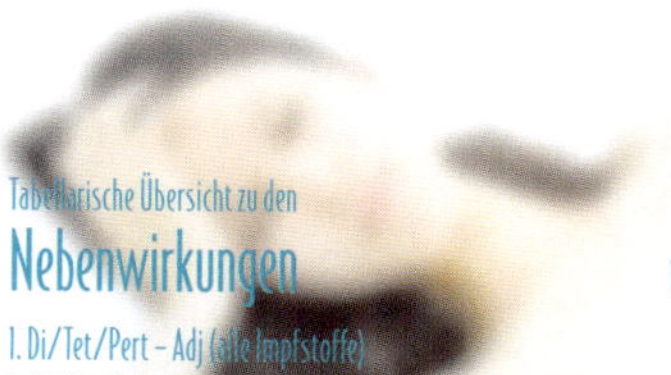

Tabellarische Übersicht zu den

Nebenwirkungen

1. Di/Tet/Pert - Adj (alle Impfstoffe)
2. Di/Tet/Polio/Pertussis - Adj (alle Impfstoffe)
3. Di/Tet/Pertussis/HepB - Adj
4. Di/Tet/Polio/Pert/Hib - Adj
5. Di/Tet/Polio/Pert/HepB - Adj
6. Di/Tet/Pert/Polio/HepB/Hib - Adj (Kindersechsfachimpfstoff)

Bemerkenswert sind gelegentliche gelenkübergreifende lokale Schwellungen im Bereich der Injektion nach 1 – 3 Tagen, die sich aber rasch rückbilden und ungefährlich sind.

Vor allem bei Säuglingen und Kleinkindern können kurzzeitige fieberhafte Reaktionen auftreten, ferner Unruhe, Schreien und Müdigkeit.

Die nach alten Ganzkeim-Vakzinen durchaus beobachteten fieberassoziierten Krampfanfälle treten bei modernen Vakzinen praktisch nicht mehr auf.

Oftmals diskutiert wurde ein Zusammenhang der Keuchhusten-Impfung mit dem plötzlichen Kindstod (SIDS) und einer postvakzinalen Gehirnschädigung (Enzephalopathie). Beide Verdachtsäußerungen konnten mittlerweile durch groß angelegte Untersuchungen eindeutig entkräftet werden.

Gegenanzeigen: Fortschreitende schwere neurologische Erkrankungen, akuter fieberhafter Infekt, nachgewiesene Allergie auf einen der Bestandteile.

13 Poliomyelitis (Kinderlähmung)

Erreger: Polio-Virus mit drei Serotypen

Infektionsquelle: Rachensekret und Stuhl infizierter Menschen

Übertragung: Schmutz- und Schmierinfektion

Inkubationszeit: 4 – 10 Tage

Krankheitsbild: Über 90 % der Infektionen verlaufen, ohne dass der Betroffene irgendwelche Beschwerden hat. Kommt es zu Symptomen, so tritt die Erkrankung in 3 Formen in Erscheinung:

1. Leichte, unspezifische und fieberhafte 1 – 2 Tage dauernde Erkrankung mit Kopf- und Halsschmerzen; eventuell leichter Durchfall (bis zu 25 % der infizierten Personen).
2. Ohne Lähmungen verlaufende Gehirnhautentzündung mit Fieber, Hals- und Rachenentzündung, Kopfschmerz, Übelkeit und Erbrechen (bis zu 4 % der infizierten Personen).
3. Die „echte" Kinderlähmung (ca. 1 von 200 infizierten Personen): Schlaffe Lähmungen von Muskeln der Extremitäten und Hirnnervenausfälle. Wenn das Atemzentrum auch betroffen ist, tritt meistens eine Atemlähmung ein. Außerdem können Krämpfe, hohes Fieber und Bewusstseinstrübungen vorkommen. Lange und ausgedehnte Rekonvaleszenz, die bis zu 2 Jahre dauert. Spätschäden sind häufig.

Diagnose: Nachweis des Erregers oder von Antikörpern gegen den Erreger.

Behandlung: Keine Behandlung, außer die Pflege des Patienten; die Polio verläuft schicksalshaft.

Epidemiologie und Bedeutung: In Österreich wurde der letzte Fall von Polio im Jahr 1980 registriert. Die WHO-Region-Europa wurde 2002 für „Polio frei" erklärt. Derzeit ist die Polio noch in Pakistan und Afghanistan heimisch.

Aktuelle Verbreitungskarte der Polio (Stand Anfang 2019)

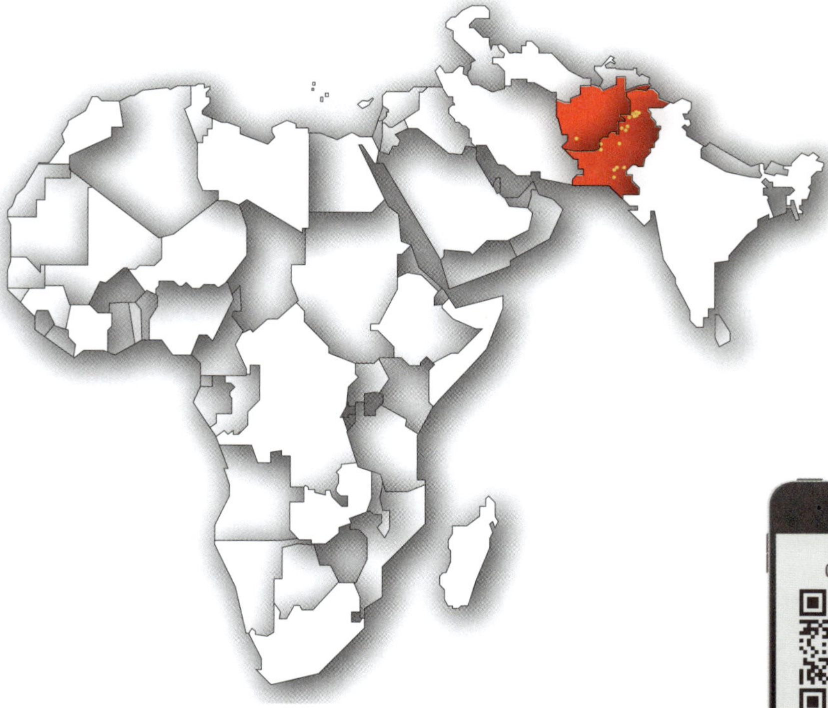

Verbreitung: ◆ Betroffene Gebiete ● Polio-Virus Typ 1

Aktuelle Informationen zur Polio-Situation findet man unter http://www.polioeradication.org/Dataandmonitoring.aspx.

Importierte Fälle aus den aktuellen Verbreitungsgebieten in europäische oder andere hochentwickelte Länder kommen immer wieder vor. So wurde die Polio im Jahr 2014 durch Reisende unter anderem nach Somalia, Kamerun, Irak, Israel, Syrien, Äthiopien, Westjordanland und Gaza exportiert.

Zudem treten in einigen Ländern immer wieder „impfstoffassoziierte" Fälle von Kinderlähmung auf: Wird mit dem Schluckimpfstoff nicht flächendeckend immunisiert, dann kann das Impfvirus in der Bevölkerung zu zirkulieren beginnen. Dabei kann es durch mehrfache Passagen durch den Menschen wieder re-mutieren, d.h. es kann seine krankmachenden Eigenschaften zurückgewinnen und dann in einzelnen Fällen eine echte „Impfpoliomyelitis" hervorrufen. Dies wurde 2018 in zahlreichen Ländern beobachtet, wie z.B. Syrien, Nigeria, Kongo, Venezuela oder Papua Neuguinea.

Deshalb ist auch die frühere Schluckimpfung in Österreich nicht mehr erhältlich und darf auch hierzulande nicht verwendet werden, da ansonsten das vermehrungsfähige Impfvirus der Schluckimpfung in die Nahrungsmittelkette gelangen könnte, was im schlimmsten Fall zu einer unkontrollierten Verbreitung mit entsprechenden „Nebenwirkungen" führen könnte. In vielen Ländern, die erst in jüngerer Vergangenheit Polio eliminiert haben, wird die Schluckimpfung noch verwendet und führt bei unzureichender Durchimpfung gelegentlich zu Fällen von impfstoffabgeleiteter Polio „(cVDPV"). Auch diese „bösartigen" Impfviren können exportiert werden, was z.B. auch im Rahmen des Syrien-Bürgerkrieges mehrfach geschehen ist.

Das sind die Gründe, warum der Impfschutz auch in Österreich nach wie vor aufrecht erhalten werden muss, selbst wenn man nicht in die direkt betroffenen Länder fährt.

Impfstoffe und Impfung: Polio-Impfung nach „Salk" (Stich-Totimpfung)

Es handelt sich um einen Totimpfstoff, der die drei Polio-Virus-Impfstämme (Mahoney, Mef1 und Saukett) in inaktivierter Form enthält.

Impfstoffe	Produktname und Hersteller
Kinder-Impfstoffe	
IPV	Polio Salk (MSD)
dT-IPV	Revaxis (MSD)
dTaP-IPV	Boostrix Polio (GSK) Repevax (MSD)
Di/Tet/aP/IPV	Tetravac (Sanofi) – dzt. nicht lieferbar
Di/Tet/aP/Hib/IPV/Hep.B	Infanrix hexa (GSK) Hexyon (MSD)

Impfstoffe	Produktname und Hersteller
Erwachsenen-Impfstoffe	
IPV	Polio Salk (MSD)
dT-IPV	Revaxis (MSD)
dTaP	Boostrix (GSK)
dTaP-IPV	Boostrix Polio (GSK) Repevax (MSD)

Applikationsart: Intramuskulär, bezüglich Ort siehe „Allgemeiner Teil"

Impfschema: Als Kombinations-Impfstoff im 6-fach-Kinder-Impfstoff
Kindesalter:

3. Lebensmonat	5. Lebensmonat	12. Lebensmonat
1. 6-fach Impfung: Diphtherie (D) Tetanus (T) Pertussis (aP) Poliomyelitis (IPV) Haemophilus infl. B (HIB) Hepatitis B (HBV)	2. 6-fach Impfung	3. 6-fach Impfung

Impfschemata im Österreichischen Impfplan:

Die Polio-Impfung ist – sofern keine Kombinationen durch andere Schemata anzuwenden sind – eine Impfserie aus 3 Teilen:

- Erstimpfung
- 2. Impfung nach 4 – 8 Wochen
- 3. Impfung nach 6 – 12 Monaten
- Auffrischung alle 10 Jahre

Alle Kinder sollten während der Schulzeit mindestens 1 x mit einer Diphtherie-Tetanus-Polio-Keuchhusten-Impfung aufgefrischt werden. Nach einer weiteren Auffrischungsimpfung mit 18 – 20 Jahren sollte alle 10 Jahre gegen Polio aufgefrischt werden (im Gegensatz zu Diphtherie, Tetanus und Pertussis, welche ab 60 Jahren alle 5 Jahre aufgefrischt werden sollten).

18 – 20 Jahre	30 Jahre	40 Jahre	50 Jahre	60 Jahre	65 Jahre	70 Jahre	75 Jahre u.s.w.
d T aP IPV	d T aP IPV	d T aP IPV	d T aP IPV	d T aP IPV	d T aP	d T aP IPV	d T aP

Man geht heute davon aus, dass bei Vorliegen von zumindest 4 Teilimpfungen eine weitere Immunisierung im Erwachsenenalter nicht mehr unbedingt routinemäßig nötig ist. Ausgenommen: Auffrischungen bei Reisen in Gebiete, in denen noch Polio vorkommt. In diesem Fall sollte nach 10 Jahren aufgefrischt werden.

Schutzrate: Nach vollständiger Immunisierung praktisch 100 %.

Schutzdauer: Die Angabe der Schutzdauer mit 10 Jahren nach erfolgter Grundimmunisierung bzw. Auffrischung ist sicherlich sehr konservativ. Aus dem skandinavischen Raum existieren Studien, die der Immunisierung nach „Salk" eine Wirksamkeit von mehreren Jahrzehnten bescheinigen, vor allem wenn die Immunisierung im Kindesalter begonnen hat. Erste Polio-Impfstoffe gab es bereits in den 1950ern. Der Polio-Impfstoff nach „Salk" wurde überdies in den 1970ern weiterentwickelt und hat nun noch bessere immunologische Eigenschaften („enhanced potency inactivated Polio vaccine" – eIPV).

Nebenwirkungen: Außer geringfügigen lokalen Nebenwirkungen ist nicht mit dem Auftreten von Beschwerden zu rechnen. Der Impfstoff enthält geringe Mengen Neomycin und deshalb sollte bei Personen mit hochgradiger Neomycin-Allergie unter dem Schutz eines Antihistaminikums bzw. mit einer einstündigen Nachbeobachtungsfrist geimpft werden.

Besondere Hinweise: Die Meriten der Kinderlähmungs-Impfung sind unbestritten. Heute stehen wir nicht mehr weit vor der endgültigen Ausrottung dieser Erkrankung. Es ist das ehrgeizige Ziel der WHO, die Polio bis ins Jahr 2020 auszurotten.

14 Rotavirus

Erreger: Rotaviren sind Reoviren. Es können verschiedene (insgesamt 7) Serogruppen unterschieden werden, die sich durch unterschiedliche antigene Determinanten der wichtigsten Strukturproteine – VP2 und VP6 (sind im inneren und mittleren Kapsid des Virus) – charakterisieren. Im Weiteren sind auf der Oberfläche des äußeren Viruskapsids die für die Immunantwort wichtigen Proteine VP4 und VP7 gelegen. VP2 und VP6 erlauben die Serogruppen-Zuordnung, VP4 und VP7 dann innerhalb der Serogruppen eine Serotypen-Zuordnung (20 VP4 „P" und 14 VP7 „G"-Typen). Das weitaus am häufigsten vorkommende Rotavirus (mit über 53 % Vorkommen) ist der Serogruppe A, mit dem Typ G1P[8] zuzuordnen.

Infektionsquelle: Rotaviren werden mit dem Stuhl ausgeschieden. Ein Erkrankter scheidet mit einem Gramm Stuhl etwa 100 Milliarden (!) Rotaviren aus. Bereits vor Einsetzen der klinischen Krankheits-Symptome kann der Infizierte Viren in Massen ausscheiden.

Übertragung: Die Übertragung erfolgt in erster Linie durch die Schmierinfektion, wobei als Infektionsdosis zur Übertragung bereits 10.000 – 100.000 Viren genügen. Angesichts der Virusmassen, die vom Infizierten ausgeschieden werden und der geringen Virusmenge, die zur Übertragung nötig ist, wird deutlich, wie hochinfektiös und leicht übertragbar die Erkrankung ist. Auch eine aerogene Übertragung (z. B. beim Erbrechen) vor allem bei der Pflege von Erkrankten ist möglich.

Inkubationszeit: 1 – 3 Tage

Krankheitsbild: Zunächst gilt die Regel: Je jünger ein Kind erkrankt, desto schwerwiegender ist der Verlauf.

Typisch beginnt die Erkrankung mit Fieber und Erbrechen für 1 – 3 Tage, gefolgt von wässrigen Durchfällen für 4 – 5 Tage. Hauptgefahr ist, dass es zu starker Austrocknung des Erkrankten kommen kann. Diese ist umso größer, je kleiner das Kind ist. Die Behandlung beschränkt sich auf den Ersatz von Flüssigkeit und Elektrolyten, bis es zur spontanen Ausheilung kommt.

Die durchgemachte Erkrankung hinterlässt eine Immunität, die kreuzreaktiv ist, d. h. auch gegen andere Serogruppen bzw. Serotypen, wenn auch unterschiedlich gut, wirksam ist. Nach der Ersterkrankung ist das Kind zu etwa 70 % gegen weitere Rotarviren-Erkrankungen geschützt, nach 2 Erkrankungen schon zu 85 %.

Im Erwachsenenalter verlaufen die weiteren Infektionen, die sicherlich laufend vorkommen, dann sehr oft unerkannt oder unter dem Bild einer leichten Durchfall-Erkrankung.

Diagnose: Elektronenmikroskopischer Virusnachweis aus dem Stuhl oder Virusantigennachweis mittels „Testkits" ebenfalls aus dem Stuhl.

Epidemiologie und Bedeutung: Rotaviren sind eine der weltweit bedeutendsten Ursachen für Spitalsaufenthalte und Todesfälle bei Kindern. Allein im Jahr 2008 starben vor allem in den Entwicklungsländern etwa 450.000 Kinder an der Erkrankung. Seit dem Jahr 2009 bzw. wiederholt seit 2013 empfiehlt die Weltgesundheitsorganisation (WHO) die Rotavirus-Impfung für alle Kinder weltweit[1].

Vor der Verfügbarkeit von Rotavirus-Impfungen wurden in Österreich jährlich um die 4.500 Kinder wegen Rotavirus-Gastroenteritis stationär aufgenommen, das entspricht 1 von 60 Kindern unter 2 Jahren[2]. Diese immense Krankheitslast war ausschlaggebend dafür, dass die Rotavirus-Impfung 2007 in das kostenfreie Österreichische Impfkonzept aufgenommen wurde. Innerhalb von nur 1,5 Jahren kam es zu einer Reduktion der Fälle bei den geimpften Kindern um 75 % im Vergleich zu den Zahlen aus der Zeit, in der noch keine Impfungen verfügbar waren.

Später konnte sogar eine Herdenimmunität nachgewiesen werden, also ein Rückgang der Fallzahlen bei Kindern, die nicht geimpft waren (zu alt für die Impfung), weil sie wegen der geimpften Kinder seltener mit Rotaviren infiziert wurden[3].

---

1 WHO position paper: Rotavirus: http://www.who.int/entity/wer/2013/wer8805.pdf?ua=1

2 Rendi-Wagner P et al, Active hospital-based surveillance of rotavirus diarrhea in Austrian children,period 1997 to 2003. Wien Klin Wochenschr. 2006 May;118(9-10):280-5. 2011;29(32):5130-6.

3 Paulke-Korinek M et al, Herd immunity after two years of the universal mass vaccination program against rotavirus gastroenteritis in Austria. Vaccine. 2011 Mar 24;29(15):2791-6.

In den Ländern der gemäßigten Klimazone treten Rotavirus-Erkrankungen vornehmlich im Frühling – zwischen Februar und April – auf.

Impfstoffe: Bereits 1998 wurde erstmals ein Rotavirus-Impfstoff als Schluckimpfung in den USA zugelassen (*Rotashield*®). In der Feldanwendung stellte sich dann heraus, dass dieser Impfstoff sehr selten zu einer Darmeinstülpung (Intussuszeption; IS) führte – 15 Fälle wurden beschrieben. Daraufhin wurde der Impfstoff 1999 vom Markt genommen.

Seit 2006 sind nun in Österreich 2 neue Rotavirus-Impfstoffe auf dem Markt, bei beiden Impfstoffen handelt es sich ebenfalls um Schluckimpfungen.

Impfstoffe	Produktname und Hersteller
Kinder-Impfstoffe	
Rotavirus (attenuiert; lebend)	Rotarix (GSK; human attenuiert) Rotateq (Sanofi; human-bovine, reassortiert)

1. *Rotarix*®: Enthält einen attenuierten humanen Rotavirus-Stamm, der von einem Kind in den USA isoliert wurde und über diverse Kultivierungsschritte seiner krankmachenden Eigenschaften beraubt wurde. Der Impfstamm ist ein Serogruppe A, G1P[8] Virus.

   Der Impfstoff wird oral verabreicht und ist zugelassen ab einem Alter von 6 bis zu 24 Wochen. Es werden 2 Dosen im Abstand von mindestens 4 Wochen verabreicht. Die beiden Dosen sollten vor dem Alter von 16 Wochen gegeben werden, spätestens bis zum Alter von 24 Wochen.

2. *Rotateq*®: Hier wurde ein völlig anderer Ansatz gewählt: Ein bovines Rotavirus dient als „Rückgrat" für den Impfstoff, es werden 5 wichtige humane Serotypen quasi in dieses Rückgrat eingebracht (reassortiert) und dieser Impfstamm dann verwendet.

   Der Impfstoff wird oral verabreicht, man kann ab der vollendeten 6. Lebenswoche impfen, die Zulassung reicht bis zur 32. Lebenswoche. Es werden 3 Dosen im Abstand von jeweils mindestens 4 Wochen verabreicht. Die 1. Dosis sollte spätestens vor der vollendeten

12. Lebenswoche verabreicht werden. Alle 3 Dosen sollten bis zur vollendeten 20. – 22. Lebenswoche verabreicht werden, wenn nötig bis zur vollendeten 32. Lebenswoche.

Impfschema: Alle Säuglinge sollten von der 7. Lebenswoche an in Abhängigkeit vom Impfstoff entweder 2 oder 3 Dosen erhalten. Es soll zwischen den Einzeldosen ein Mindestabstand von 4 Wochen eingehalten werden. Bei 2 Dosen ist die Impfserie spätestens mit einem Alter des Säuglings von 24 Wochen, bei 3 Dosen spätestens mit 26 Wochen abzuschließen[4].

Wirksamkeit: Die Effektivitätsdaten lassen keine wesentlichen Unterschiede zwischen den Impfstoffen erkennen. Beide Impfstoffe – obwohl vom Design her völlig verschieden – zeigen klinisch in etwa die gleiche Wirksamkeit. Sie schützen zu rund 70 % vor jedweder nachfolgender Rotavirus-Erkrankung. Das entspricht auch dem Schutz, der nach einer natürlichen Infektion zu erwarten ist. Demnach sind beide Impfstoffe als ausgezeichnet wirksam einzustufen.

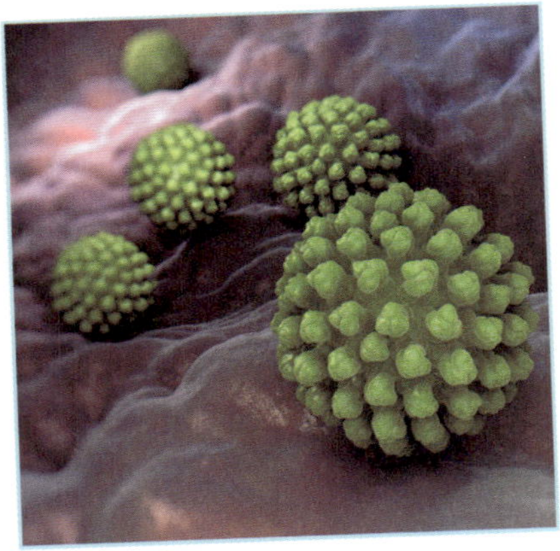

Beide Impfstoffe schützen zu einem noch höheren Prozentsatz vor schweren Rotavirus-Gastroenteritiden. Studien mit dem monovalenten Impfstoff in Europa bewiesen eine Wirksamkeit des Impfstoffes gegen den schweren Rotavirus-Durchfall von 96 %. Der pentavalente Impfstoff wies in Studien eine Wirksamkeit von 98 % gegen den schweren Rotavirus-Durchfall auf[5]. Epidemiologische Studien in Österreich zeigten außerdem eine Wirksamkeit gegen Spitalsaufenthalte wegen Rotavirus-Gastroenteritis zwischen 60 % und 97 %[6].

---

[4] Österreichischer Impfplan 2019 (mit freundlicher Genehmigung des BMSAGK)

[5] Rotavirus vaccines: a story of success. Kollaritsch H, Kundi M, Giaquinto C, Paulke-Korinek M. Clin Microbiol Infect. 2015

[6] Paulke-Korinek M, et al. Sustained low hospitalization rates after four years of rotavirus massvaccination in Austria. Vaccine. 2013 May 31;31(24):2686-91

Nebenwirkungen: Die Erfahrungen mit Rotashield haben „vorsichtig" gemacht und den Herstellern wurde für die Zulassung die Auflage gemacht, dass sie beide riesiges Zahlenmaterial vorlegen müssen, das zweifelsfrei eine Beurteilung des Risikos selten schwerer Nebenwirkungen erlaubt. Beide Firmen hatten zwischen 60.000 und 70.000 Kinder in den klinischen Studien und beide Firmen konnten eindrucksvoll beweisen, dass die Produkte sicher und sehr nebenwirkungsarm seien. Mittlerweile hat sich gezeigt, dass nach beiden Impfungen das Risiko für Darmeinstülpungen gering erhöht ist und zwar besonders nach der ersten Impfung. Nutzen-Risiko-Analysen bewiesen jedoch eindeutig die überwiegenden Vorteile der Impfung[5].

Schutzdauer: Mindestens 3 – 4 Jahre
Nachdem der Rotavirus-Durchfall vor allem bei Säuglingen schwer verläuft, im Kindesalter bzw. bei Erwachsenen jedoch deutlich milder, sind keine Auffrischungsimpfungen empfohlen.

Die Impfung ist seit 2007 im kostenfreien Kinder-Impfkonzept für alle Kinder in der entsprechenden Altersgruppe (7. Lebenswoche bis zum vollendeten 6. Lebensmonat) erhältlich.

In Zusammenhang mit Rotavirus-Impfstoffen wird diskutiert, ob es im Rahmen von großflächig angewandten Rotavirus-Impfprogrammen zu einer Verschiebung der zirkulierenden Rotavirus-Genotypen kommen könnte, sodass die eingesetzten Impfstoffe nicht mehr oder weniger wirksam wären. Die diesbezügliche Datenlage weist darauf hin, dass es zu keiner Verschiebung der zirkulierenden Genotypen kommt. Die wenigen Erkrankungen die noch auftreten, werden durch Genotypen verursacht, gegen welche die entsprechenden Impfstoffe geringer wirksam sind[7].

---

[7] Rotavirus vaccines: a story of success. Kollaritsch H, Kundi M, Giaquinto C, Paulke-Korinek M. Clin Microbiol Infect. 2015

15 Röteln

Erreger: Röteln-Virus, ein antigener Typ

Infektionsquelle: Nasen-Rachensekret, Blut, Harn, Stuhl, Rötelnkranke oder Infizierte, die keine Krankheitssymptome zeigen. Säuglinge mit angeborenen Röteln können das Virus monatelang ausscheiden.

Übertragung: Tröpfchen- und Schmierinfektion

Inkubationszeit: 14 – 21 Tage

Krankheitsbild: Nach einem kurzen Vorstadium mit allgemeinem Krankheitsgefühl beginnt sich ein Hautausschlag zunächst im Gesicht, später dann am ganzen Körper, auszubreiten. Der Ausschlag ist kleinfleckig, hellrot und ohne Neigung zur Konfluenz (Unterscheidung von den Masern). Nachdem der Ausschlag sehr uncharakteristisch ist und viele andere Virusinfektionen einen ähnlichen Ausschlag verursachen können, sollte die Diagnose von Röteln immer mittels Labortests abgesichert werden. Leichtes Fieber ist typisch, doch bei vielen Patienten fehlt das Fieber völlig. Zusätzlich treten Lymphknotenschwellungen (vor allem im Hals- und Kopfbereich, seltener in der Achselhöhle und Leistenbeuge) auf. In 50 % der Fälle tritt auch eine Milzschwellung auf.

An sich sind Röteln eine gutartige Erkrankung. Es gibt allerdings unter bestimmten Voraussetzungen die Möglichkeit schwerer Komplikationen:

1. Angeborene Röteln: Erkrankt eine Frau in den ersten 3 – 4 Monaten ihrer Schwangerschaft an Röteln, so ist, je früher die Erkrankung in der Schwangerschaft eintritt, die Gefahr höher, dass beim Embryo teilweise schwere Missbildungen auftreten können. Die Chance, dass das Kind missgebildet ist, beträgt bei Röteln mit frühem Beginn (1. und 2. Monat) der Schwangerschaft bis zu 60 % (!), sinkt im 3. Monat auf 10 – 15 % und ist nach dem 4. Schwangerschaftsmonat unter 1 %. Ab dem 5. Schwangerschaftsmonat ist das Risiko von Missbildungen nur noch äußerst gering. Die wichtigsten Missbildungen: Auge: Katarakt (Linsentrübung); Herz: Herz-Scheidewanddefekte, offener „Ductus Botalli“; Ohr: Taubheit; oft treten die genannten Defekte gemeinsam auf.

2. Komplikationen unmittelbar nach der Geburt: Mittelohrentzündung, Lungenentzündung und Gehirnhautentzündung.

Diagnose: Nachdem Röteln einen extrem uncharakteristischen Ausschlag verursachen (es gibt viele andere Virusinfektionen, die ganz ähnliche Ausschläge verursachen können), sollte die klinische Diagnose immer mittels Laboruntersuchungen bestätigt werden: Der Erreger ist in diversen Sekreten nachweisbar, außerdem können im Blut Antikörper detektiert werden.

Behandlung: Keine ursächliche Behandlung möglich, Behandlung der Symptome.

Epidemiologie und Bedeutung: Röteln sind eine der klassischen Kinderkrankheiten, die sehr häufig übersehen werden. Da die Erkrankung an sich harmlos ist, wird sie unterbewertet. Wenn allerdings ein Mädchen ohne Impfung oder ohne Erkrankung ins gebärfähige Alter kommt, dann schwanger wird und eben während der Schwangerschaft mit Röteln infiziert wird, so kommt es zu furchtbaren Tragödien, da das Risiko einer schweren Missbildung des Ungeborenen vor allem in der Frühschwangerschaft sehr hoch ist und damit eine Abtreibung aus medizinischer Sicht zu empfehlen ist.

Den letzten größeren Rötelnausbruch gab es in Österreich im Jahr 2009. Auch damals wurde eine Schwangere infiziert – die Schwangerschaft wurde wegen des hohen Risikos von Fehlbildungen abgebrochen. Dies ist in Österreich traurigerweise, obwohl es sich um eine impfpräventable Erkrankung handelt und der Impfstoff noch dazu kostenfrei erhältlich ist, kein Einzelfall. Europaweit traten 2012 besonders viele Rötelnfälle in Rumänien, Polen, der Ukraine und der Russischen Föderation auf. 2013 und 2014 verzeichnete man in Polen mindestens 43.500 Fälle[1].

Impfstoffe: Masern/Mumps/Röteln-Kombinationsimpfung; Dreikomponentenlebend-Impfung in einem Stich sowie Masern/Mumps/Röteln/Varizellen-Kombinationsimpfung (siehe Masern-Impfung Seite 148). Einzelkomponenten-Impfstoffe sind derzeit nicht erhältlich. Die Rötelnimpfung ist derzeit in Österreich als Kombinationsimpfung gemeinsam mit Masern und Mumps (MMR) kostenfrei für alle Personen erhältlich.

---

[1] Österreichischer Impfplan 2019 (mit freundlicher Genehmigung des BMSAGK)

Impfung: Die Impfung wird üblicherweise 2 x gegeben. Das 1. Mal ab dem 9. Lebensmonat, das 2. Mal frühestens 4 Wochen später (siehe Masern!). Grundsätzlich ist die Impfung in jedem Lebensalter möglich und sinnvoll.

Bei jungen Damen, bei denen der neue Impfplan mit 2-maliger Masern/ Mumps/ Röteln-Impfung im Kleinkindesalter noch nicht angewandt wurde, muss die Röteln-Impfung – als Kombination mit Masern und Mumps – extra nochmals durchgeführt werden. Bei jenen Mädchen, die nur einmalig geimpft wurden, sollte man den Impferfolg mittels Blutabnahme unbedingt überprüfen – und zwar kurz (etwa 4 Wochen) nach der Impfung und nicht erst dann, wenn eine Schwangerschaft schon eingetreten ist!

Die Röteln-Impfung kann auch als „postexpositionelle" Impfung gegeben werden: Wird innerhalb von 3 Tagen nach einem erfolgten Kontakt mit einem rötelnkranken Kind geimpft, so ist die Chance für eine Unterdrückung des Krankheitsausbruchs hoch. Achtung: Diese Vorgangsweise kann natürlich nicht für Schwangere empfohlen werden, da bei diesen Frauen die Impfung nicht während der Gravidität durchgeführt werden soll.

Schutzrate: Nach einer Impfung etwa 95 %; 5 % Impfversager sind entweder auf schlecht gelagertem Impfstoff oder auf Nichtansprechen der Impfung bei z. B. gleichzeitigen banalen Infekten zurückzuführen. Nur aus diesem Grund wird die Impfung 2 x empfohlen, denn es soll die österreichische Bevölkerung zu 100 % gegen Röteln (Masern/Mumps) geschützt werden!

Schutzdauer: Wenn die Impfung wirksam ist, vermutlich das ganze Leben.

Nebenwirkungen: Auch hier kann es wie bei Masern zu so genannten „Impfröteln" kommen: Flüchtiger Hautausschlag, leichtes Fieber, geringfügige Gelenkschmerzen und Lymphknotenschwellungen. Erscheinungen an der Impfstelle sind selten. In extrem seltenen Fällen kann es kurzzeitig zu einer Mitbeteiligung des peripheren Nervensystems kommen (Polyneuropathie). Alle Nebenwirkungen gelten als voll reversibel.

Unbedingt sollte der Immunstatus bei allen Frauen vor der Schwangerschaft bekannt sein („prepare for pregnancy"). Zur Abklärung des Immunstatus soll jeder Arztbesuch genutzt werden, insbesondere gynäkologische Ordinationen, eventuell anlässlich der Verschreibung von Antikonzeptiva.

Personen (Frauen) mit besonders hohem Infektionsrisiko für sich und andere sollten immun sein, z. B.: Lehrerinnen, Kindergartenpädagoginnen, Krankenpflegerinnen sowie Schülerinnen in diesen Berufen und das gesamte medizinische Personal (Frauen und Männer)[2].

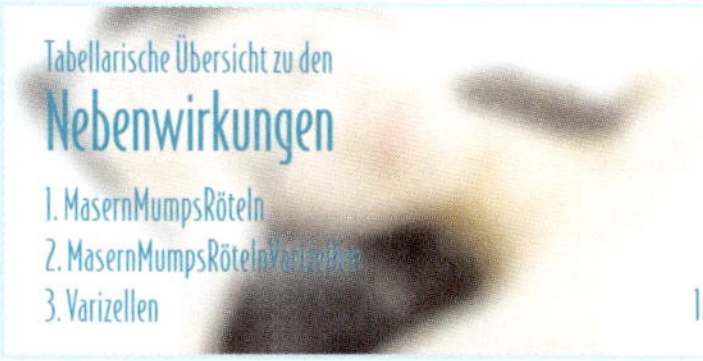

1. 2. 3.

Besonders darauf zu achten ist, dass Schwangere nicht vorsätzlich geimpft werden. Zwar ist bisher noch nie über einen Zwischenfall bei einer unabsichtlich in der Schwangerschaft Geimpften berichtet worden, aber einfach aus den theoretischen Möglichkeiten heraus wird man nicht vorsätzlich impfen. 4 Wochen nach einer Masern/Mumps/Röteln-Impfung sollte eine Schwangerschaft vermieden werden. Passiert es aber trotzdem, so ist die Röteln-Impfung in der Schwangerschaft kein Grund zum Schwangerschaftsabbruch.

Vorgangsweise bei Röteln-Kontakt einer nichtimmunen Schwangeren (Quelle: Heidemarie Holzmann, Dept. für Virologie, MUW):

1. Sofortige diagnostische Abklärung der möglicherweise rötelnkranken Kontaktperson und Testung der Schwangeren auf Immunität.
2. Sofortiges Verbot für die Schwangere, mit der Verdachtsperson zusammenzutreffen.
3. Ergibt der Test bei der Schwangeren keine Immunität, so sollte mit dem Frauenarzt ein detailliertes Aufklärungsgespräch gesucht werden, da nicht in jeder Phase der Schwangerschaft ein Missbildungsrisiko für den Föten besteht. Nach der 18. Schwangerschaftswoche ist die Gefahr einer Missbildung nach einer Röteln-Infektion nur mehr als sehr gering einzustufen.

---

[2] Österreichischer Impfplan 2019 (mit freundlicher Genehmigung des BMSAGK)

4. Bei nicht immunen Schwangeren wird eine serologische Kontrolluntersuchung nach 3 – 4 Wochen bzw. bei Auftreten einer klinischen Symptomatik empfohlen.

Besondere Hinweise: Für Masern, Mumps und für Röteln gilt in gleicher Weise, dass bei klinischer Diagnose die „Trefferquote" nur in einer Größenordnung von etwa 50 % liegt. Anamnestische Angaben, womöglich nur von der Mutter verifiziert, dass das Kind ohnedies „alle Kinderkrankheiten schon gehabt habe", sollten sehr kritisch hinterfragt werden. Wenn auch nur der leiseste Zweifel besteht, dann darf nicht auf die Impfung verzichtet werden. Impft man jemanden mit dem Dreikomponentenlebend-Impfstoff und er besitzt gegen eine oder mehrere Komponenten schon eine natürliche Immunität oder eine alte Impfimmunität, so ist eine erneute Impfung völlig bedenkenlos: Die bereits vorhandenen Antikörper inaktivieren dann einfach das Impfvirus – genauso wie es auch geschehen würde, wenn ein Geimpfter Kontakt mit dem Wildvirus hat. Ein „Überimpfen" bei Masern/Mumps/Röteln ist also unmöglich!

Zudem wurde im Österreichischen Impfplan 2015 die Empfehlung für die Bestimmung der Röteln-Immunität revidiert und lautet nun wie folgt:

Überprüfung der Röteln-Immunität laut MuKi-Pass:
Im neuen Mutter-Kind-Pass wurde die Angabe der Röteln-Immunität in HHT-Titern (bzw. das Umrechnen auf HHT-Titer) aufgehoben und ersetzt durch den Nachweis von **Röteln-spezifischen IgG Antikörpern**, *die mittels Immunoassays wie z. B. einem ELISA bestimmt werden. Entsprechend der Angaben des jeweils verwendeten Testsystems werden Werte ≥ 10 – 15 IU/ml als positiver Nachweis von Röteln-Antikörpern gewertet. Werte darunter gelten als negativ (dies muss vom jeweiligen Labor im MuKI-Pass vermerkt werden als "Röteln IgG negativ oder positiv"). Im* **seronegativen Fall** *sollte eine MMR-Impfung noch im Wochenbett durchgeführt werden. (Ausnahme Anti-D-Prophylaxe – siehe unten).*

Röteln-Impfung und Anti-D-Prophylaxe:
Im Falle einer Notwendigkeit der Anti-D-Prophylaxe bei einer Röteln (MMR)-serogenativen Mutter muss die Anti-D-Prophylaxe ehebaldigst (d. h. im Wochenbett) verabreicht werden. Bezüglich der Röteln/ MMR-Nachholimpfung gilt für diesen Fall Folgendes: Aktive Immunisie-

[3] Österreichischer Impfplan 2019 (mit freundlicher Genehmigung des BMSAGK)

rungen mit Virus-Lebend-Impfstoffen (Masern/Mumps/Röteln) sollten ***für 3 Monate*** *nach der letzten Gabe von Anti-D-Immunglobulin verschoben werden, da die Wirksamkeit dieser Lebendimpfung beeinträchtigt werden kann. Wird jedoch das Anti-D-Immunglobulin innerhalb von 2 – 4 Wochen nach der Lebendimpfung verabreicht, kann dadurch die Wirksamkeit der Impfung beeinträchtigt werden.*

16 Tetanus (Wundstarrkrampf)

Erreger: Toxine von Clostridium tetani, einem Bakterium

Infektionsquelle: Erdreich, Staub, tierische oder menschliche Ausscheidungen.

Übertragung: Wundverschmutzung; klassisch ist die sogenannte „Bagatellverletzung", d. h. kleine bis kleinste Wunden, die verschmutzt sind (z. B. kleine Verletzung mit Rosenstachel bei der Gartenarbeit etc.)

Inkubationszeit: Wenige Tage bis zu mehreren Wochen

Krankheitsbild: Kopfschmerzen, Reizbarkeit, Abgeschlagenheit, Schwitzen, später dann Muskelkrämpfe (beginnend in der Kaumuskulatur), Schluckbeschwerden, allgemeine Krampfneigung, Kreislaufprobleme und letztlich Atemstillstand. Die Erkrankung ist äußerst schmerzhaft und endet trotz moderner Behandlungsmethoden in 20 – 30 % der Fälle tödlich. Eine Tetanus-Erkrankung hinterlässt KEINE Immunität, das bedeutet, dass man mehrmals an Tetanus erkranken könnte, wenn man sich nicht impfen lässt!

Diagnose: Aus dem typischen Krankheitsbild

Behandlung: Tetanus-Immunglobulin, Lähmung der Muskulatur zur Behebung der Krämpfe, Intensivüberwachung, Antibiotika.

Epidemiologie und Bedeutung: Tetanus-Erreger kommen weltweit vor, besonders häufig dort, wo Böden alkalisch sind. 1998 verstarben nach Angaben der WHO rund 410.000 Menschen an Tetanus, der überwiegende Teil dieser Todesfälle entfiel in Entwicklungsländern auf neugeborene

Kinder, bei denen es infolge unsteriler Abnabelung nach Hausgeburten zur Einbringung von Tetanussporen in die Nabelwunde des Neugeborenen und damit zur Infektion kam. Da damals die meisten Mütter in Entwicklungsländern mangelhaft gegen Tetanus geimpft waren, konnten sie auch ihren Neugeborenen keine Antikörper über die Blutbahn (Nestschutz) mitgeben, die die Kleinen zuverlässig gegen diesen Neugeborenen-Tetanus schützten. Die WHO initiierte deshalb massive Kampagnen zur Tetanus-Impfung Schwangerer und die jährliche Fallzahl von Neugeborenen-Tetanus konnte so auf ca. 250.000 Fälle im Jahr 2006 gedrückt werden[1] und liegt mittlerweile bei 49.000 im Jahr 2013[2].

In unseren Breiten ist Tetanus sehr selten geworden, Deutschland dürfte rund 10 Fälle pro Jahr sehen, in Österreich sind etwa 1 – 2 Fälle pro Jahr die aktuelle Schätzung, europaweit waren es 2014 immerhin 48 Fälle. Typisch ist die Erkrankung bei älteren Menschen im ländlichen Raum, da hier die Schutzimpfung besonders nachlässig gehandhabt wird.

Impfstoffe: Das gereinigte und durch Formalinbehandlung entgiftete Tetanus-Toxin wird als Toxoid verwendet und an Aluminiumhydroxid adsorbiert. Die Impfstoffe sind von der WHO standardisiert, d. h. es ist in allen verfügbaren Impfstoffen die gleiche Menge des wirksamen Inhaltsstoffes enthalten. In der folgenden Tabelle sind die gebräuchlichsten Impfstoffe, welche das erwähnte Tetanustoxoid enthalten, gelistet:

Impfstoffe	Produktname und Hersteller
Kinder-Impfstoffe	
Di/T	DT Adsorbat (Sanofi)
dTaP	Boostrix (GSK)
dT-IPV	Revaxis (Sanofi)
dTaP-IPV	Boostrix Polio (GSK) Repevax (Sanofi)
Di/Tet/aP/IPV	Tetravac (Sanofi) – dzt. nicht lieferbar
Di/Tet/aP/Hib/IPV/Hep.B	Infanrix hexa (GSK) Hexyon (Sanofi)

[1] http://www.rki.de/DE/Content/Infekt/EpidBull/Merkblaetter/Ratgeber_Tetanus.html#-doc2398266body Text2
[2] http://www.who.int/immunization/diseases/MNTE_initiative/en/)

Impfstoffe	Produktname und Hersteller
Erwachsenen-Impfstoffe	
dT	dT reduct Mérieux (Sanofi) Td-pur (GSK)
dT-IPV	Revaxis (Sanofi)
dTaP	Boostrix (GSK)
dTaP-IPV	Boostrix Polio (GSK) Repevax (Sanofi)

Impfung: Für die Grundimmunisierung werden 3 Impfungen benötigt. Es gelten ziemlich große Toleranzen, was die Intervalle der einzelnen Impfungen zueinander betrifft. Wenn jemand einmal in seinem Leben eine komplette Grundimmunisierung durchgeführt hat, so muss nie wieder mit der Tetanus-Impfung neu begonnen werden! Es genügt hier immer eine einzige Impfung zur Auffrischung.

Im Zweifelsfall (bei unklarer Dokumentation oder extrem überzogenem Impfintervall) sind Antikörperbestimmungen sinnvoll!

Die Tetanus-Impfung soll heute im Idealfall immer in Kombination mit den Impfstoffen gegen Diphtherie, Pertussis und Poliomyelitis gegeben werden (siehe auch dort). Im Säuglingsalter stehen noch Kombinations-Impfstoffe mit Komponenten gegen Hepatitis B und invasivem Haemophilus influenzae Serotyp B (siehe: Impfstoffe) zur Verfügung.

Impfplan für Neuimpfungen gegen Tetanus ohne vorausgegangene Verletzung:

Die Tetanus-Impfung ist – sofern nicht durch Kombinationen andere Schemata anzuwenden sind – eine Impfserie aus 3 Teilen:

- Erstimpfung
- 2. Impfung nach 4 – 8 Wochen
- 3. Impfung nach 6 – 12 Monaten
- Auffrischung alle 10 Jahre, ab dem 60. Lebensjahr alle 5 Jahre

Grundimmunisierung im Kindesalter:

3. Lebensmonat	5. Lebensmonat	12. Lebensmonat	7. – 9. Lebensjahr
1. 6-fach-Impfung: Diphtherie (D) Tetanus (T) Pertussis (aP) Poliomyelitis (IPV) Haemophilus infl. B (HIB) Hepatitis B (HBV)	2. 6-fach-Impfung	2. 6-fach-Impfung	4-fach-Impfung: Diphtherie (d) Tetanus (T) Pertussis (aP) Poliomyelitis (IPV)

Eine Auffrischungsimpfung soll bei Schulkindern im 7. (– 9.) Lebensjahr in Kombination mit Diphtherie, Pertussis und Polio erfolgen. Bei jenen Kindern, welche mit 7 – 9 Jahren mit einem Kombinations-Impfstoff gegen Diphtherie, Tetanus und Polio geimpft wurden, soll im Alter von 13 Jahren eine weitere Impfung mit einem Kombinations-Impfstoff gegen Diphtherie, Tetanus, Pertussis und Polio geimpft werden. Die Empfehlung zur 4-fach-Impfung im 7. – 9. Lebensjahr gibt es seit 2010 in Österreich.

Tetanus-Impfung im Erwachsenenalter:

Alle 10 Jahre, ab 60 Jahren alle 5 Jahre:

18 – 20 Jahre	30 Jahre	40 Jahre	50 Jahre	60 Jahre	65 Jahre	70 Jahre	75 Jahre u.s.w.
d T aP IPV	d T aP IPV	d T aP IPV	d T aP IPV	d T aP IPV	d T aP	d T aP IPV	d T aP

Tetanus-Prophylaxe nach Verletzungen[3]:

Impfstatus	dT-aP-IPV/6-fach	TET-Ig
unbekannt	Ja	Ja
1 Teilimpfung	Ja	Ja
2 Teilimpfungen[1]	Ja	Nein

[3] Österreichischer Impfplan 2019 (mit freundlicher Genehmigung des BMSAGK)

≥ 3 Teilimpfungen, letzte vor ≤ 10 bzw. ≤ 5 Jahren[2]	Nein	Nein
≥ 3 Teilimpfungen, letzte vor ≤ 10 bzw. ≤ 5 Jahren[2]	Ja	Nein
≥ 3 Teilimpfungen, letzte vor >20 Jahren[3]	Ja	Ja

[1] Bei Säuglingen/Kleinkindern im Rahmen der Grundimmunisierung wird eine 3. Teilimpfung mit einem 6-fach Impfstoff „eingeschoben", sofern der Verletzungszeitpunkt länger als 4 Wochen nach der 2. Teilimpfung liegt. Findet die Verletzung vor diesem Zeitpunkt statt, wird sofort Immunglobulin gegeben und nach 4 Wochen die 3. Teilimpfung. Die Auffrischung im 2. Lebensjahr (für diese Kinder dann die 4. Impfung) erfolgt laut Impfplan. Bei Erwachsenen wird innerhalb von 6 Monaten nach der 2. Teilimpfung weder eine 3. Teilimpfung noch Immunglobulin gegeben, liegt der Zeitpunkt der Verletzung 6-12 Monate nach der 2. Teilimpfung, wird sofort die 3. Teilimpfung (ohne Immunglobulin) gegeben.
[2] Bis zum vollendeten 60. Lebensjahr 10 Jahre, ab dem vollendeten 60. Lebensjahr 5 Jahre.
[3] Titerkontrolle frühestens nach 3 Monaten.

Eine postexpositionelle Immunglobulingabe ist bei Personen im regulären Intervall zwischen der 2. und 3. Teilimpfung nicht mehr nötig.

Schutzrate: Die Schutzrate der Tetanus-Impfung liegt bei nahezu 100 %. Durchbrüche eines Tetanus kommen bei regulär Geimpften praktisch nicht vor.

Schutzdauer: 10 Jahre absolut, d. h. auch im Verletzungsfall braucht hier keine Impfung durchgeführt werden (außer man ist über 60 Jahre alt, dann schon nach 5 Jahren). Werden die 10 Jahre (bzw. 5 Jahre ab Alter von 60) nach der letzten Auffrischung überschritten, so wird im Verletzungsfall aufgefrischt. Siehe vorangegangene Tabelle.

Nebenwirkungen: Vor allem dann, wenn die Injektion nicht streng in den Muskel (immer Oberarm, nie Gesäß!) gegeben wird, ist mit Reaktionen an der Impfstelle zu rechnen: Rötung, leichte Schwellung, Druckschmerzhaftigkeit, Juckreiz. Etwa 20 % der Impflinge erleben eine solche, etwa 6 – 48 Stunden nach der Impfung auftretende, zumeist kurz andauernde Reaktion; nur in ganz seltenen Fällen eine ausgeprägte Reaktion an der Impfstelle mit starker Schwellung.

Im Gegensatz zur früheren Ansicht, dass sich Impfreaktionen nach Tetanus-Impfung verstärken, wenn man zu oft impft, belegen neuere Untersuchungen, dass nur bei extrem kurz hintereinander folgenden Impfungen tatsächlich mit vermehrten lokalen Reaktionen zu rechnen ist. Laut Österreichischem Impfplan 2019 ist nicht mit verstärkten oder gehäuften lokalen Nebenwirkungen nach einer Auffrischungsimpfung (in Kombination mit Diphtherie, Pertussis und Polio) zu rechnen, wenn die letzte Impfung mehr als 2 Jahre zurückliegt.

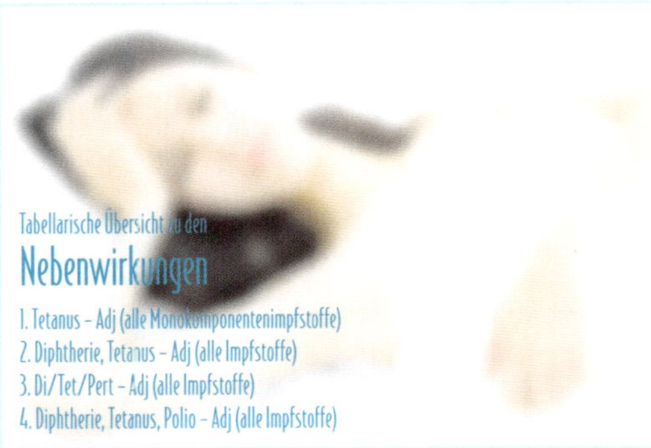
Tabellarische Übersicht zu den
Nebenwirkungen
1. Tetanus – Adj (alle Monokomponentenimpfstoffe)
2. Diphtherie, Tetanus – Adj (alle Impfstoffe)
3. Di/Tet/Pert – Adj (alle Impfstoffe)
4. Diphtherie, Tetanus, Polio – Adj (alle Impfstoffe)

1. 2. 3. 4.

17 Varizellen (Windpocken, Feuchtblattern), Herpes Zoster („Gürtelrose“)

Erreger: Varicella-Zoster-Virus

Infektionsquelle: Nasen-Rachensekret, Stuhl, Harn von Windpockenkranken.

Die Zweitmanifestation der Erkrankung ist die Gürtelrose (Zoster), hier kann die Infektion entweder über Dritte oder endogen (d. h. durch Reaktivierung schlummernder Viren in den körpereigenen Spinalganglien) erfolgen.

Übertragung: Tröpfchen- und Schmierinfektion; äußerst ansteckend (daher der Name „Wind"-Pocken).

Inkubationszeit: 12 – 21 Tage

Krankheitsbild: Plötzlich einsetzender Hautausschlag (Papeln, die sich rasch in Bläschen mit serösem Inhalt umwandeln) und gleichzeitig Fieber (bis 40 Grad möglich). Der Hautausschlag beginnt im Gesicht und auf der Kopfhaut, erfasst dann später den Rumpf und breitet sich zentripetal aus. Der Ausschlag verläuft in Schüben, sodass rote Flecken, Papeln und Bläschen nebeneinander bestehen. Auch die Schleimhäute sind häufig mitbetroffen. Der Ausschlag ist lästig und juckend, die Bläschen bzw. deren Inhalt hochinfektiös. Die Infektiosität beginnt etwa 2 Tage vor Ausbruch des Exanthems und erlischt etwa mit dem fünften Tag des Bestehens des Hautausschlages, in Einzelfällen etwas länger.

Komplikationen wie Mittelohrentzündung, Lungenentzündung, Nierenbeteiligung und vor allem auch Gehirn- und Gehirnhautentzündung (1:4.000 Erkrankte!) kommen vor. Sekundärinfektionen der Haut (Staphylodermien besonders häufig!). Die Neigung zu Komplikationen nimmt mit dem Alter zu.

Für Schwangere können Varizellen zu bestimmten Zeiten der Schwangerschaft durchaus gefährlich sein:

- Zwischen der 8. und 20. SSW kann eine Schädigung des Kindes auftreten (fetales Varizellensyndrom mit Defekten wie: Skeletthypoplasien, Augenmissbildungen, Missbildungen des Zentralnervensystems) – das Risiko beträgt 1 – 8 %.
- Ein 2. Mal nämlich dann, wenn die Schwangere 5 Tage vor bis 2 Tage nach dem Geburtstermin akut an Varizellen erkrankt: Hier wird das Kind über die Plazenta infiziert, besitzt aber keine mütterlichen Leihantikörper bei gleichzeitig noch unreifem Immunsystem und erkrankt schwer: Neonatale Varizellen haben eine Letalität von bis zu 35 %!

Varizellen sind bei Schwangeren zudem immer für die Schwangere selbst gefährlich, da verstärkt komplizierte Krankheitsverläufe auftreten können. Demnach sollte unbedingt vor Eintritt einer Schwangerschaft die Immunität gegen Varizellen überprüft werden. Siehe dazu auch Postexpositionsprophylaxe für Schwangere auf Seite 202.

Auch prinzipiell abwehrgeschwächte Patienten sind hochgefährdet, was Komplikationen betrifft. Bei derartigen Konstellationen kann postexpositionell eine passive Immunisierung gegen Varizellen in Betracht gezogen werden oder ein Herpes-Virustatikum eingesetzt werden.

Diagnose: Die Verdachtsdiagnose wird klinisch anhand der Symptomatik gestellt. Zur Diagnosesicherung können serologische Untersuchungen und eventuell der Virusnachweis (Speziallabors) angewandt werden.

Behandlung: Meist sind die klassischen Varizellen bei Kindern nicht behandlungsbedürftig, außer dass juckreiz- und entzündungshemmende Lotionen auf den Ausschlag aufgebracht werden. Kündigen sich Komplikationen an oder ist der Verlauf von vornherein schwer, so können virustatische Medikamente eingesetzt werden, wobei die Regel gilt: Je früher eingesetzt, desto wirksamer.

Ältere Menschen, die noch nie Varizellen hatten, sind für schwerere Verläufe anfällig, ebenso Personen mit Störungen des Immunsystems. Diese Personen sollten frühzeitig mit Virustatika behandelt werden.

Epidemiologie und Bedeutung: Varizellen kommen überall auf der Welt vor. Die Erkrankung wird oft schon im frühen Kindesalter erworben. Bereits im Alter von 10 – 11 Jahren beträgt die Durchseuchung über 90 %. Mit dem 40. Lebensjahr haben dann die meisten Personen eine Immunität erworben. Allerdings sind etwa 5 % der Bevölkerung zwischen 20 und 40 Jahren nicht immun und damit besonders gefährdet, da bei älteren Personen die Krankheit signifikant schwerer verläuft.

Nach durchgemachter Erkrankung überlebt das Varicella-Virus im Körper versteckt in Zellen des Nervensystems (sensorische Ganglien). Wird die Balance der zellvermittelten Immunität gegen das Virus gestört (z. B. Nachlassen der zellvermittelten Immunität im Alter, bösartige Erkrankungen, immunsuppressive Therapie), so kann es zu einer Zweitmanifestation der Erkrankung, dem Herpes Zoster (Gürtelrose) kommen. Siehe dazu weiter unten im Kapitel.

Impfstoff: Grundsätzlich verwendet man zur Immunisierung gegen Varizellen Lebendimpfstoffe. Die Produkte sind gleichwertig.

Es gibt auch einen Kombinations-Impfstoff mit Masern/Mumps/Röteln und Varizellen. Vor allem nach erstmaliger Impfung mit dem 4-fach-Kombinations-Impfstoff neigen Kinder etwas häufiger zu Fieber und Fieberkrämpfen verglichen zu Kindern, welche mit dem Masern/Mumps/Röteln-Impfstoff und extra mit einem Varizellen-Impfstoff geimpft wurden.

Impfstoffe	Produktname und Hersteller
Kinder-Impfstoffe = Erwachsenen-Impfstoffe	
Varizellen (Lebendvirus)	Varilrix (GSK) Varivax (MSD)
Masern/Mumps/Röteln-Varizellen (Lebendvirus)	Priorix Tetra (GSK) (Zulassung Alter 11 Monate bis 12 Jahre)

Impfung: Die Impfung wird bei Kindern 2 malig im 2. Lebensjahr empfohlen. Anwendbar sind Varizellen-Impfstoffe ab dem 9. Lebensmonat und sollten in einem Intervall von mindestens 4 – 6 Wochen verabreicht werden. Die Impfung ist in Österreich nicht kostenfrei erhältlich. Die 2. Impfung sollte erfolgt sein, bevor Kinder beginnen, Gemeinschaftseinrichtungen zu besuchen. Außerdem wird die Impfung jenen Personen empfohlen, die nicht geschützt (also ungeimpft bzw. die Erkrankung nicht durchgemacht haben) und zwischen 9 – 17 Jahre alt sind, sowie ungeschützten Erwachsenen.

Insbesondere wird die Varizellen-Impfung für Personen empfohlen, für die die Infektion ein besonderes Risiko darstellt[1]:

- Seronegative Frauen im gebärfähigen Alter: In seltenen Fällen kann eine Varizellen-Zoster-Virus Erstinfektion innerhalb der ersten 20 Schwangerschaftswochen zu Fehlbildungen beim Feten führen. Das Risiko für das Auftreten eines fetalen Varizellensyndroms beträgt maximal 2 %. Zudem besteht für die Schwangere ein erhöhtes Risiko für das Auftreten von schweren Varizellen-Komplikationen. Daher ist die Impfung vor Eintritt einer Schwangerschaft zu empfehlen („*Prepare for pregnancy!*") - im Rahmen der Überprüfung des Immunstatus VOR geplanter Schwangerschaft z.B. durch Fachärztinnen und Fachärzte für Gynäkologie und Geburtshilfe.
- Das gesamte seronegative Personal im Gesundheitswesen, besonders in pädiatrischen Kliniken (auch Auszubildende aller dort tätigen Berufsgruppen), pädiatrischer Onkologie; bei Personal für humanitäre Einsätze sowie in Einrichtungen zur Betreuung von Schwangeren und Immundefizienten soll vor Arbeitsaufnahme Immunität (durch eine frühere Infektion oder durch Impfung) bestehen.

[1] Gemäß Österreichischem Impfplan 2019 (mit freundlicher Genehmigung des BMSAGK)

- Personal von Gemeinschaftseinrichtungen wie zum Beispiel Kindergarten, Kinderkrippe, Schule, sowie empfängliche Betreuungspersonen von Kindern
- Kinder bei geplanter Immunsuppression wegen schwerer Autoimmunerkrankung, vor Organtransplantation, bei schwerer Niereninsuffizienz, mit schwerer Neurodermitis und die im gemeinsamen Haushalt lebenden Personen.
- Kinder mit Leukämie oder Malignomen unter Berücksichtigung der Immunitätslage für eine Lebendimpfung (z. B. im Therapie-Intervall, mit > 1.200/µl Lymphozyten)[2].
- Reiseimpfung: Empfängliche Reisende, besonders bei längeren Reisen oder bei Reisenden, die Kontakt zur Lokalbevölkerung haben[3,4,5].

Schutzrate: Bei Kindern bis zum 12. Lebensjahr nach 2 Impfungen zwischen 80 und 100 %, bei älteren Personen etwas niedriger, bei Immunsupprimierten auch schlechter (weshalb 2 Impfungen empfohlen sind).

Schutzdauer: Derzeit sind noch keine Langzeitdaten zum Impfstoff verfügbar, man vermutet aber einen lebenslangen Schutz nach erfolgreicher Impfung, da der Impfschutz durch natürliche Boosterung (Varizellenkontakte) verlängert wird.

Nebenwirkungen: Milde lokale Reaktionen an der Impfstelle, selten ein paar an Varizellen erinnernde Bläschen, sonst ausgezeichnet verträglich.

---

[2] Ehl S et al. Impfen bei Immundefizienz Anwendungshinweise zu den von der Ständigen Impfkommission empfohlenen Impfungen. (II) Impfen bei 1. Primären Immundefekterkrankungen und 2. HIV-Infektion Bundesgesundheitsbl (2018) 61: 1034. www.rki.de/immundefizienz

[3] Wissenschaftliche Begründung Varizellen Impfempfehlung: Robert Koch Institut. Impfung gegen HPV – Aktuelle Bewertung der STIKO. Epidemiologisches Bulletin 32/2009. August 2009. www.rki.de/DE/Content/Infekt/EpidBull/Archiv/2009/Ausgaben/32_09.pdf?__blob=publicationFile und sowie

[4] Robert Koch Institut. Stellungnahme der Standigen Impfkommission (STIKO) - Evaluation der Varizellen-Impfempfehlung durch die STIKO. Epidemiologisches Bulletin 1/2013, Januar 2013. www.rki.de/DE/Content/Infekt/EpidBull/Archiv/2013/Ausgaben/01_13.pdf?__blob=publicationFile

[5] Hecht J et al. Die Epidemiologie der Varizellen in Deutschland unter Einfluss der Varizellen-Impfempfehlung. Auswertung der Sentinel- und Meldepflichtdaten 2002–2014. Bundesgesundheitsblatt 2017: 60(1): 118–26.

Das Impfvirus dürfte so wie das Wildvirus im Körper persistieren. Eine Zweiterkrankung im Sinne eines Herpes Zoster kann daher auch durch das Impfvirus entstehen, allerdings 5 x seltener als nach einer Wildvirus-Infektion und der Verlauf ist harmloser. Nachdem es sich um eine Lebendimpfung handelt, kann in seltenen Fällen das Impfvirus von Impflingen auf Kontaktpersonen übertragen werden.

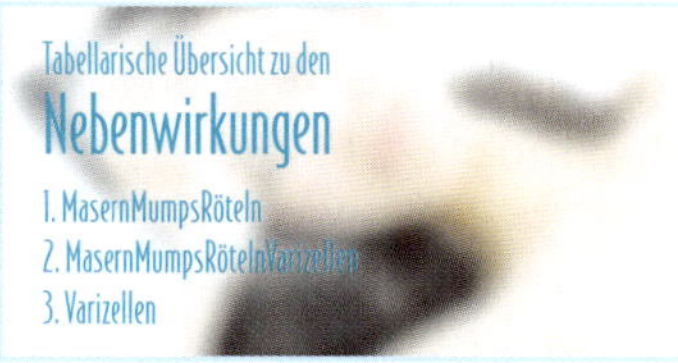

1. 2. 3.

Gegenanzeigen: Akute fieberhafte Erkrankungen, Erkrankungen des Immunsystems (angeboren oder erworben) und bei einer bestehenden Schwangerschaft.

Nachdem es sich um einen Lebendimpfstoff handelt, sollten Patienten unter immunsupprimierender Therapie (siehe dort) einen Spezialisten aufsuchen und mit den behandelnden Ärzten sprechen, wenn sie keinen Schutz gegen Varizellen haben.

Bei Frauen soll eine Schwangerschaft bei Impfung ausgeschlossen und mindestens 1 Monat danach vermieden werden.

Zum gegenwärtigen Zeitpunkt gibt es noch keine Daten zu einer eventuellen Verwendung des inaktivierten Herpes Zoster Impfstoffes Shingrix (siehe weiter unten) als Erstimmunisierung gegen Varizellen bei Personen, die infolge Immunsuppression oder schwerer Grundkrankheit nicht mit einem Lebendimpfstoff geimpft werden dürfen. Unter besonderen Umständen kann bei derartigen Konstellationen nach sorgfältiger Nutzen/Risiko Abwägung eine Grundimmunisierung mit Shingrix durchgeführt werden[6] (off label, intensive, schriftliche Aufklärung)

[6] Österreichischer Impfplan 2019 (mit freundlicher Genehmigung des BMSAGK)

Postexpositionsprophylaxe

Als Exposition gilt Kontakt mit einem Erkrankten durch Körperkontakt oder direkter Kontakt von Angesicht zu Angesicht sowie gemeinsamer Aufenthalt in einem Raum für fünf Minuten oder länger. Bei Spielgefährten oder Haushaltsmitgliedern ist der Beginn der Exposition zwei Tage vor Ausbruch des Exanthems anzunehmen.

Varizellenimpfung
Als Postexpositionsprophylaxe soll die Impfung möglichst innerhalb von 72 Stunden, maximal innerhalb von 5 Tagen eingesetzt werden, sofern keine Kontraindikation gegen die aktive Impfung vorliegt. Für empfängliche Personen mit abgeschwächtem Immunsystem wird postexpositionell die Verabreichung eines Immunglobulins empfohlen.

Varizellen-Zoster-Immunglobulin (VZIG)
VZIG kann den Ausbruch einer Erkrankung verhindern oder deutlich abschwächen und sollte in folgenden Situationen zur Anwendung kommen, wo die aktive Varizellenimpfung nicht möglich ist:

Daher wird nach Exposition folgenden Personen mit erhöhtem Risiko die ***Verabreichung eines VZIG möglichst rasch innerhalb von 96 Stunden, maximal bis zu 10 Tagen empfohlen:***

- *Empfänglichen Patientinnen und Patienten mit nachgewiesener Schwäche des Immunsystems.*
- *Ungeimpften Schwangeren ohne nachweisbare Immunität bis zur 23. SSW: Sie sollten zum Schutz des Feten möglichst innerhalb von 72 – 96 Stunden VZIG erhalten. Sollte ein Immunitätsnachweis nicht innerhalb von 24 Stunden abklärbar und eine Varizellenanamnese nicht erhebbar sein, sollte die Verabreichung des VZIGs sofort erfolgen.*
- *Ungeimpften Schwangeren ohne nachweisbare Immunität nach der 23. SSW. Diese Personen sollten zum Schutz vor schweren Varizellenkomplikationen (Pneumonie) VZIG möglichst rasch innerhalb von 96 Stunden, maximal bis 10 Tage nach Kontakt erhalten. Bei Ausdehnung des Intervalls der Hyperimmunglobulin Gabe kann die Infektion möglicherweise nicht verlässlich verhindert, der Verlauf jedoch abgemildert werden. Der Immunitätsnachweis sollte so rasch als möglich erfolgen. Die Immunglobulingabe ist die 1. Wahl.*

- *Neugeborenen, deren Mutter 5 Tage vor bis 2 Tage nach der Geburt an Varizellen erkrankte*
- *Frühgeborenen bis zur einschließlich 28. Schwangerschaftswoche unabhängig vom VZV-Immunstatus der Mutter.*
- *Frühgeborenen ab der 28. Schwangerschaftswoche von seronegativen Müttern nach*
- *Exposition in der Neonatalperiode.*

VZIG ist derzeit in Österreich nur als Varitect CP 25 I.E./ml Infusionslösung verfügbar. Gemäß der derzeitig gültigen Produktinformation sollte die postexpositionelle VZIG Gabe so rasch wie möglich innerhalb von 96 Stunden erfolgen[7]. Ist kein Immunglobulin vorhanden, so kann alternativ zur Immunglobulingabe als 2. Wahl auch postexpositionell die prophylaktische Gabe von Virustatika während der Schwangerschaft und postpartal bei Mutter und Kind erwogen werden.

Herpes Zoster („Gürtelrose“)

Nach einer Erstinfektion mit dem Varicella-Virus bleibt dieses lebenslang in den Spinalganglien latent erhalten. Durch so genannte endogene Reaktivierung (letztlich eine Störung der Balance des Immunsystems des Menschen, die den Zoster-Viren erlaubt, sich wieder zu vermehren) kann es zur Zweiterkrankung mit dem Varicella-Zoster-Virus kommen, der so genannten „Gürtelrose". Diese tritt vorzugsweise bei älteren Menschen auf oder bei Menschen, die eine gestörte Immunabwehr haben. Die auftretenden Hautläsionen sehen genauso aus wie Varizellen, allerdings mit der Einschränkung, dass sie lokal begrenzt sind und dies zumeist auf das Versorgungsgebiet jenes sensiblen Nervs, aus dessen Spinalganglion das Virus quasi „ausgebrochen" ist.

Bedeutung und Häufigkeit:

- 10 – 20 % der Varizellen-Erkrankten erleiden später Herpes Zoster
- 45 – 50 % der Patienten sind älter als 65 Jahre

[7] Originalzitat Österreichischer Impfplan 2019 (mit freundlicher Genehmigung des BMSAGK)

Typische Klinik:

- Intermittierende oder kontinuierliche Schmerzen
- Hyper- oder Parästhesien
- Exanthem (morphologisch nicht von Varizellen unterscheidbar)
- Exanthem beschränkt auf das Versorgungsgebiet des sensiblen Nervs
- Fieber, Lichtscheuheit, Kopfschmerzen, Lymphknotenschwellung und reduzierter Allgemeinzustand

Leider treten häufig Komplikationen auf. Etwa 25 % der Herpes Zoster-Patienten über 60 Jahre erleiden zumindest eine der Komplikationen:

- Postherpeutische Neuralgien (bis 3 Monate nach Erkrankung, können jahrelang bestehen bleiben): Starke Schmerzen im Bereich der betroffenen Nerven
- Sensibilitätsstörungen
- Bakterielle Superinfektionen
- Narbenbildung
- Segmentale motorische Paralyse: Lähmung

Grundsätzlich ist eine Herpes Zoster-Infektion mit bestimmten Virustatika behandelbar, allerdings reduziert das die Folge-Erscheinungen nicht sicher.

Impfung: Prinzip: Durch die Impfung gegen Herpes Zoster werden die spezifischen Antikörperspiegel, welche z. B. mit dem Alter sinken, wieder derartig erhöht, dass zu einem hohen Prozentsatz ein Schutz gegen die „Gürtelrose" und vor allem deren Komplikationen gegeben ist. Zur aktiven Immunisierung gegen Herpes Zoster stehen neuerdings 2 Impfstoffe zur Verfügung:

Impfstoffe	Produktname und Hersteller
Erwachsenen-Impfstoffe (zugelassen ab 50 Jahren)	
Varicella-Virus (Lebendvirus)	Zostavax (Sanofi)
Recomb. Oberflächenprotein E von HZViren (TOT)	Shingrix (GSK)

1) Zoster Lebendimpfung-Zostavax

Dieser Impfstoff, der bereits von der Impfung gegen Varizellen bekannt ist (siehe oben), liegt gegenüber der Varizellen-Impfung in der 14-fachen Dosierung vor. Dies ist nötig, damit ein eventuell vorhandener, geringer Schutz des Patienten gegen dieses Virus von der Ersterkrankung an Varizellen als Kind „durchbrochen" werden kann, und erneut eine vollständige, mit einem Schutz einhergehende, Immunantwort ablaufen kann.

Es handelt sich um eine Lebendimpfung, welche den attenuierten OKA-Stamm des Varivax (1350 pfu) enthält, davon durchschnittlich ca. 20.000 pfu (18.700 bis 60.000 pfu). Der Impfstoff wird einmalig subkutan verabreicht. Bisherige Nachbeobachtungszeit (Schutzdauer): Rund 5 Jahre; vermutlich länger.

Wesentlich ist die Anmerkung, dass diese Impfung den Patienten nicht 100 %ig schützt. Die Wirksamkeit gegen jedwede Herpes Zoster-Erkrankung liegt bei etwa 51 %, gegen schwere Verläufe mit starken, andauernden Schmerzen bei 73 %. Die Wahrscheinlichkeit des Auftretens einer postherpeutischen Neuralgie wird um zwei Drittel und die mit dieser Komplikation verbundenen Schmerzen um 57 % reduziert. Mit zunehmendem Alter nimmt die Wirksamkeit bedauerlicherweise deutlich ab.

Nebenwirkungen: Die Impfung hat eine Verträglichkeit wie andere Impfungen auch, also Lokalreaktionen und Kopfschmerzen sind häufig. Selten kann es zu einer leichten Form von Varizellen kommen. Zu berücksichtigen ist, dass das Impfvirus, nachdem es ein Lebendvirus ist, in seltenen Fällen auf Kontaktpersonen übertragen werden kann.

Nachdem es sich um einen Lebendimpfstoff handelt, sollten Patienten unter stark immunsupprimierten Zuständen, wie z. B. Chemotherapie, Leukämie etc. die Impfung nicht bzw. nur nach sorgfältiger Nutzen-Risiko Abwägung erhalten.

Der Impfstoff Zostavax wird zunehmend durch das unten angeführte Shingrix abgelöst und wird vermutlich in den nächsten 1-2 Jahren vom Markt verschwinden.

2) Inaktivierte Zosterimpfung Shingrix

Seit Mai 2018 ist in der EU ein neuer Impfstoff gegen Herpes Zoster zugelassen, der völlig anders geartet ist. Es handelt sich bei diesem Impfstoff um ein rekombinant hergestelltes Oberflächenprotein des Varicella-Zostervirus. Dieses Protein hat eine Schlüsselfunktion beim Aufbau einer Immunität. Um die Wirkung zu verbessern, wird dieses Oberflächenprotein an ein spezielles Adjuvans gekoppelt (AS01B). Der Impfstoff ist in Österreich trotz EU-Zulassung nicht erhältlich, kann aber direkt aus Deutschland über Apotheken bezogen werden.

Shingrix hat in allen bisherigen Studien nicht nur eine ganz ausgezeichnete, über mehrere Jahre anhaltende Wirksamkeit gezeigt, sondern auch – und das ist ein wesentlicher Unterschied zum bisherigen Zostavax – kaum an Wirksamkeit bei älteren Menschen verloren. Da gerade diese Personengruppe aber das höchste Herpes Zoster Risiko hat, ist dieser Vorteil immens.

Vergleich Wirksamkeit Zostavax-Shingrix (CDC, USA)

	60 – 69 Jahre	70 – 79 Jahre	Über 80 Jahre
Shingrix	97 %	91 %	91 %
Zostavax	64 %	41 %	18 %

Auch die Tatsache, dass dieser Impfstoff (im Gegensatz zu Zostavax) keine vermehrungsfähigen Viren enthält, ist ein großer Vorteil: Personen, die Lebendimpfstoffe nicht erhalten sollen/dürfen, können bedenkenlos mit diesem inaktivierten Impfstoff betreut werden.

Ebenso wie das bisher verwendete Zostavax wird diese Impfung ab dem 50. Lebensjahr empfohlen, es sind 2 Impfungen im Abstand von 2 Monaten angeraten. Ob und wann eine Auffrischungsimpfung nötig ist, kann zum gegenwärtigen Zeitpunkt noch nicht festgemacht werden, die bisherigen Daten weisen eine kaum nachlassende Wirksamkeit über mehr als 4 Jahre jedenfalls aus.

Personen, die schon einmal an Herpes Zoster (HZ) erkrankt waren, können ohne weiteres 1-4 Jahre nach der Krankheitsepisode mit HZ-Impfstoff nachgeimpft werden, ebenso Personen, die schon einmal Zostavax erhielten (Abstand mindestens 1 Jahr).

Personen, die ein besonders hohes Risiko haben, an HZ zu erkranken (schwere Erkrankungen oder Immunsuppression), können außerhalb der Zulassung auch im jüngeren Lebensalter geimpft werden.

Die Nebenwirkungen nach Shingrix sind durchwegs als mild beschrieben und betreffen vor allem die Impfstelle. Hier kann es zu lokalen Reaktionen kommen, vergleichbar mit anderen adjuvierten Imfpstoffen. Systemische Nachwirkungen betreffen Müdigkeit, Kopfschmerzen und ev. leichte Temperaturerhöhung.

Eine detaillierte wissenschaftliche Zusammenfassung zu Shingrix wurde Ende 2018 vom Robert Koch Institut veröffentlicht[8].

[8] https://www.rki.de/DE/Content/Infekt/EpidBull/Archiv/2018/Ausgaben/50_18.pdf?__blob=publicationFile

Reisemedizinische Checkliste

Allgemeine Information über das Zielland
Eine sehr gute Übersicht über das Reiseziel erhält man unter anderem auf der Website des ÖAMTC und des Außenministeriums[1].

Gängige Fragestellungen wie die Sicherheitslage, Einreise-Erfordernisse, Währung, benötigte Personaldokumente etc. können sehr schnell beantwortet werden.

Pass und Visum
Alles zum Thema Neuausstellung des Reisepasses finden Sie unter den unten angegebenen Websites.

Auskunft über Reisepass-Angelegenheiten und Einreise-Voraussetzungen im Ausland sowie die nötige Auskunft für den Fall des Passverlustes erhalten Sie auf der Seite des Außenministeriums.

Ausländische Vertretungen
Vor allem bei etwas exotischeren Zielorten sollten Sie unbedingt vor Antritt Ihrer Reise bei der jeweiligen Auslandsvertretung kurz nachfragen, ob womöglich aktuelle Besonderheiten oder Beschränkungen ausgesprochen wurden.

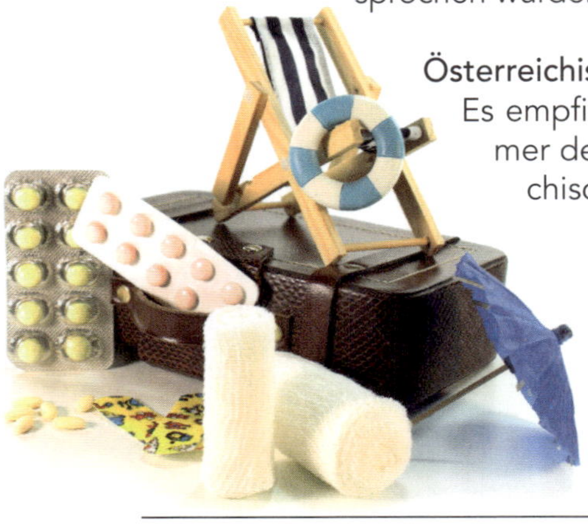

Österreichische Vertretungen im Ausland
Es empfiehlt sich die Adresse sowie Telefonnummer der jeweils im Zielland ansässigen österreichischen Vertretung[2] mitzuführen.

Diese Vertretungen helfen im Notfall zuverlässig und sprechen Deutsch!

Das „Österreichische Auswärtige Amt" in Wien ist rund um die Uhr im Notfall unter +43 501150 4411 erreichbar.

---

[1] http://www.bmeia.gv.at/reise-aufenthalt/reiseinformation/
[2] http://www.bmeia.gv.at/botschaften-konsulate/suche-nach-oesterreichischen-vertretungen/

Deutschsprechende Ärzte im Ausland

Sie finden deutschsprechende Konsiliarärzte (Vertrauensärzte) am besten über die österreichische[3] oder deutsche Auslandsvertretung[4].

Reisewarnungen

Das Bundesministerium für „Auswärtige Angelegenheiten" gibt im Anlassfall offizielle Reisewarnungen[5] aus. Diese bedeuten, dass von Reisen in ein solches Land aus spezifischen Gründen abgeraten wird. Missachten Sie die Warnung, kann dies im Schadensfall versicherungsrechtliche Konsequenzen haben. Eine offizielle Reisewarnung berechtigt Sie auch nach Konsumentenschutzrecht, Ihre Reise kostenlos zu stornieren.

Allgemeine Gesundheitsvorsorge vor Reisen

Überlegen Sie vor der Buchung einer Reise genau, ob Sie sich die Strapazen der gewünschten Tour zutrauen. Eine Urlaubsreise soll Erholung bieten und Sie nicht an die Grenzen Ihrer persönlichen Belastbarkeit führen. Wenn Sie eine chronische Krankheit haben, sollten Sie zuerst mit dem behandelnden Arzt Ihren Reisewunsch besprechen und dann eventuell einen spezialisierten Reisemediziner zu Rate ziehen.

Im Zweifelsfall können Sie auch Ihre Reisetauglichkeit prüfen lassen, diese führen nur spezialisierte Reisemediziner durch.

Wenn Sie metallhaltige Ersatzteile tragen, weisen Sie die Flughafen-Sicherheits-Kontrolle darauf hin. Schrittmacherpatienten sollten ein Attest mitführen, da für diese Personen der Magnetbogen abgeschaltet werden muss.

Medizinische Ausrüstung für Reisende (Reiseapotheke)

Es gilt die Grundregel: Nehmen Sie nur mit, womit Sie auch umgehen können. Bedenken Sie, dass Medikamente oft spezielle Lagerungsbedürfnisse haben. Wenn Sie länger im Ausland bleiben und daher größere Mengen (Faustregel: mehr als 3 Originalpackungen) eines Medikamentes mitführen, brauchen Sie eventuell eine Zollbestätigung. Auskünfte darüber erteilen die jeweiligen Botschaften.

---

3 http://www.bmeia.gv.at/botschaften-konsulate/
4 http://www.auswaertiges-amt.de/DE/Startseite_node.html
5 http://www.bmeia.gv.at/reise-aufenthalt/reisewarnungen/

Eine Zusammenstellung der wichtigsten Reisemedikamente finden Sie im Kapitel „Reiseapotheke“ (siehe Seiten 222ff).

Kontrollieren Sie das Ablaufdatum und fragen Sie im Zweifelsfall nach, ob Sie ein bestimmtes Medikament ohne Weiteres ins Ausland mitnehmen dürfen (arzneimittelrechtliche Bestimmungen). Spezialbatterien für Hörgeräte, Ersatzakkus oder Zweitbrillen sollte man nicht vergessen.

Kontaktlinsenträger: Reservelinsen, Reinigungs- und Desinfektionslösungen mitnehmen!

Telefonieren im Ausland

Kontaktieren Sie Ihren österreichischen Handy-Vertragspartner und lassen Sie sich über Auslandsroaming genau informieren, da mitunter sehr hohe Gebühren fällig werden könnten.

In manchen Fällen wird es günstiger sein, sich ein Handy vor Ort zu mieten. Dazu geben Ihnen die Webseiten der Anbieter im Ausland Auskunft. Eine sehr zuverlässige und auch kostengünstige, weltweit einsetzbare Variante für das Mobiltelefonieren ist eine SIM-Karte von Lufthansa[6].

Internet im Ausland

Wenn Sie mit Ihrem Notebook verreisen und im Ausland surfen wollen, erkundigen Sie sich genau über die zu erwartenden Kosten bei Ihrem Vertragspartner. Download-Tarife können hundertfach über den österreichischen Gebühren liegen.

Reiseversicherung

Eine eigene Reiseversicherung (z. B. Europäische Reiseversicherung) ist gut angelegtes Geld. Wenn Sie vielleicht über eine Kreditkarte etc. „reiseversichert“ sind, so erkundigen Sie sich genau nach den Konditionen. Nicht selten sind Selbstbehalte zu entrichten.

[6] https://www.lufthansa.com/ae/de/lufthansa-mobile

Kinder auf Fernreisen

Der Reisemediziner wird sehr oft mit der Frage konfrontiert, inwieweit es möglich (und sinnvoll) ist, Kinder auf Fernreisen mitzunehmen. Aus ärztlicher Sicht ergibt sich diese Problemstellung in erster Linie im Hinblick auf wahrscheinlich erforderliche Impfungen und die Notwendigkeit einer Malariaprophylaxe, also Dinge, von denen man gemeinhin annimmt, dass sie für ein Kind belastend sein könnten. Dazu ist aber vorab ganz allgemein zu bemerken, dass spezifische Vorbeugemaßnahmen (wie sie im internationalen Reiseverkehr üblich sind), für den gesunden kindlichen Organismus sicher keine außergewöhnliche Belastung darstellen. Von wesentlicher Bedeutung ist natürlich das Alter des auf die Reise mitzunehmenden Kindes.

Dementsprechend sind die reisemedizinischen Empfehlungen in 3 Altersgruppen aufgegliedert:

Kinder bis zum vollendeten 1. Lebensjahr

In dieser Altersgruppe sind Fernreisen sicherlich mit den größten Problemen verbunden. Grundsätzlich ist davon abzuraten, mit Säuglingen im 1. Lebensjahr in jenen Gebieten den Urlaub zu verbringen, in denen die medizinische Versorgung merklich unter dem europäischen Standard liegt. Damit scheiden praktisch alle Entwicklungsländer als Reiseziele aus. Dieser Ratschlag klingt zwar im ersten Moment etwas hart, ist aber darin begründet, dass für Säuglinge bereits die meisten, für den Erwachsenen als völlig banal zu wertenden Gesundheitsstörungen zu ernsten, ja sogar zu lebensbedrohlichen Zustandsbildern führen können. Dazu kommen noch kommunikationstechnische Hürden in zweierlei Hinsicht: Die kranken Kleinkinder können wenig zur Klärung beitragen, und eventuell konsultierte Ärzte sprechen ebenfalls eine andere Sprache ...

Als typisches Beispiel hierfür ist die gerade unterwegs so häufig auftretende akute Durchfalls-Erkrankung (Reisediarrhoe) zu nennen. Kinder dieses Alters sind von einer konstanten Zufuhr, in Relation zum Körpergewicht, sehr großen Mengen an Flüssigkeits- und Nährstoffen außerordentlich stark abhängig. Jede Ernährungsstörung kann schwere Folgen haben: Bereits ein kurzer Durchfall, bei Kleinkindern häufig mit Erbrechen verbunden, kann zu erheblichen Flüssigkeits- und auch Elektrolytverlusten mit der Gefahr einer Dehydratation und sogar einer aufkommenden Toxikose führen, sodass zur Behandlung unbedingt ein entsprechend ausgebildeter Arzt aufzusuchen ist. Dieser muss dann auch in der Lage sein, die Situation diagnostisch zu evaluieren und zumindest eine Infusionstherapie vorzunehmen. Allerdings ist die parenterale Behandlung in Ländern mit schlechter medizinischer Versorgung oft riskant, unter Umständen sogar überhaupt unmöglich.

Aber auch viele andere Gesundheitsstörungen wie plötzlich einsetzende, hochfiebernde Zustände jeglicher Ursache, allergische Hautausschläge und schwere katarrhalische Infekte, können eine pädiatrische Intervention erforderlich machen, die in vielen Gebieten der Dritten Welt nicht erreichbar ist. Die Eltern sind in derartigen Situationen mit ihren kleinen Kindern hilflos. Sie fühlen sich alleingelassen und geraten verständlicherweise leicht in Panik. Tatsächlich ist es – etwa bei einem rasch in die Wege geleiteten Notruf in die Heimat – selbst für einen geschulten Außenstehenden – nicht leicht, die Gefährlichkeit der Situation einzuschätzen, da zusätzliche unkalkulierbare Faktoren wie Hitzebelastung, Transportmöglichkeiten in die nächste größere Stadt, aber vor allem die Qualität der örtlichen medizinischen Versorgung kaum abzuschätzen sind.

Nicht zuletzt muss man bedenken, dass bei Kindern vor Vollendung des 1. Lebensjahres in vielen Fällen ein optimaler reisemedizinischer Schutz im Sinne von Impfungen nicht möglich ist. Es sind in diesem Lebensalter viele der üblichen Kinderimpfungen noch nicht vervollständigt. Hinsichtlich der notwendigen Basisimpfungen ist nur ein teilweiser Schutz gegeben. Außerdem können viele Reiseimpfungen, die für den Erwachsenen selbstverständlich sind, einfach noch nicht verabreicht werden. Gleichermaßen stößt die gegebenenfalls erforderliche medikamentöse Malariaprophylaxe auf Schwierigkeiten, weil man Kindern unter 1 Jahr die sehr bitter schmeckenden Tabletten kaum verabreichen kann.

Aus dem Gesagten ist abzuleiten, dass sich Reisen mit Kindern im 1. Lebensjahr – aus touristikmedizinischer Sicht – am besten auf den westeuropäischen Raum (inklusive Griechenland) beschränken sollten, wo auch eine zu starke Hitzebelastung vermieden werden kann. Bereits die Türkei ist – namentlich wegen der erhöhten Durchfalls-Wahrscheinlichkeit – als problematisch einzustufen. Lange Flugreisen sind Kindern in diesem Alter ebenfalls nur schwer zumutbar.

Kinder vom 2. Lebensjahr bis zum Volksschulalter

Grundsätzlich stellen Fernreisen auch für Kinder in dieser Altersgruppe noch ein gewisses Risiko dar, dieses ist jedoch deutlich besser kalkulierbar als bei Kindern unter 1 Jahr. Etwa bis zum 3. Lebensjahr ist bei Reisen in Länder mit sehr niedrigem Hygienestandard oder sehr mangelhafter medizinischer Versorgung noch immer Vorsicht geboten. Hier sind dieselben Risikokonstellationen gegeben und daher dieselben Einschränkungen gültig wie für Kinder unter 1 Jahr. Überdies stellen individualtouristische oder reine Besichtigungsreisen mit häufigem Standortwechsel für Kinder in diesem Lebensabschnitt eine erhebliche Belastung dar, abgesehen von den medizinischen Problemen im Krankheitsfall. Seitens der üblichen Prophylaxe-Maßnahmen und Impfungen sind Kinder ab dem vollendeten 1. Lebensjahr wesentlich besser zu betreuen. Die meisten Impfungen können durchgeführt werden, und eine medikamentöse Malariaprophylaxe wird eher akzeptiert.

Freilich – und dies gilt wiederum vor allem für Kinder unter 3 Jahren – stellt der Nachwuchs, der in diesem Alter dauernd beaufsichtigt, beobachtet und betreut werden muss, die Eltern vor sehr hohe Anforderungen und damit unter Umständen sogar den gesamten Urlaubserfolg in Frage. Da die Kleinen dazu neigen, alles was ihnen in die Hände kommt auch in den Mund zu stecken, ist gerade in Ländern mit einer schlechten Hygienesituation eine nahezu ununterbrochene Aufsicht nötig.

Aus der Sicht des Reisemediziners wären somit für Kinder zwischen dem vollendeten 1. und dem vollendeten 3. Lebensjahr vor allem Cluburlaube zu empfehlen, und zwar in touristisch gut erschlossenen Gebieten. Zum Beispiel in der Türkei, außerhalb Europas auf den Badeinseln Thailands und in der Dominikanischen Republik etc. Der kindliche Stoffwechsel ist jedoch noch labil und es ist zu bedenken, dass durch die Angewohnheit, den Durst im heißen Klima durch ungewohnt große und vorzugsweise sehr kalte Flüssigkeitsmengen zu stillen, der ohnehin schon belastete Verdauungstrakt leicht überfordert ist.

Kinder jenseits des 3. Lebensjahres wiederum sind – was Reisen anlangt – um vieles unproblematischer. Sie können im Allgemeinen ohne wesentliche Einschränkungen alle erforderlichen Reiseimpfungen erhalten. Sie verkraften banale Infekte bereits erheblich besser als in den ersten Jahren, und verstehen bei entsprechender Instruktion schon recht gut, worauf sie aufpassen müssen und was sie nicht tun dürfen.

Da die Kinder besonders gerne im Freien spielen, ist durchgehend auf einen adäquaten Sonnenschutz zu achten. Sonnencremen sollten unbedingt schon vorher zu Hause auf „Hautverträglichkeit" geprüft werden. Regelmäßiges Auftragen von Sonnencremen mit sehr hohem Lichtschutzfaktor und das Tragen einer Kopfbedeckung sollten unabdingbare Voraussetzungen für das Spielen im Sand sein. Dabei darf auch auf ausreichende Flüssigkeitszufuhr nicht vergessen werden.

Bei Kindern zwischen dem 2. und dem 6. Lebensjahr sollte man jedoch noch ein wenig Augenmerk auf das Zumutbare – auch im Hinblick auf die Dauer der Flugreise – walten lassen und (nicht zuletzt im eigenen Interesse) danach trachten, dass der gesamte Urlaub möglichst kindgerecht gestaltet wird.

Schulkinder und Jugendliche

Die reisemedizinische Vorbereitung von Schulkindern und Jugendlichen ist im Wesentlichen bereits jener des Erwachsenen gleichzusetzen. Grundsätzlich bestehen in diesem Alter auch keine Einschränkungen mehr bei der Auswahl des Reisezieles, allerdings sollte man sicherheitshalber Destinationen mit sehr großen Anforderungen an den Organismus vermeiden, etwa extreme Höhenlagen wegen der Vasolabilität der Jugendlichen, belastende Safaris oder schwierige Trekkings. Allerdings wird man sich dabei maßgeblich nach der individuellen Entwicklungsstufe des einzelnen Kindes richten, welche in diesem Altersabschnitt starke Unterschiede aufweisen kann.

Plant man eine Besichtigungs- beziehungsweise eine Kulturreise, dann sollte man nicht verabsäumen, durch entsprechende Vorinformationen und Gespräche die Interessen der Kinder zu wecken, denn das Aufsuchen von historischen Stätten und kultureller Wissensdurst sind bekanntlich zumeist keine primären Anliegen der Jugend.

Gerade bei Kindern im Schulalter sollte auf die Wichtigkeit der „Lege artis" vorgenommenen spezifischen Prophylaxe-Maßnahmen hingewiesen werden. Immer wieder wird in den Schulen nach der Rückkehr aus dem Sommerurlaub zur Herbstzeit eine Häufung von Hepatitis A-Fällen bis hin zu kleineren Endemien in einzelnen Klassen beobachtet. Als Folge der nicht durchgeführten, reisemedizinisch aber notwendigen Hepatitis A-Prophylaxe vor dem Sommerurlaub. Die Unterlassung dieser Impfung ist besonders unverantwortlich, weil dadurch nicht nur das eigene Kind an einer prinzipiell vermeidbaren Infektion erkrankt, sondern auch primär unbeteiligte Mitschüler gefährdet werden.

Generell sollte man sich also vor einem Familienurlaub mit den Kindern das Reiseziel genau überlegen und das Alter, die Konstitution und die Interessen des Nachwuchses mit einplanen. Der Urlaub ist im Jahr eine einmalige Episode, in die alle Beteiligten höchste Erwartungen setzen, und gerade der so bedeutsame Erholungswert dieser wichtigen Regenerationsphase kann bei Auswahl eines ungünstigen Reisezieles empfindlich leiden – woraus nicht zuletzt in aller Regel erhebliche intrafamiliäre Spannungen erwachsen. Es lohnt sich daher, in die sorgfältige Planung einige Zeit zu investieren und unter Rücksichtnahme speziell auf die jüngsten Reiseteilnehmer wohlüberlegte Entscheidungen zu treffen. Ganz allgemein ist auch der Abschluss einer Stornoversicherung zu empfehlen, zumal Kinder wesentlich häufiger erkranken als Erwachsene.

Bei der Reiseplanung ist überdies zu bedenken, dass Kinder sehr unter der Monotonie und der Bewegungs-Einschränkung im Reisemittel (Flugzeug etc.) leiden. Auch eine bekannte Neigung des Kindes zur Reisekrankheit sollte beachtet werden, wobei Kinetosen besonders zwischen dem Vorschulalter und dem 8. Lebensjahr auftreten.

Bei Flugreisen empfiehlt es sich, den Kindern knapp vor Beginn des Landeanfluges einen Kaugummi anzubieten, damit durch wiederholtes Kauen über die Eustachische Röhre ein Druckausgleich im Mittelohr erfolgen kann und kein Barotrauma (Barotitis) auftritt.

Beabsichtigt man mit einem Kind zu reisen, welches sehr krankheitsanfällig ist oder welches unter einer schon bekannten Vorerkrankung leidet, dann wird es unumgänglich sein, sich vorher mit einem Pädiater seines Vertrauens zu beraten. Siehe dazu auch die Liste[7] „Vertretungen im Ausland" über das „Österreichische Auswärtige Amt", die erfahrungsgemäß rasch Adressen deutschsprechender Ärzte in der Zielregion zur Verfügung stellen können.

---

7 http://www.auswaertiges-amt.de/DE/Laenderinformationen/03-WebseitenAV/Uebersicht_node.html

Senioren auf Fernreisen

Ein höheres Lebensalter ist an sich natürlich keine Krankheit. Senioren sollten sich aber im Einzelfall doch darüber Gedanken machen, ob sie ein exotisches Ziel als nächste Reisedestination wählen oder ob sie besser im europäischen Raum ihren Urlaub verbringen wollen. Denn entscheidend ist nicht die Frage, ob sie die Fernreise gerade eben noch aushalten werden, sondern ob sie die Reise auch genießen können und nicht während oder nach der Reise schwerwiegende gesundheitliche Probleme haben, sodass das Urlaubsvergnügen dahin ist.

Vor allem bei älteren Reisenden, die unter Grundkrankheiten des Stoffwechsels (z. B. Diabetes), des Herz-Kreislauf-Systems (z. B. Koronare Herzkrankheit) oder der Lunge (z. B. Emphysem) oder der Niere (eingeschränkte Nierenfunktion) leiden, sollte vor Buchung eines Urlaubs in die Tropen mit dem behandelnden Arzt ein Gespräch geführt werden, ob die Reise nicht eine unzumutbare Belastung darstellt. Hier ist es mit relativ geringem Aufwand möglich, eine so genannte „Reisefähigkeits-Untersuchung" zu machen. Personen, die ständig Medikamente nehmen, sollten erstens einen entsprechenden Vorrat des Medikaments (im Handgepäck!) mitnehmen, andererseits eine englischsprachige Erklärung ihres Zustandes, sodass ein ausländischer Arzt rasch weiß, worum es wahrscheinlich geht.

Personen mit Herzschrittmachern oder metallischen „Ersatzteilen" sollten ebenfalls eine entsprechende Erklärung bei sich tragen, damit bei der Sicherheitskontrolle am Flughafen keine Probleme auftreten.

Worauf sollen Senioren achten?
Bei welchen Konstellationen ist Vorsicht geboten?

Herz-Kreislauf-Situation, Lungenfunktion:
Fast jede Person über 60 Jahren hat ein so genanntes Altersemphysem in der Lunge. Dieser Zustand ist an sich unbedenklich. Nur wenn sich diese Lungenblähung soweit ausgewachsen hat, dass sich als Komplikation eine permanente chronische, mit Verlust von gesundem Lungengewebe einhergehende, Erkrankung etabliert hat und dadurch die Sauerstoffversorgung des Blutes nicht mehr vollständig ist, bedeutet dies: „Mahnung

zur Vorsicht". Es empfiehlt sich, wenn man bereits zu Hause mit dem Stiegensteigen Probleme hat oder bei banalen Anstrengungen „keine Luft" bekommt, mit dem Internisten zu sprechen und vielleicht eine Lungenfunktionsprüfung zu machen. Wichtig ist dies vor allem für die Flugreise, da der Kabinendruck in modernen Jets einer Seehöhe von 2.500 Metern entspricht.

Auch der Zustand des Herzens und des Kreislaufs sollte überprüft werden: Senioren, bei denen die Herzleistung stark abgesunken ist oder eine „Angina pectoris" vorliegt, die nicht gut eingestellt ist, sollten lange Fernreisen überhaupt meiden. Auch Patienten nach einem Herzinfarkt sollten unbedingt klären, ob sie schon wieder einsatzfähig sind.

Nach einem Schlaganfall muss man sich sehr genau überlegen, was man sich zumuten kann – denn: Was tun, wenn man im Ausland womöglich ein 2. derartiges Ereignis erlebt? Der Bluthochdruck ist bei guter Medikamenten-Einstellung kein Problem, aber instabiler Hochdruck verbietet lange Reisen.

Schrittmacher-Patienten benötigen unbedingt ihr letztes EKG, wenn sie auf Reisen gehen und eine Bestätigung für die Flughafensicherheitskontrolle. Es empfiehlt sich auch, das Gerät vor der Abreise warten zu lassen, denn leere Batterien kommen nicht nur bei Taschenlampen vor.

Organ- und Stoffwechselkrankheiten:
Als Faustregel kann hier gelten: Ist eine Organerkrankung oder eine Stoffwechselkrankheit so gut behandelt, dass im Inland nur eine gelegentliche Kontrolle durch den Arzt nötig ist und eine allgemeine Beeinträchtigung des täglichen Lebens nicht gegeben ist, so wird auch eine Fernreise kein wirkliches Problem darstellen.

Einige Beispiele

Der reisende Diabetiker

Ist der Blutzuckerspiegel nur gering erhöht, sind keine Krisensituationen bisher vorgekommen und nimmt der Patient zur Stabilisierung bestenfalls orale Antidiabetika, so kann er uneingeschränkt reisen. Der insulinpflichtige Diabetiker muss Fernreisen nicht meiden, aber er sollte sich unbedingt in einem Diabetikerzentrum gut schulen lassen, damit er mit seiner Zuckerkrankheit in der Ferne gut umgehen kann. Probleme wie die Zeitverschiebung, eventuelle Durchfallerkrankungen, ungewohnte

Kost und ein anderer Lebensrhythmus können somit unbeschadet überstanden werden. Diabetikerausweis nicht vergessen!

Gichtkranke sind besonders gefährdet, bei Fernreisen einen Anfall zu bekommen. Daher Rücksprache mit dem Arzt, was in solchen Fällen zu tun ist.

Patienten mit *Leberzirrhose* und Bauchwassersucht sind ebenso wie Patienten mit stark eingeschränkter Nierenfunktion nicht fernreisefähig.

Sehr wichtig ist auch die Anmerkung, dass Patienten mit der *„Parkinson'schen Krankheit"*, wenn diese ausgeprägt ist, nicht in heiße Länder reisen sollten: Bei diesen Patienten ist die Schweißsekretion beeinträchtigt, sie bekommen einen Hitzestau, der bedrohlich sein kann.

Patienten mit „Ersatzteilen", die metallisch sind, benötigen einen entsprechenden Arztbrief (am besten auf Englisch), in dem das Leiden erklärt und auf die Metallnatur des Implantates hingewiesen wird – sonst ist bei der Flughafen-Sicherheits-Kontrolle Endstation.

Impfungen und andere Vorbeugemaßnahmen bei Senioren

Unverständlicherweise sind es gerade die älteren Reisenden, die Vorsorgeimpfungen für Fernreisen nicht ernst nehmen. Dabei sollte sich jeder Senior vor Augen führen, dass der Alterungsprozess auch nicht vor dem Immunsystem halt macht. Also sollte gerade der ältere Fernreisende sehr darauf bedacht sein, die reisespezifischen Impfungen (abhängig vom Reiseziel) durchführen zu lassen und auch nicht auf die Routineimpfungen vergessen (Diphtherie, Tetanus, Pertussis und Polio). Zeitgerechte Erkundigung (etwa 4 Wochen vor Abreise) an einer spezialisierten Stelle (z. B. Reisemedizinischer Informationsdienst, Tel. +43/ (0)1/403 83 43) erspart unter Umständen verzichtbare „Souvenirs" aus den Tropen.

Ganz allgemein formuliert – die oben angeführten Punkte sind nur ein Abriss der wichtigsten Probleme des älteren Fernreisenden – sollten Senioren mit Überlegung und Hausverstand an das Abenteuer „Fernreise" herangehen. Eine Rückfrage bei einem Tropeninstitut, ob das gewünschte Reiseziel wirklich empfehlenswert ist, ob die medizinische Versorgung und die Umfeld-Bedingungen in der jeweiligen Situation eine Reise dorthin wirklich empfehlenswert erscheinen lassen, sollte stets erfolgen. Im Einzelfall wird es vielleicht notwendig sein, eine ärztliche Untersuchung vor Reiseantritt durchführen zu lassen. Daher: Zeitgerecht mit den Vorbereitungen beginnen, um sich so noch die Möglichkeit offen zu lassen, bei ärztlichem Widerspruch auf eine andere, weniger belastende Destination umbuchen zu können.

Thrombosegefahr auf Flugreisen

Erst durch die Zunahme von Langstreckenflügen ist man auf ein medizinisches Problem aufmerksam geworden, dem man bisher wenig Bedeutung zugemessen hat: Der Entstehung von Blutgerinnseln, also Thrombosen, bei Interkontinentalflügen. Man nimmt an, dass etwa jeder 5. plötzliche Todesfall an Bord eines Flugzeuges durch eine Pulmonalembolie ausgelöst wird. Dies ist eine Erkrankung, bei der sich ein Blutgerinnsel, das an einer anderen Stelle im Organismus entstanden ist, losreißt, auf seinem Weg durch das Herz in die Lunge gelangt und dort zur Verstopfung eines Gefäßes führt.

Anfangs wurde dieser Problematik besonders hohe Aufmerksamkeit geschenkt und sogar ein eigener Name kreiert: Das so genannte „Economy-Class-Syndrom". Dies deshalb, weil vor allem die Bewegungsarmut in vollen Flugzeugen (mit)verantwortlich für das „thromboembolische Geschehen" ist. Spätere Untersuchungen haben das Risiko deutlich relativiert, d. h. derartige schwerwiegende Ereignisse sind als überaus selten einzustufen[8].

Wie entstehen nun Risikofaktoren für eine Thrombose?

In erster Linie sind es der lang andauernde Bewegungsmangel, die sitzende Position mit abgewinkelten Knien, ferner eine zumeist langsam während des Fluges entstehende Austrocknung (die Luftfeuchtigkeit an Bord beträgt nur etwa 5 – 10 %) und natürlich auch ein genereller Sauerstoffmangel.

[8] Schobersberger et al, Vasa 2008

Dazu kommt noch, dass auf Flügen meist reichlich Alkohol konsumiert wird und nicht selten Reisende zu milden hypnotisch wirkenden Substanzen greifen, um den so genannten „Jetlag" besser zu überwinden. Es ist also nicht ein einzelner Faktor, der das Entstehen einer Thrombose begünstigt, sondern es ist meistens ein Zusammenspiel mehrerer gleichzeitig einwirkender Faktoren, die die Neigung zum Entstehen eines Blutgerinnsels fördern.

Darüber hinaus kann man aber auch von Seiten des Reisenden selbst eine Gruppeneinordnung vollziehen, die bereits von vornherein eine Klassifizierung möglich macht, ob der betreffende Reisende ein eher geringes, ein mäßiges oder ein hohes Thromboserisiko auf Langstreckenflügen zu vergegenwärtigen hat.

- **Basisrisiko**:
  Jede Person, die mehrere Stunden sitzend reist
  (auch im Zug oder Auto)

- **Zusätzliche Risikofaktoren:**
  - Alter über 60 Jahren
  - Herzinsuffizienz
  - Aktive entzündliche Darmerkrankung
  - „Pille", Hormonersatztherapie
  - Übergewicht (BMI > 30)
  - Schwangerschaft und direkte Postpartalperiode
  - Thrombophilie oder familiäre Anamnese einer solchen
  - Eine frühere Thrombose/Embolie
  - Maligne Erkrankung
  - Eingeschränkte Mobilität (z. B. Gips)
  - Rezente Operation, Hospitalisation, Trauma

Wie sollte der Reisende sich nun verhalten, wenn er einen Langstreckenflug vor Augen hat und sein Risiko niedrig halten will?

Hat der Reisende keine der vorab bestehenden Risikofaktoren, so sollte er lediglich während der Flugzeit und unmittelbar danach ein angepasstes Verhalten zeigen.

Dieses umfasst folgende Grundregeln:

- Reichlich Flüssigkeitszufuhr, aber keinen Alkohol!!
- Reichlich Bewegung während des Fluges (während des Fluges immer wieder aufstehen bzw. Bewegungs- und Lockerungsübungen machen)
- Nicht rauchen!
- Keine sedierend wirkenden Mittel einnehmen.

Bestehen bereits vorab Risikofaktoren (siehe nächste Seite unten), so empfehlen sich folgende Maßnahmen:
Bei mäßiger Krampfadernbildung (Varizen) sollte zunächst eine mechanische Unterstützung des Gefäßsystems erfolgen und dies wird mit so genannten Stützstrümpfen (im Fachhandel erhältlich, Kompressionsklasse II) erreicht. Dies ist eine anerkannte und wirksame Methode und beugt auch dem Anschwellen der Knöchel („jet ankle") vor.

Die Einnahme von Aspirintabletten zur Thromboseprophylaxe ist sinnlos und unwirksam, ebenso die Konsumation von venenunterstützenden Medikamenten. Personen, für die ein hohes Risiko zum Entstehen einer Thrombose besteht, sollten jedenfalls mit dem Arzt Kontakt aufnehmen und möglicherweise über den Zeitraum der Reise hinweg niedermolekulares *Heparin* (NMH; ein Mittel, das die Blutgerinnung hemmt) zur Selbstinjektion verwenden. Jüngst in dieser Indikation zugelassene orale Gerinnungshemmer wie z. B. *Xarelto*® werden mit Sicherheit die bisher injizierbaren Mittel ablösen, jedoch fehlen noch eindeutige Empfehlungen der einschlägigen Fachgruppen.

Gerade bei den letztgenannten Patientengruppen ist natürlich auch die Einhaltung der zuvor schon für alle Reisenden gültigen Empfehlungen während der Flugreise ganz besonders wichtig. Da die Mitnahme von Injektionsnadeln und Spritzen auf die Reise in diesen Fällen auch beim Grenzübertritt Probleme machen kann, muss ein entsprechendes Attest mitgeführt werden.

Eine Reisethrombose kann, vor allem wenn eine Lungenembolie folgt, ein rasch lebensbedrohliches Zustandsbild bedeuten. Es ist eine sehr ernstzunehmende Erkrankung und jeder Reisende sollte die angeführten Maßregeln möglichst beachten, damit ihm ein derartiges Schicksal erspart bleibt. Allerdings treten Ereignisse dieser Art extrem selten auf.

Reiseapotheke

Eine Reiseapotheke ist ein unabdingbarer Bestandteil des Reisegepäcks und sollte vor allem auf Fernreisen nie fehlen.

Es gilt zunächst zu unterscheiden, ob man im Zusammenhang mit der Reiseapotheke von Medikamenten spricht, die man auch zu Hause ständig nimmt, oder von jenen Medikamenten, die speziell für die Gesundheitsstörungen auf Reisen gedacht sind.

Manche Medikamente unterliegen auch schon in Österreich bestimmten arzneimittelrechtlichen Vorschriften, weil sie in der Hand des Laien nicht ungefährlich sind – hier muss nach Absprache mit dem Arzt möglicherweise ein mehrsprachiges Attest vorliegen, das die problemlose Mitnahme durch den Zoll gestattet.

Apropos Zoll: Ganz allgemein gilt, dass kleine Mengen von Medikamenten unschwer für den Eigenbedarf erkennbar sind, aber größere „Vorräte" bei länger andauernden Auslandsaufenthalten am Zoll beanstandet werden können. Daher ist es ratsam, eine Erklärung mit sich zu führen, warum so viel von einem bestimmten Medikament gebraucht wird.

Medikamente, die man ständig einnimmt, sollten in einer gewissen „Überschuss-Menge" mitgenommen und unbedingt zwischen Handgepäck und Fluggepäck aufgeteilt werden. Es empfiehlt sich auch, die Substanznamen der Medikamente gesondert zu notieren, denn die Handelsnamen sind regional unterschiedlich, die Substanznamen aber international.

„Reisespezifische" Ausrüstung der Apotheke

Zunächst gilt ganz allgemein, dass man jene Medikamente für bestimmte Indikationen bevorzugen sollte, die bereits bekannt sind und von denen man weiß, dass sie vertragen werden. Beispiel: Es gibt hunderte Schmerzmittel, aber sicher bevorzugt jeder sein bestimmtes Medikament – also nimmt man dieses Mittel mit, um im Bedarfsfall nicht auf ein unbekanntes Schmerzmittel zurückgreifen zu müssen.

Wenn man aus Erfahrung weiß, dass zu bestimmten Gesundheitsstörungen geneigt wird (z. B. Reisekrankheit, Allergien), ist man sicher besser beraten, aus Österreich die entsprechenden Medikamente mitzunehmen. Verlassen Sie sich nicht auf die lokale Versorgung – oft sind Medikamente in so genannten Entwicklungsländern noch gebräuchlich, die bei uns keine Zulassung mehr besitzen.

Die Malaria-Medikamente sind lebenswichtig und sollten unbedingt im Handgepäck mitgeführt werden.

Die folgende Tabelle soll nur einen kurzen Überblick über sinnvolle Medikamente geben und erhebt keinen Anspruch auf Vollständigkeit. Selbstverständlich müssen individuelle Gegebenheiten (z. B. Medikamenten-Unverträglichkeit) berücksichtigt werden.

Das Mitführen von sterilen Spritzen und Nadeln sollte sehr vorsichtig gehandhabt werden. Zollbehörden kommen mitunter auf „falsche Gedanken" (Rauschgift!) und der Reisende handelt sich mehr Unheil als Nutzen ein. Nur „Spritzensets vom Apotheker" mit mehrsprachiger Erklärung sind geeignet.

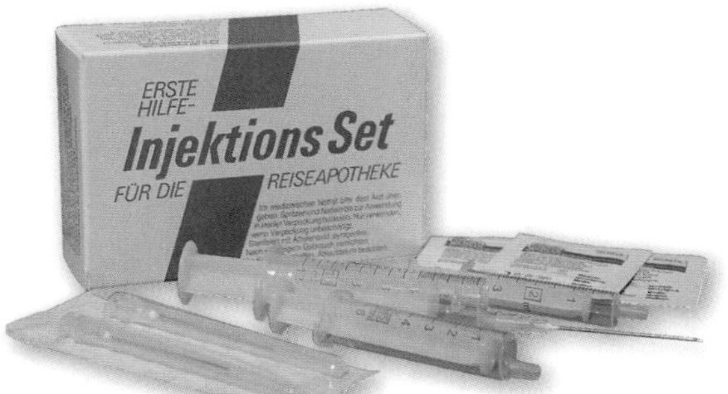

Inhalt der Reiseapotheke	
a) Allgemein	b) Spezieller Teil
• Fieberthermometer, Pinzette, Schere, Fremdkörperhäkchen • Spritzen und Nadeln sowie sonstiges medizinisches Equipment nur in Ausnahmefällen und dann nur mit mehrsprachiger Erklärung • Elastische Binde, Dreieckstuch, Kompressen, Pflaster, Wundklebestreifen • Insektenschutzmittel und Sonnenschutz • Hautdesinfektion, ev. Wasserdesinfektion • Pille, Damenbinden, Kondome • Ohropax 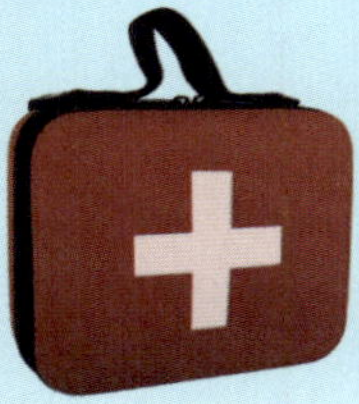	• Durchfallmedikamente • (Loperamidpräparate; Vorsicht, nie bei fieberhaftem Durchfall); Kohlepräparate sind sinnlos. • Breitbandantibiotikum: mit dem Arzt besprechen • Orale Rehydrierungslösung (für Kinder als fertiges Granulat in der Apotheke), für Erwachsene Orangensaft + 1 EL Zucker + 1 KL Salz; kein Cola (zu viel Zucker) • Augen- und Ohrentropfen (ev. mit Antibiotikazusatz) • Schmerzlindernde und fiebersenkende Mittel • Mittel gegen Erbrechen (Reisekrankheiten) • Antiallergische Mittel (Tabletten und Salbe/Creme) • Nasentropfen • Hustenmittel • Wund- und Heilsalbe

Bewusst wurde auf die Nennung von Präparatenamen verzichtet, denn einerseits sind viele dieser Medikamente streng verschreibungspflichtig, und es sollte daher mit dem Arzt die Einnahme besprochen werden und andererseits gibt es eben individuelle „Vorlieben", denen nicht vorgegriffen werden soll.

Spezielle Tipps zur Behandlung der Reisediarrhoe auf den folgenden Seiten.

Nochmals betont wird, dass die Medikamenten-Versorgung von zu Hause erfolgen und nicht erst im Gastland wegen eines eventuell niedrigeren Preises eingekauft werden soll: Oft handelt man sich in Entwicklungsländern Plagiatpräparate ein, die nicht das halten, was sie versprechen und – Hand aufs Herz – wer kann schon einen Beipackzettel auf „Chinesisch" lesen?

Reisediarrhoe (RD)

Seit den Anfängen des Massentourismus ist mit Sicherheit das Problem der Durchfalls-Erkrankungen im Interkontinental-Tourismus mit den so genannten Drittweltländern das im wahrsten Sinne des Wortes akuteste geblieben. Robert Steffen hat im Jahr 1983 die erste systematische epidemiologische Arbeit zu diesem Thema veröffentlicht. Es hat sich zwar unser Wissen um die Epidemiologie der Erkrankung, über ihr klinisches Bild, über Ansätze zur Therapie oder auch zur Prophylaxe gerundet, aber an der grundsätzlichen Dimension des Problems, nämlich dass etwa 40 % der fernreisenden Urlauber von „Montezumas Rache" auch außerhalb Mexikos heimgesucht werden, hat sich nichts geändert.

Epidemiologie und Bedeutung

Eckdaten:

- Häufigste Gesundheitsstörung bei Interkontinental-Reisenden
- Durchfallrisiko variiert mit Destination, Jahreszeit (Subtropen), Herkunftsland, Reisestil und Nahrungsmittelkonsum-Verhalten
- Erkrankung beim Erwachsenen zumeist harmlos, bei Kindern durchaus ernstzunehmend
- Genese ist multifaktoriell

Interessant sind vor allem 2 Phänomene:
Alle „Erziehungsversuche" einfacherer Natur, insbesondere auch der dringliche Rat, entsprechend den herrschenden Hygieneverhältnissen auf Nahrungsmittel-Hygiene-Grundsätze zu achten, sind ziemlich ernüchternd. In einer eigenen Erhebung an über 7.000 Reisenden war der Effekt schriftlich ausgehändigter, aber nur allgemein gehaltener Diätrichtlinien nur marginal: Eine Inzidenzreduktion in der Gruppe jener Reisenden, die angaben, sich wirklich strikt an diese Empfehlungen gehalten zu haben, lag bei knapp 8 %. Bei Ausfolgung eines eigenen Menüplanes, der alle erlaubten und verbotenen Nahrungsmittel auflistet, ist nach den Ergebnissen einer Schweizer Untersuchung der Effekt deutlicher.

Offensichtlich lässt sich der Tourist täuschen: Aufenthalte in Luxushotels bringen keine Risikoreduktion, im Gegenteil: Die Inzidenz der Reisediarrhoe ist laut Untersuchungen etwas höher als im Standardhotel. Das luxuriöse Ambiente verdeckt hier vermutlich Risken, die in weniger ansprechender Umgebung offenkundig wären.

Inzidenzvariationen nach Destination sind zu erwarten, ist es doch naheliegend, dass in jenen Ländern, die über bekannt insuffiziente Hygienestrukturen verfügen, auch der Transmissionsdruck mit enteropathogenen Keimen vor den Touristen nicht Halt machen wird. Hier muss man auch loben: In den letzten beiden Jahrzehnten hat das Risiko in Destinationen wie Nordafrika, Türkei und großen Teilen Südostasiens deutlich abgenommen, andere Gegenden sind nach wie vor hochriskant wie z. B. Indien, Ostafrika oder Mexiko.

Eine Übersicht über das aktuelle Reisediarrhoe-Risiko in den verschiedenen Weltgegenden gibt folgende Grafik[1]:

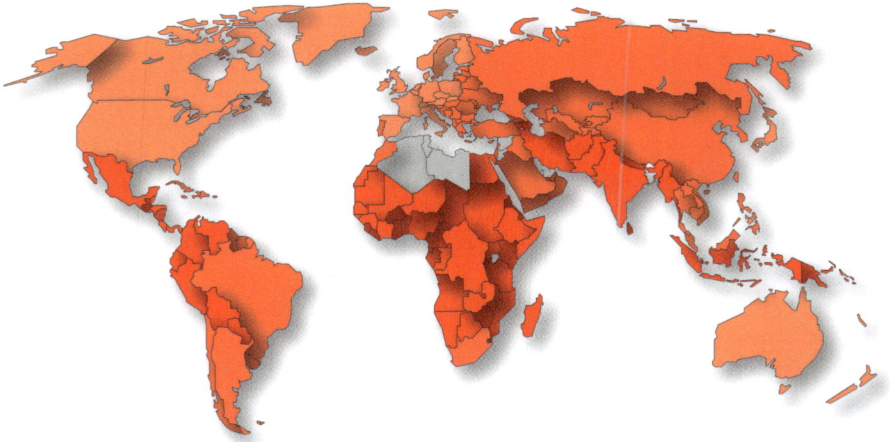

Verbreitung: ◆ ≥ 20 % ◆ 8 – < 20 % ◆ < 8 % ◆ Keine Angaben

Es ist also der Slogan „Boil it, cook it, peel it or forget it" sicher sinnvoll, auf ihn allein gestützt wird der Effekt jedoch unter den Erwartungen sein.

Einige wichtige Tipps zur Nahrungsmittelhygiene sollen trotzdem auf keinen Fall fehlen, zumal es doch (noch) keine Impfung zum Schutz vor Reisedurchfall gibt.

---

[1] Adaptiert nach Steffen R., et al, JAMA 2015; 313(1):71-80

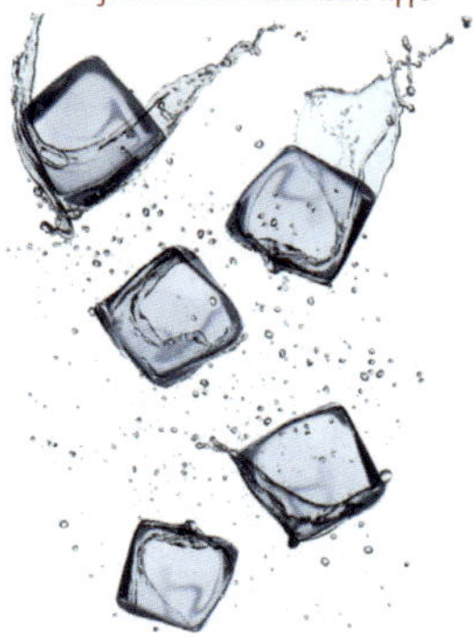

Sie sollten verzichten auf:

- Leitungswasser
- Eiswürfel und Eiscreme
- Salate und rohe Gemüseprodukte
- Ungeschälte Früchte
- Rohe Fisch- und Fleischzubereitung

Es werden viele Produkte angeboten, die problemlos sind wie z. B. original verschlossene Softdrinks. Auch industriell aufbereitetes, in Originalflaschen abgefülltes Trinkwasser ist (fast) überall erhältlich. Tropische Früchte, wie Mangos, Papayas, Ananas etc. müssen geschält werden und können somit uneingeschränkt genossen werden.

Probleme mit der Energieversorgung können in vielen Regionen zu Stromabschaltungen führen, so dass auch die Kühlkette nicht immer gewahrt werden kann und daraus Probleme hinsichtlich der Haltbarkeit von Nahrungsmitteln erwachsen können.

Verursacher der Reisediarrhoe: Unbestritten sind enterotoxinproduzierende – den Darm angreifende – Stämme von Escherichia coli (ETEC) bei weitem die häufigsten Auslöser (etwa 50 %) einer Reisediarrhoe, wenngleich auch hier beträchtliche regionale Schwankungen in der Isolationshäufigkeit auftreten. ETEC stellen das Paradigma des klassischen toxininduzierten Durchfalls dar, die Toxinwirkung entspricht jener des klassischen Choleratoxins.

Auch bei den in der Häufigkeit auf den folgenden Plätzen gelegenen Infektionen mit Campylobacter (vor allem) jejuni, Shigella spp. und enteritischen Salmonellosen ist mittlerweile gesichert, dass Enterotoxine in der Entstehung dieser Infektionen eine Rolle spielen, allerdings nicht ausschließlich: Die 3 letztgenannten Keime sind in erster Linie invasionsbefähigt, eine direkte Schädigung der Darmwand ist daher in weit größerem Ausmaß zu erwarten als bei ETEC-induzierten Diarrhoen.

Virale Diarrhoeauslöser sind vor allem Noroviren, die hochansteckend und gleichzeitig sehr umweltresistent sind. Sie kommen besonders häufig in Ausbruchssituationen auf Kreuzfahrtschiffen vor. Bei (ungeimpften) Säuglingen sind Rotavirus-Erkrankungen extrem gefährlich.

Unter den Protozoen sind es vor allem Giardia-Infektionen, die zwar als akute Reisediarrhoe-Auslöser nur eine untergeordnete Rolle spielen, jedoch überaus häufig zu länger andauernden chronisch-rezidivierenden Durchfällen führen, wodurch derartige Infektionen im Untersuchungsgut tropenmedizinischer Nachsorge-Untersuchungen überrepräsentiert sind.

Bei einigen Keimen, die häufig im Stuhl akut Reisediarrhoe-Kranker gefunden werden, wie z. B. Aeromonas, ist die Pathophysiologie der Erkrankung bis heute nicht restlos geklärt, jedoch zeigt sich bei fast allen enteropathogenen bakteriellen Keimen, dass die Krankheits-Auslösung oft durch mehr als einen pathogenen Mechanismus mediiert ist, deren Zusammenspiel letztlich für das Vollbild der Erkrankung verantwortlich ist.

An dieser Zusammenstellung sind aber noch 2 Ergebnisse von entscheidender Bedeutung:

- Häufig, mit einer Rate von bis über 20 %, findet man im Stuhl des akut Erkrankten zum Zeitpunkt der akuten Phase mehr als einen potenziell enteropathogenen Keim, so dass die Ursache – Wirkungsbeziehung noch schwerer durchschaubar wird.
- Zum 2. bleibt trotz aller Akribie bei der Laboratoriums-Arbeit ein beträchtlicher Prozentsatz (je nach Untersuchung 15 – 55 %) der akut Kranken mikrobiologisch unklar, d. h. es lässt sich in der Durchfallphase überhaupt kein kausales Agens finden.

Klinik: Trotz der nachgewiesenen Vielzahl von Diarrhoe-Keimen, die als Auslöser in Frage kommen, ist der klinische Verlauf der Reisediarrhoe sehr uniform:

Am häufigsten tritt der Reisedurchfall in der ersten Aufenthaltswoche auf, dauert ca. 3 – 4 Tage, macht in über 90 % wässrige Durchfälle, die 3 – 6 mal pro Tag auftreten und verursacht bei zwei Drittel der Patienten zusätzliche Bauchschmerzen oder Übelkeit und gelegentlich Kreislaufprobleme. Nur ein geringer Prozentsatz der Durchfallserkrankungen lassen erkennen, dass „mehr dahinter steckt", nämlich solche, die mit Fieber und eventuell Blutbeimengungen zum Stuhl einhergehen und von einem deutlichen Krankheitsgefühl begleitet werden. Während die erstgenannte Gruppe eher gut daran tut, geduldig das Ende der Beschwerden abzuwarten, sollte für die 2. Gruppe gelten, dass ein Arztbesuch von Nöten ist.

Eines ist aber sehr wichtig:
Während für Erwachsene die Beeinträchtigung des Urlaubsvergnügens im Vordergrund steht, sind Reisedurchfälle für Kinder – je kleiner desto eher – als gefährlich und manchmal sogar lebensbedrohend einzustufen. Kleine Kinder haben einen wesentlich empfindlicheren Organismus, was Flüssigkeitsverluste betrifft, können daher rasch (innerhalb von Stunden!) austrocknen und dadurch lebensgefährlich krank werden. Erschwert wird dieses Szenario noch durch die Tatsache, dass Kinder häufiger Erbrechen mit dem Durchfall vergesellschaftet erleben, weshalb auch eine orale Flüssigkeitszufuhr und damit auch ein Elektrolyt-Ersatz oftmals unmöglich ist. In solchen Fällen ist man dann auf eine Infusionstherapie angewiesen, die wiederum kinderärztlich betreut werden muss – oft der „Knackpunkt" in ressourcenarmen Ländern.

Therapie: Die wohl einfachste, ungefährlichste und gleichzeitig komplikationsverhindernde Therapie der Reisediarrhoe ist die orale Rehydrierung (Flüssigkeitsverlust-Ausgleich). Der Ersatz der durch den Durchfall verlorengegangenen Flüssigkeit parallel mit den ebenfalls verlorenen Elektrolyten durch Umgehung der gestörten Resorptionsfähigkeit des Darmes durch den Transporteffekt von Glukose durch die so genannte ORS-Lösung (ORS = Orale Rehydratationslösung) der WHO ist heute unbestritten.

Natriumchlorid	2,6 g/l	75 mmol/l Natrium 65 mmol/l Chlorid
Kaliumchlorid	1,5 g/l	10 mmol/l
Natriumcitrat	2,9 g/l	20 mmol/l
Glucose	13,5 g/l	75 mmol/l
Osmolarität		245 mosmol/l
Alte WHO-Rehydratationslösung:		330 mmol/l = plasmaisoton

Solange im Rahmen der oralen Rehydrierung kein Überschuss an Salzen zugeführt wird, ist die Zusammensetzung der ORS nicht kritisch, vor allem nicht bei Erwachsenen. Um daher die Akzeptanz zu verbessern, wird oft eine Mischung von (hygienisch unbedenklichen!) Fruchtsäften mit Salz und Zucker empfohlen, Ingredienzien, an die der Reisende auch leicht herankommt. Lediglich bei Kindern unter 2 Jahren sollten ausgewogene

Fertigpräparate (z. B. *Lytomed-Heidelbeer-Elektrolytlösung*) verwendet werden, die eine präzise Dosierung zulassen.

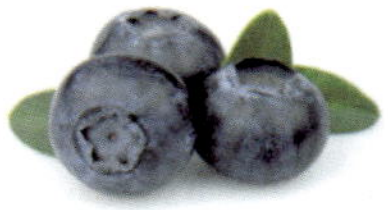

Auch für Erwachsene geeignet!

Nichtantibiotisch wirksame Therapeutika der Reisediarrhoe lassen sich in 4 Gruppen einteilen:

1. Eine wahre Fülle so genannter Probiotika, deren Effekt in der Therapie aber sicher nicht als berauschend eingestuft werden kann.
2. Die weit verbreitete Gruppe der Peristaltikhemmer.
3. Der Vollständigkeit halber Adsorbentien genannt, die aber keinen wirklichen Wert besitzen, allerdings mit der Ausnahme des Wismuth-Subsalizylat, das aber wiederum in Europa nicht erhältlich ist.
4. Tierkohle, Kaolin, Pectine und viele andere haben bis heute in allen Untersuchungen keinen Wert erkennen lassen.

Am wirksamsten und am beliebtesten sind die so genannten *Peristaltikhemmer*. Zum Thema dieser Darmmotilitätshemmer, vor allem dem *Loperamid (Imodium)*, sei aber angemerkt, dass ihre Anwendung nicht leichtfertig und vor allem nicht kritiklos lange durchgeführt werden soll. Die Behandlung eines nicht fieberhaften Reisedurchfalls mit *Loperamid* ist durchaus sinnvoll, da diese Medikation rasch von den Beschwerden befreit. Aber man sollte eine *Loperamid*-Eigentherapie nicht länger als 48 Stunden und vor allem nicht bei akut-febrilen Durchfallserkrankungen durchführen, da hier Komplikationen auftreten können. *Loperamid* ist außerdem bei Kindern unter 12 Jahren nicht zugelassen.

Hoffnung auf eine Erweiterung unserer Therapiemöglichkeiten gibt ein neues Präparat, das ähnlich gut wie Loperamid wirken soll, jedoch nicht über eine Hemmung der Darmperistaltik, sondern über eine Hemmung der Darmsekretion: Der Enkephalinasehemmer Racecadotril, unter dem Handelsnamen Vaprino® (für Kinder: Tiorphan) in der EU zugelassen. Das für Erwachsene rezeptfreie Medikament ist in Österreich unter dem Handelsnamen Hidrasec erhältlich und hat in einigen Studien sein Potential unter Beweis gestellt. Für Kinder unter 12 Jahren ist das Präparat verschreibungspflichtig. Die für Loperamid geltenden Einschränkungen wie Fieber und Durchfall sind auch für Vaprino einzuhalten, außerdem ist es für Patienten mit Lactoseunverträglichkeit ungeeignet. Kopfschmerzen und gelegentliche Hautausschläge sind die häufigsten Nebenwirkungen. Siehe dazu auch: https://www.vaprino.de/assets/vaprino/media/gebrauchsinformation_vaprino.pdf.

Entscheidend bei allen nichtantibiotischen Mitteln ist sicherlich, dass man ihre Wirksamkeit nach harten klinischen Kriterien misst, d. h. nur eine signifikante Verkürzung der Krankheitsdauer in einem bereits kurzen Beobachtungszeitraum von etwa 48 Stunden ist akzeptabel. Aus diesem Grund sind nur *Loperamid* und eventuell noch *Wismuthsubsalizylat* als wirklich geeignet einzustufen.

Antibiotika haben schon seit langem ihren festen Platz als Therapeutika der Reisediarrhoe. Die am häufigsten in kontrollierten Studien evaluierten Substanzen, die eine zumindest signifikante Reduktion der Krankheitsdauer erbrachten, sind: Azithromycin sowie eine Reihe verschiedener Gyrasehemmer wie *Ciprofloxacin, Norfloxacin, Ofloxacin, Fleroxacin* und *Enoxacin* sowie das neuere *Rifaximin.* Die Mitnahme eines Antibiotikums auf eine Fernreise ist sicherlich als sinnvoll einzustufen, allerdings sollte man nicht vergessen, sich die Anwendung der Medikation genau vom Arzt erklären zu lassen.

Antibiotika im Ausland zu besorgen ist zwar vielleicht billiger, aber kann teuer zu stehen kommen: Gerade Antibiotika sind sehr oft gefälscht und damit unwirksam oder sogar gefährlich.

Jede antibiotische Therapie birgt für den Anwender Risken und die Arzneimittel-Unverträglichkeiten sind nicht selten. Die Wahl des falschen Therapeutikums bei nicht abgeklärter Mikrobiologie ist immanent und letztlich führt die Verschleppung der Erkrankung zur kritiklosen Anwendung der Antibiotika und zum sattsam bekannten Problem der Resistenzbildungen, die eine zunächst sehr erfreuliche Substanz bereits nach kurzer Zeit wieder problematisch werden lassen. Generell sollte der Einsatz antibiotisch wirksamer Medikamente sparsam erfolgen und für den Reisenden eigentlich die „ultima ratio" darstellen, wenn es um die Selbstbehandlung geht.

Ein weiteres Problem, dessen Auswirkungen nicht unmittelbar für den Betroffenen, aber für die Allgemeinheit höchst unangenehm ist, stellt die Tatsache dar, dass vor allem Reisende, die Loperamid und ein Antibiotikum zur Behandlung ihrer Reisediarrhoe genommen haben, in bis zu 80 % eine Darmbesiedelung mit sogenannten ESBL-Bakterien (Extended-Spectrum-Beta-Lacatamase) erfahren, also antibiotikaresistenten Darmkeimen. Diese werden über viele Monate ausgeschieden und können an Dritte weitergegeben werden[1]. Dies ist im Hinblick auf die sich dann ergebenden stark eingeschränkten Behandlungsmöglichkeiten ein sehr beunruhigender Befund und sollte den Einsatz von Antibiotika in der Reisediarrhoebehandlung sehr restriktiv machen.

Trotzdem wird jeder mikrobiologisch orientierte Arzt keine Freude mit der antibiotischen Selbstbehandlung des Patienten haben, vor allem, wenn das Krankheitsbild offensichtlich ungefährlich ist. Wie schon erwähnt, sollte daher der Einsatz dieser Substanzklasse mit der nötigen Risikoabschätzung erfolgen.

Über die Möglichkeiten der Selbstbehandlung der Reisedurchfälle können Sie sich im Abschnitt „Reiseapotheke" informieren.

Insektenschutz

Eine fast nicht überschaubare Zahl an Arthropoden (Gliederfüßer), mit denen der Reisende im Rahmen seines Aufenthaltes in Kontakt kommen kann, ist in der Lage, Krankheiten zu übertragen (z. B. Malaria, Dengue-Fieber), Krankheiten direkt zu verursachen (z. B. Scabies, Myiasis) oder schlicht durch ihre Anwesenheit als Lästlinge eingestuft zu werden.

Die Biologie der Arthropoden – und damit die gegen sie wirksamen Interventionsstrategien – ist überaus komplex. Ziel sollte es nun einerseits sein, durch angepasstes Verhalten (z. B. Kleidung) den Kontakt mit Arthropoden zu vermeiden und andererseits durch die Hilfe von Repellents und Kontaktinsektiziden sowie „mechanisch" (z. B. Moskitonetze) Arthropoden abzuwehren.

Die Effizienz der letztgenannten Maßnahmen ist unzweifelhaft, der kombinierte Einsatz von Repellents und Insektiziden reduziert die Kontaktwahrscheinlichkeit mit Arthropoden um bis zu 90 %.

---

[1] Maris S Arcilla, et al, LID, 2017

Zum Einsatz gelangen als Repellents eine Reihe chemischer Substanzen, wobei aufgrund der Erfahrung und zahlreicher Untersuchungen *DEET* (Diethyltoluamid, optimale Konzentration für Erwachsene um 30 %, für Kinder etwa 10 %) als Substanz der Wahl zu werten ist. Seit einiger Zeit wird in den Produkten der *AUTAN®* und der *NO BITE®*-Reihe auch das Icaridin verwendet; laut Hersteller dem *DEET* gleichwertig, jedoch etwas besser hautverträglich.

Zum besseren Vergleich möge diese Übersicht dienen:

Wirkstoff	Handelsware	Wirkspektrum	Wirkstärke	Nebenwirkungen
Diethyltoluamid (DEET)	Anti Brumm® forte Exopic®forte NoBite®Haut Autan® Tropical Dry	Bremsen Fliegen Stechmücken Zecken	hoch tropentauglich nur Produkte > 20 %	bei unsachgemäßer Anwendung neurotoxische und allergische UAW; CAVE: greift Kunsstoffe an
Icaridin (Bayrepel®)	Autan®Active Autan® Family Care Anti Brumm® Classic Anti Brumm® Sensitiv	Bremsen Fliegen Stechmücken Zecken	mit DEET vergleichbar, auch in Bezug auf Anwendung in den Tropen	keine bekannt
Ethyl-Butylacetylamin-opropiona (EBAAP, IR 3535)	Flystop® Stichfrei	Bienen Bremsen Fliegen Stechmücken Wespen Zecken	im Vergleich zu DEET weniger effektiv	keine bekannt
Ätherische Öle (Mischungen)	Aries Anti-Mück® Taoasis® Mückenstop Anti Brumm®-Naturel Anti Mücken Milch® Naturell	eingeschränkt, kein zuverlässiger Schutz gegen Zecken und Stechmücken	kürzere Wirkdauer als andere Repellentien	hautreizend, besitzt Allergisierungspotenzial (verstärkt nach Sonnenexpostition), toxikologisch nicht unbedenklich

Prinzipiell gilt die Faustregel, dass die Wirkstoffkonzentration im Präparat nicht für den Schutz an sich ausschlaggebend ist, sondern vielmehr für dessen Dauer: So dauert die mückenabwehrende Wirkung bei 30 % DEET-Konzentration ca. 6 Stunden und bei 5 % maximal 2 Stunden. Diese Zeiten können durch starkes Schwitzen oder hohe Luftfeuchtigkeit noch deutlich verkürzt werden. Umgekehrt sinkt die Hautverträglichkeit mit steigender Wirkstoffkonzentration. Ganz besonders unangenehm sind Repellents bei Schleimhaut- oder Bindehautkontakt, der unbedingt zu vermeiden ist.

Die einzelnen Repellents haben Einschränkungen hinsichtlich der Altersgrenzen (erst > 2 Monaten Alter), ab denen die Präparate verwendet werden dürfen. Dies begründet sich in der Furcht vor Intoxikationen (Vergiftungen) durch mögliche zufällige Aufnahme durch den Mund, die zu ZNS-Störungen mit verschiedener Symptomatik führen können, und durch eine stärkere Resorption der Repellents über die Hautoberfläche, die im Verhältnis zum Körpergewicht bei Kleinkindern größer ist. Eine Schwangerschaft stellt bei entsprechender Indikation keine Kontraindikation dar (guidelines UK und CDC). Wesentlich ist der Anwendungshinweis, dass bei paralleler Verwendung von Sonnenschutzpräparaten und *DEET* **immer zuerst der Sonnenschutz** aufgetragen werden muss. Außerdem kann *DEET* den Sonnenschutzfaktor durch Verdünnung um bis zu 30 % reduzieren.

Als Kontaktinsektizid (und gleichzeitig auch Repellent in 2 – 5 %iger Konzentration) ist einzig und allein Permethrin in Verwendung. Das Präparat *NO BITE®* ist für die Imprägnierung von Kleidungsstücken bevorzugt einsetzbar, die *TYRA-X®* Reihe für Verwendung als Spray im Haus (Teppiche, Wände, Tapeten) und für Moskitonetze.

Folgendes sollte im Zusammenhang mit Repellents beachtet werden:

- Der Expositionsprophylaxe sollte wesentlich mehr Bedeutung in der reisemedizinischen Beratung zugewiesen werden.
- Der Reisende sollte die Präparate bereits mitnehmen und nicht im Gastland (unklare Zusammensetzungen, andere Konzentrationen der Wirksubstanzen) besorgen.
- Eine „Vortestung" des gewählten Präparates zu Hause erspart unliebsame Überraschungen bezüglich individueller Hautunverträglichkeiten

- Ein Auftragen auf irritierter Haut oder Wunden ist unbedingt zu vermeiden.
- Die Kombination von Repellents (unbedeckte Hautstellen) und Permethrin (Imprägnierung der Kleidung oder eventuell eines Moskitonetzes) ist am erfolgversprechendsten.
- Bei Kleinkindern ist der Einsatz von Repellentien und Insektiziden toxikologisch unter Umständen nicht unproblematisch. Eine Produktauswahl, die diesen Kriterien gerecht wird, muss unbedingt angestrebt werden.
- Rückstände von Repellents sollten unbedingt abgewaschen werden um Hautreizungen hintanzuhalten.

Mückenabwehr kann auch durch weitere flankierende Maßnahmen betrieben werden:

Vor allem bei längeren Aufenthalten in den Tropen empfehlen sich einfache Fliegengitter, die mit Adhäsionsbändern ganz einfach am Fensterrahmen befestigt werden und neben Stechmücken auch andere ungebetene Gäste wie Spinnen etc. fernhalten. Klimaanlagen und Deckenventilatoren bieten einen eingeschränkten Schutz, sie sind vor allem dann effektiv, wenn sie starke Zugluft erzeugen, was wiederum dem menschlichen Wohlbefinden entgegenläuft. Auch so genannte „Mosquitocoils" und Räucherspiralen, die Mücken vertreiben, sind eingeschränkt effektiv. Angepasste Kleidung (körperbedeckend) kann zusätzlich helfen. Ideal ist das Schlafen unter Permethrin-imprägnierten Moskitonetzen, hier ist die Effizienz überaus hoch.

Ziemlich sinnbefreit sind diverseste Accessoires wie spezielle Armbänder, Vitamin B-Präparate, Ultraschallgeräte, Knoblauch, die meisten ätherischen Öle und viele andere.

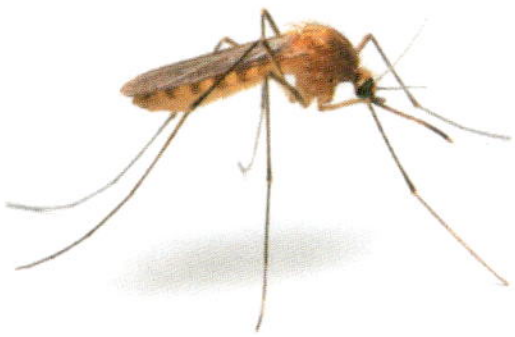

Höhenkrankheit

Die Höhenkrankheit und ihre Folgen werden leider immer wieder unterschätzt. Da „Ausflüge" auch weniger professioneller Reisender in große Höhen zunehmen, verdient dieses Thema Beachtung. Am Erleiden einer Höhenkrankheit ist man IMMER selbst schuld ... Wie extrem gefährlich große Höhen sein können, zeigt das Beispiel des „Annapurna" im Himalaya-Gebiet: Die Letalität eines Aufstiegs beträgt nach den nepalesischen Statistiken 4,5 % (!).

Letztlich ist die Höhenkrankheit eine Folge der Sauerstoff-Unterversorgung des Organismus durch den verminderten Sauerstoffpartialdruck (z. B. in 3.000 m nur mehr 69 % des Druckes gegenüber Seehöhe) in der Luft beim Anstieg in größere Höhen. Ab 2.500 m Seehöhe können bereits beim Gesunden erste Beschwerden auftreten. Der menschliche Organismus ist in der Lage, sich an Höhen bis zu 5.300 m anzupassen, sofern man ihm dafür ausreichend Zeit gibt und man gesund ist. Höhen darüber sind immer dadurch gekennzeichnet, dass zwar eine kurzzeitige Akutanpassung möglich ist, aber keine Akklimatisation mehr.

Immer unter der Prämisse, dass man organisch gesund ist, gibt es ansonsten keine wirklich prädisponierenden Faktoren für Höhenkrankheit. Lediglich die Toleranz von Höhen bei früheren Aufenthalten ist ein Hinweis darauf, wie man beim nächsten Mal reagieren wird.

Ein paar Grundregeln, die helfen, eine Höhenkrankheit zu vermeiden:

- Jeder Aufstieg sollte Zug um Zug erfolgen, ab 2.750 m sollten täglich nicht mehr als 500 Höhenmeter bewältigt werden.
- Nach Möglichkeit nicht auf der maximal erreichten Tageshöhe schlafen, sondern 100 – 200 m darunter.
- Alle 1.000 Höhenmeter sollte ein Ruhetag für die Akklimatisation einberechnet werden.
- Alkohol vermeiden.
- Große körperliche Anstrengungen vermeiden.
- Als Vorbereitung für größere Höhen: Innerhalb von 30 Tagen vor dem geplanten Aufstieg mindestens 2 Tage auf 2.750 – 3.000 m Seehöhe verbringen und dort auch schlafen.

- Bei notwendigerweise raschem Aufstieg sollte die vorbeugende Verwendung von Acetazolamid in Betracht gezogen werden (siehe Tabelle).

Klinik und Therapie
Es gibt mehrere Ausprägungsformen der Höhenkrankheit:

1. *„Akute Höhenkrankheit", AMS*: Ist die häufigste Verlaufsform, 25 % der Bergsteiger werden in verschiedenen Ausprägungsformen bereits ab Höhen von 2.500 m betroffen. Symptome sind wie bei einem „Kater": Kopfschmerzen, Übelkeit, eventuell Erbrechen, Mattigkeit und Appetitverlust. Sie treten bereits 2 – 12 Stunden nach Erreichen der Höhe auf, zumeist in der Nacht. Verschwinden meist innerhalb von 24 – 72 Stunden nach der Akklimatisation.
   Therapie: sofortiger (und damit ist wirklich sofort gemeint!) Abstieg um mindestens 300 m. Üblicherweise bedeutet dies bereits eine deutliche Besserung der Beschwerden. Sauerstoffgabe (wenn verfügbar), Analgetikagabe (keine Opiate!), eventuell Behandlung mit Acetazolamid (siehe Tabelle). In Ausnahmesituationen kann auch eine Therapie mit Dexamethason begonnen werden.
2. *„Höhen Hirnödem", HACE*: Schwere Fortsetzung einer AMS, ereignet sich selten. Symptome umfassen Lethargie, Benommenheit, Verwirrtheit und Gangunsicherheit. Wenn sich Gangunsicherheit einstellt kann innerhalb von 24 Stunden ohne sofortigen Abstieg die Auswirkung von HACE tödlich sein.
   Therapie: Abgesehen vom sofortigen assistierten Abstieg – Sauerstoff und Dexamethason.
3. *„Höhen Lungenödem", HAPE:* Kann isoliert oder mit HACE und AMS vergesellschaftet auftreten. Tritt bei einem von 10.000 Schiläufern in Colorado und 1 von 100 Kletterern über 4.300 m auf. Manifestiert sich in zunehmender Atemnot zunächst bei Anstrengung, bei Fortschreiten auch in Ruhe, zusätzlich bestehen Schwäche und starker Husten. HACE führt noch rascher zum Tod, wenn nicht sofort mit dem Abstieg begonnen wird und Sauerstoff gegeben wird.
   Therapie: Ebenfalls sofortiger assistierter Abstieg. Differentialdiagnostische Abklärung HAPE von Myokardinfarkt, Pulmonalembolie, Pneumonie und Asthmaanfall soweit es möglich ist. Sauerstoffgabe oder – deutlich effizienter – Verwendung einer transportablen hyperbaren Kammer. Medikamentöse Behandlung siehe Tabelle auf der folgenden Seite.

Personen, die Vorerkrankungen des Atmungsapparates haben (z. B. COPD) oder chronische Erkrankungen des Herz-Kreislaufsystems können natürlich bedingt durch die Grundkrankheit auch ein höheres Risiko haben, eine der oben angeführten Formen der Höhenkrankheit zu entwickeln. Sie sollten unbedingt vor geplanten Touren einen Internisten kontaktieren, der eine höhenmedizinische Ausbildung besitzt.

Behandlung der verschiedenen Formen der Höhenkrankheit (mit Grau unterlegte Therapien sind weniger gebräuchlich)[1]:

Medikament (generischer Name)	Indikation	Gabe	Dosierung
Acetazolamid (Diuretikum)	Vorbeugung AMS, HACE Behandlung AMS	Oral	125 mg 2 x tgl.
Dexamethason (Kortisonpräparat)	Vorbeugung AMS, HACE Behandlung AMS, HACE	Vorbeugung AMS, HACE Behandlung AMS, HACE	2 mg alle 6 Stunden, nicht für Kinder AMS: 4 mg alle 6 Stunden HACE: 8 mg Bolus, dann 4 mg alle 6 Stunden Kinder: 0,15 mg/kg alle 6 Stunden
Nifedipin retard (Kalziumantagonist)	Vorbeugung HAPE Therapie HAPE	Oral	20 mg alle 8 Stunden
Taldalafil (PDE5-Hemmer)	Vorbeugung HAPE	Oral	10 mg 2 x tgl.
Sildenafil (PDE5-Hemmer)	Vorbeugung HAPE	Oral	50 mg alle 8 Stunden
Salmeterol (ß2-Mimetikum)	Vorbeugung HAPE	inhalatorisch	125 mcg 2 x tgl.

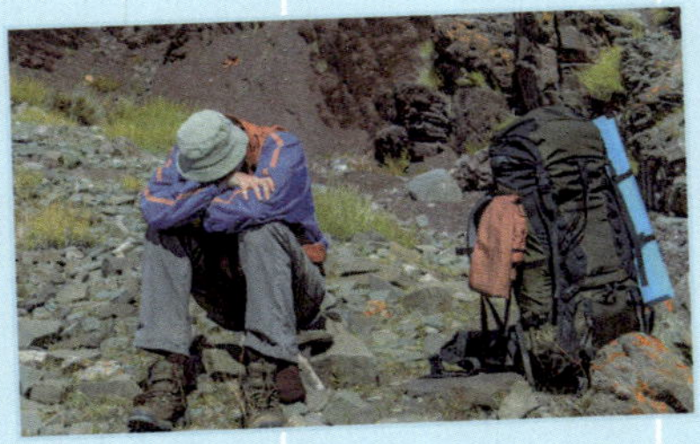

[1] Modifiziert entnommen: CDC Yellow Book, 2016

Reisekrankheit (Kinetosen)

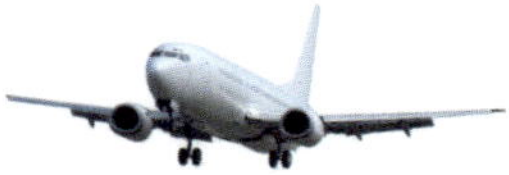

Kinetosen sind gefürchtet, weil sie erstens sehr unangenehm und zweitens sehr peinlich sein können. Jeder kann betroffen sein, egal um welches Verkehrsmittel es sich handelt – ob Bus, Auto, Flugzeug oder Schiff. Vielen von der Reisekrankheit Betroffenen wird schon übel, wenn sie nur daran denken.

Schuld daran ist ein Wahrnehmungskonflikt zwischen dem, was unsere Augen sehen und dem, was unser Gleichgewichtsorgan dem Gehirn mitteilt. Die daraus entstehende Diskrepanz führt zu einer Reise von Sensationen, die allesamt unerwünscht sind:

Übelkeit, Erbrechen, Schwindel, Schweißausbrüche, Kreislaufprobleme durch niedrigen Blutdruck und häufig auch Kopfschmerzen sind die Kardinalsymptome. Die Schwelle, die zur Auslösung einer Kinetose bei einem Menschen nötig ist, variiert stark, allerdings – und das allen besonders Empfindlichen zum Trost – ab einer gewissen Reizintensität können sich auch hartgesottene Personen nicht mehr „retten". Ein weiterer Trost: Bei Fortdauer des Reizes, der zur individuellen Kinetose führt, tritt ein Gewöhnungseffekt ein, die Beschwerden werden langsam besser und verschwinden oft nach mehreren Tagen gänzlich.

Besonders gefährdet ist der Reisende heute für Kinetosen bei Turbulenzen im Flugzeug, wo – verständlicherweise – mit „entstehender Angst" dem Aufkommen der Reisekrankheit Vorschub geleistet wird, nach wie vor auf Schiffen, auch wenn große Kreuzfahrtschiffe die Wellenbewegungen des Wassers kaum mehr mitmachen. Kinetosen in Bus oder Auto sind meist durch die relativ kurze Exposition auch nur von kurzer Dauer.

Prophylaxe-Möglichkeiten: Die Wahl des Verkehrsmittels im Vorfeld ist zwar eine gute Idee, scheitert aber häufig an den Gegebenheiten.

- Sitzplatzwahl: Vorne oder ganz hinten ist deutlich schlechter als mittig – hier sind die Bewegungen am diskretesten. Im Flugzeug sind das übrigens die Sitze bei den Tragflächen.
- Im Schiff: Innenräume meiden, möglichst Mittschiffs draußen aufhalten und den Horizont fixieren.

- Außerdem: Alkohol, Kaffee, Rauchmittel und Küchendünste vermeiden sowie den Geruch nach Diesel.
- Tagfahrten werden besser toleriert als Nachtfahrten.

Medikamentöse Prophylaxe und Therapie: Wann immer ein Medikament zur Prophylaxe eingenommen werden soll, ist darauf zu achten, dass dies zeitgerecht vor der Exposition, also dem Besteigen des Verkehrsmittels stattfindet. Ist einer Person einmal „schlecht", so wirken die Medikationen nur mehr stark eingeschränkt.

Präparate: Die meisten Medikamente gegen Kinetosen greifen im zentralen Nervensystem an. Sie sind zwar wirksam, haben aber durch ihre Hauptwirkung auch Nebenwirkungen: Müdigkeit, Kopfschmerzen, Schwindel, Angst und Unruhe sind hier zu nennen.

Als Wirkstoffe kommen in Betracht:
Dimenhydrinat (z. B. in den meisten Kaugummis gegen Reisekrankheit enthalten), sollten schon 3 – 4 Stunden vorher gekaut werden. Wirkung hält etwa 6 Stunden an. Ist als Kaugummi oder Dragee erhältlich (das mit Abstand am häufigsten verwendete Mittel gegen Reisekrankheit).

Meclozin, das leider nicht mehr in Europa im Handel ist, ist ein H1-Blocker, der sogar in der Gravidität sicher anwendbar ist. Sollte auch 3 Stunden vorher genommen werden, die Wirkung hält bis zu 24 Stunden an.

Scopolamin – als TTS-Membranpflaster – ist ein Alkaloidpräparat, das leicht beruhigend wirkt und das Brechzentrum sediert. Ein Pflaster wirkt bis zu 72 Stunden und muss schon 8 Stunden vorher hinters Ohr geklebt werden. In Deutschland als *Scopoderm TTS* im Handel, auch in den USA als *Transderm Scop®*. Hat aber auch beträchtliche Nebenwirkungen, die von Mundtrockenheit über Halluzinationen, Juckreiz bis zu deliranten Zuständen reichen können.

Cinnarizin ist ebenfalls nur mehr im Ausland erhältlich und gilt als veraltet.

Vitamin C in sehr hoher Dosis (über 2 g) hat mehrfach zu positiven Berichten Anlass gegeben, ist jedenfalls harmlos.

Ingwer wird ebenfalls eine eingeschränkte Wirkung zugeschrieben.
Bedenkt man den nicht unbeträchtlichen „Placebo-Effekt" bei manchen

Medikationen, ist ein Erstversuch auch mit alternativen Methoden durchaus sinnvoll.

Taucher sollten beim Einsatz von Präparaten gegen die Reisekrankheit besondere Vorsicht walten lassen und jedenfalls nicht unter dem Einfluss derartiger Medikamente Tauchgänge unternehmen. Dasselbe gilt auch für die aktive Teilnahme am Straßenverkehr.

Sexuell übertragbare Erkrankungen

Sexualkontakte in den Tropen sind hochriskant und ohne Kondom mit Sicherheit an „russisches Roulette" erinnernd. Hepatitis B, AIDS, Lues, Gonorrhoe und Chlamydien-Infektionen sind die mit Abstand häufigsten Mitbringsel dieser Art. Um die Brisanz zu verdeutlichen: Die Rate von HIV-Trägerinnen unter den Prostituierten in Schwarzafrika liegt bei 50 %, im Fernen Osten und Teilen Südamerikas bei rund 40 %. Die Zahl der HIV-Infektionen bei Fernreisenden nimmt konstant zu – und HIV ist nach wie vor eine nicht heilbare Erkrankung.

20 % der Reisenden haben Sex mit einem neuen Partner während der Reise, sehr oft sind diese Begegnungen akzidentell und sehr spontan. Letzteres führt häufig dazu, dass einfache Regeln der Verhütung zur Übertragung von Infektionen vernachlässigt werden.

Im Nachfolgenden eine kurze, durchaus nicht vollständige Liste von Erkrankungen, die man(n) sich „einfangen" kann – mit dem Zweck, jedem die Lust auf Sexualkontakte im Ausland gründlich zu vermiesen …

- **HIV/AIDS**: Klarerweise der Spitzenreiter, zwar heute medikamentös beherrschbar, allerdings nur mit entsprechendem persönlichen und teilweise auch finanziellem Einsatz. Nicht zu vergessen: HIV hat eine relativ lange Inkubationszeit und der Infizierte ist eine ganze Zeit lang schon infektiös, bevor er es selbst merkt. Eine epidemiologische Zeitbombe quasi, was zur Folge haben kann, dass man zu Hause den Lebenspartner auch noch mit ins Unglück reitet …

- **Gonorrhoe oder Tripper:** War viele Jahre lang fast eine Art „Trophäe" für manche Reisende, leicht behandelbar – früher. Mittlerweile gibt es verbreitet Antibiotika-Resistenzen und eine Gonorrhoe kann heute lange Zeit zum ungeliebten Begleiter werden.
- **Lues oder Syphilis:** War fast vergessen, feiert eine fröhliche Renaissance. Laut Aussagen von Hautärzten nehmen die Syphilisfälle drastisch zu, nicht zuletzt durch die Reisetätigkeit. Zwar nach wie vor gut zu behandeln, aber auch nicht das, was man als Reisesouvenir mitbringen möchte.
- **Chlamydien**: Chlamydia trachomatis ist hier der wichtigste Keim, kommt überall und besonders häufig vor. Ein paar „Zuckerln": In der einheimischen Bevölkerung z. B. in Südafrika sind 16 % infiziert und in Äthiopien rund 60 % – in der normalen Bevölkerung. Bei Sexarbeitern liegt die Quote naturgemäß höher. Auch hier ist die Behandlung erfreulicherweise einfach.
- **Hepatitis B**: Darüber wird im einschlägigen Kapitel berichtet.
- Und dann gibt's noch Exoten wie **Lymphogranuloma venereum, Frambösie, Pinta**, allesamt selten und deshalb auch schwer zu diagnostizieren. Human Papillom-Viren sind ebenso wie Trichomonaden auch in Österreich zu finden, aber im Ausland muss man weniger danach suchen …

Und zu guter Letzt: Abgesehen von den Unannehmlichkeiten, die die Erkrankung selbst nach sich zieht, hat man gewaltige Scherereien – nicht nur mit dem Partner zu Hause, sondern auch mit dem Gesundheitsamt, denn fast alle dieser Erkrankungen sind meldepflichtig und damit auch ziemlich peinlich …

Die beste Prophylaxe ist der Verzicht; dann kommen natürlich die Kondome, die man aus Gründen der Qualität besser von zu Hause mitnimmt und auch auf das Verfalldatum (ja, gibt es auch bei Kondomen, Gummi altert bekanntlich!) achtet. Wenn es wirklich passiert ist, dann sollte man auch die Verantwortung zeigen, die zu erwarten ist, indem man nicht zu Hause die Infektion munter weitergibt.

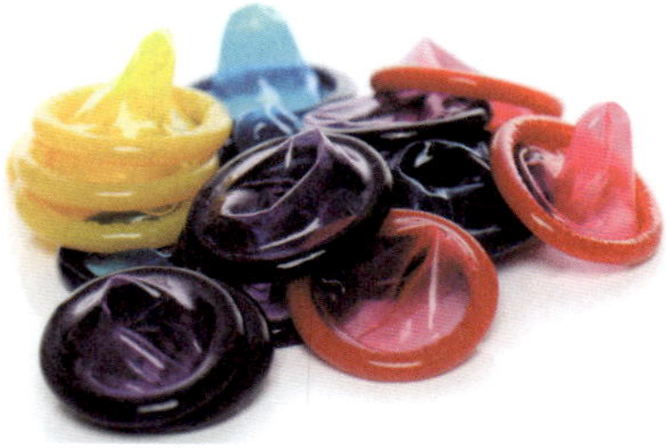

Spezielle reisende Personen: VFRs – „Visiting Friends and Relatives"

In Österreich haben mittlerweile über 20 % der Bevölkerung einen so genannten „Migrationshintergrund". Entweder stammen sie selbst oder ihre Eltern (Migranten der 1. bzw. 2. Generation) aus einem anderen Land und sind zugewandert. Oft liegen die Zuwanderungsländer außerhalb von Europa und weisen deutlich von Österreich unterschiedliche epidemiologische Gegebenheiten auf, d. h. es sind dort Infektionen heimisch, die es bei uns nicht gibt oder nicht mehr gibt.

In der reisemedizinischen Terminologie werden Personen mit Migrationshintergrund, die in ihre ursprünglichen Heimatländer auf Besuch/Urlaub reisen, als „VFR" („Visiting Friends and Relatives") bezeichnet. Ihr Risikoprofil unterscheidet sich von klassischen Touristen ganz wesentlich. Die Erfahrungen der letzten Jahre im internationalen Reiseverkehr haben deutlich gemacht, dass überhaupt „VFRs" die reisemedizinische Höchstrisikogruppe sind, und dies hat mehrere Gründe:

- Die bereiste Region: Sehr oft nicht die bevorzugten und infrastrukturell begünstigten touristischen Hochburgen, sondern die oft „ärmeren" Regionen des Hinterlandes.
- Die Aufenthaltsdauer: Im Schnitt deutlich länger als ein normaler touristischer Aufenthalt.
- Die Umgebungssituation: Gewohnt wird meist im familiären Umfeld mit sehr engem sozialen Kontakt zur einheimischen Bevölkerung. Gegessen und getrunken wird traditionell.
- Soziale Zwänge: Tradition und Höflichkeit bestimmen das tägliche Leben, und dieses unterscheidet sich vielfach von in Österreich gelebten Gewohnheiten.
- Transport und Fortbewegung: Auch hier wird Traditionelles gegenüber den üblichen touristischen Gepflogenheiten bevorzugt.

Während sich bereits aus diesen Gründen sehr deutliche Unterschiede im Risikoprofil gegenüber klassischen Touristen ergeben, sind noch weitere Probleme, die sich reisemedizinisch mit dieser Personengruppe ergeben, anzuführen:

Zugang zu reisemedizinischer Beratung: Dieser ist erschwert, weil einerseits oft sprachliche Barrieren bestehen, die diese Personengruppe davor zurückschrecken lässt, einen Spezialisten aufzusuchen. Andererseits, weil der „VFR" aus subjektivem Empfinden heraus gar keine Notwendigkeit sieht, sich reisemedizinisch beraten zu lassen – er fährt ja quasi „nach Hause". Gleichzeitig traut er auch selten dem Beratenden die Kompetenz zu, ihm über „seine Heimat" etwas Relevantes und Wissenswertes zu erzählen.

Externe Berater: „VFRs" vertrauen sehr oft dem Rat von Freunden und Bekannten aus der Heimat mehr, ebenso auch den eigenen Erfahrungen, als auf den Rat von österreichischen Reisemedizinern zu hören. Hier ergibt sich oft ein Spannungsfeld, indem die nötige Sensibilität gegenüber Tradition und Sitten bei einem Beratungsgespräch außer Acht gelassen wird und der „VFR" sich vor den Kopf gestoßen fühlt.

Mangelhafte Konsequenz bei der Umsetzung von reisemedizinischen Empfehlungen:

Viele Personen, die der Gruppe der „VFRs" zuzuordnen sind, lassen vorerst guten Willen erkennen, reisemedizinische Empfehlungen anzunehmen. Allerdings ist die Compliance dann oft nicht im selben Ausmaß gegeben, weil einerseits reisemedizinische Vorsorgen oft mit hohen Kosten verbunden sind, und andererseits nach Ankunft am Zielort viele „Einflüsterer" dem „VFR" gut gemeinte Ratschläge geben, die in einem Abbruch konsequenter Vorbeugung enden.

Arzt und Apotheker stehen bei der Beratung von „VFRs" einer herausfordernden Tätigkeit gegenüber, die hohen Zeitaufwand und gutes Einfühlungsvermögen erfordert. Die Erfahrungen der letzten 20 Jahre in der Reisemedizin haben aber sehr eindeutige Anhaltspunkte erbracht, nämlich wie wichtig das „Ansprechen" dieser Gruppe von Reisenden ist.

Als Beispiele:
Das Risikoverhältnis eines klassischen Badetouristen gegenüber eines „VFRs" eine Hepatitis A-Infektion zu bekommen, liegt in der Türkei im Verhältnis von 1:600. d. h. der „VFR" hat ein 600-fach höheres Risiko an einer Hepatitis A-Infektion zu erkranken[1].

Während in Deutschland in den vergangenen 10 Jahren die Zahl der importierten Malariafälle um die Hälfte abgenommen hat, ist der Anteil von Personen mit ausländischem Hintergrund an den Malariaimporten in einem Zeitraum von knapp 15 Jahren von 45 % auf 68 % angestiegen[2]. Auch kurzfristige Veränderungen in der Epidemiologie werden von Erkrankungen der „VFRs" nicht wahrgenommen, da die entsprechende Information fehlt.

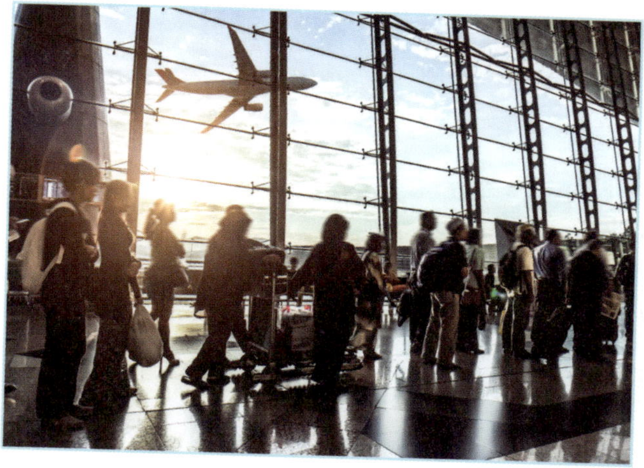

[1] Nielsen US et al, Infection, 2009
[2] H.D.Nothdurft, pers.Mitteilung

Ausgewählte nicht impfpräventable reisemedizinische Infektionen

1 Amöbose (Amöbenruhr, Amöbenabszess)

Erreger: Entamoeba histolytica

Infektionsquelle und Infektionsweg: Amöbenzysten werden auf dem fäkaloralen Weg übertragen: Der Infizierte scheidet die Zysten aus, sie gelangen durch mangelhafte Hygiene in die Nahrungskette und werden dann oral aufgenommen.

Inkubationszeit: Nicht genau definiert, im Fall der Amöbenabszesse unter Umständen jahrelange Latenz.

Vorkommen: Praktisch weltweit, aber vorzugsweise in Ländern mit mangelhafter Hygiene und hoher Armut. In den letzten Jahren konnte ein deutlicher Rückgang der Fälle importierter Amöben-Infektionen beobachtet werden. Der Grund dafür ist vermutlich in der weltweit verbesserten Hygienesituation zu finden.

Krankheitsbilder:

1. *Asymptomatische Infektion*: Zystenträger ohne klinische Beschwerden.
2. *Amöbenruhr*: Durchfallserkrankung mit einer sehr großen klinischen Bandbreite von harmlosen Beschwerden bis fulminanten Verläufen. Typisch ist die Dickdarmentzündung mit Schmerzen und blutig tingierten Stühlen.
3. Amöbenabszess*: Zumeist in Form des Leberabszesses und seltener* in Form eines Hirnabszesses oder anderer Lokalisationen. Akut fieberhaftes, septisches Krankheitsbild mit Oberbauchbeschwerden und fast nie mit Durchfällen.

Behandlung: Darminfektionen, die symptomlos sind, mit Kontaktamöbiziden wie z. B. Furamide, alle anderen Formen mit Antibiotika (Metronidazol und andere), gefolgt von einem Kontaktamöbizid.

Vorbeugung: Nahrungsmittelhygiene

2 Bilharziose

Ist eine der wichtigsten Wurmkrankheiten weltweit und wird auch gelegentlich von Reisenden heimgebracht, insbesonders von Tauchern in verseuchten Gewässern.

Erreger	Verbreitung
Schistosomen (Pärchenegel)	
Schistosoma haematobium: Erreger der Blasenbilharziose	Nord- und Zentralafrika und Naher Osten
Schistosoma mansoni und Schistosoma intercalatum: Erreger der Darm- und Leberbilharziose	Afrika, arabische Halbinsel und Südamerika; Schistosoma intercalatum nur in Westafrika
Schistosoma japonicum und Schistosoma mekongi: Erreger der Leberbilharziose.	Schistosoma japonicum: China, Philippinen und Indonesien
Schistosoma mekongi	Laos, Kambodscha und Thailand

Infektionsweg: Freilebende Larven (Gabelschwanz-Zerkarien) dringen durch die intakte Haut des Badenden ein, wandeln sich unter der Haut zum „Schistosomulum" um, gelangen über den Blutstrom in die Lunge und von dort in die Leber. Dort entwickeln sie sich weiter und wandern dann in die Venengeflechte der Erfolgsorgane ein (z. B. Schistosoma hämatobium in das Venengeflecht der Blase). Sie reifen dort aus und beginnen mit der Eiablage. Die Eier erzeugen eine lokale Entzündung und gelangen über die Blase/den Darm mit den Ausscheidungen ins Freie. Dort schlüpfen aus den Eiern die so genannten Wimpernlarven, die dann in Zwischenwirtsschnecken weiter ausreifen müssen, um wieder zu Zerkarien zu werden.

Vorbeugung: Baden in Gewässern, die bilharzioseverdächtig sind, unbedingt vermeiden.

Achtung: Betroffen ist nur das Süßwasser. Die Grafik zeigt die Verbreitung der wichtigsten Schistosomenarten:

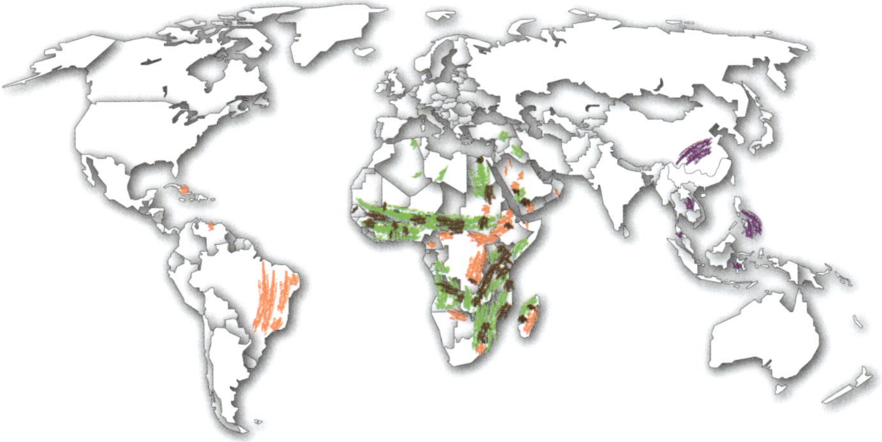

Schistosomae: ◆ hämatobium ◆ mansoni ◆ hämatobium et mansoni ◆ japonicum

Inkubationszeit:

- Zerkariendermatitis: 6 – 48 Stunden
- Katayama-Fieber: 2 – 8 Wochen
- Chronische Schistosomiasis: Jahre

Klinisches Bild: Am Eindringort der Zerkarien kann es zu flüchtigen allergischen Hauterscheinungen kommen (Zerkariendermatitis). Nur bei Schistosoma japonicum, Schistosoma mekongi, selten bei Schistosoma mansoni und fast nie bei Schistosoma hämatobium kann es später zu einem hochfebrilen, manchmal lebensbedrohlichen Zustandsbild kommen, dem „Katayama-Syndrom". Dieses Syndrom ist als überschießende allergisch-immunologische Reaktion des Organismus auf die heranreifenden Schistosomen zu verstehen. Der Patient hat Husten, Kopfschmerzen und eine ausgeprägte Eosinophilie.

Die chronische Schistosomiasis ist gekennzeichnet durch die granulomatöse Entzündung – eine Reaktion des Organismus auf die Schistosomen-Eier. Die befallenen Organe nehmen durch die chronische Entzündung, narbige Abheilung und fibromatöse Verkalkung nach und nach Schaden: Die Blase verliert ihre Elastizität, und es kann sich ein Blasenkarzinom entwickeln (bei Frauen sind sehr oft auch die Eileiter betroffen), der Darm reagiert mit Funktionsstörungen wie Durchfall und die Leber mit der Ausbildung einer Zirrhose mit Pfortaderhochdruck.

All diese Entwicklungen gehen über Jahre oder Jahrzehnte.

Therapie: Es gibt ein hervorragendes Mittel, das für alle Formen der Bilharziose einsetzbar ist: Praziquantel.

3 Chikungunya-Fieber

Das Chikungunya-Fieber ist an sich eine sehr exotische Erkrankung. Allerdings haben weiträumige Epidemien auf den Inseln des Indischen Ozeans, am indischen Subkontinent sowie seit Ende 2013 im nahezu gesamten mittel- und südamerikanischen Raum sowie in der Karibik diese Erkrankung plötzlich „reisemedizinisch" relevant werden lassen. Entgegen den Prognosen der Epidemiologen scheint sich die Situation 2017 langsam zu beruhigen, die Zahl der Neuinfektionen am südamerikanischen Kontinent ist stark gesunken. Regional kommt es jedoch immer wieder zu Ausbrüchen, auch kleinräumig in Europa (z.B. Südfrankreich, Italien). Detaillierte Informationen liefert dazu das ECDC[1].

Erreger: Alphaviren (RNA-Viren)

Infektionsquelle und Infektionsweg: Übertragen wird das Virus durch Stechmücken („Aedes"). Man unterscheidet eine „asiatische" Linie des Virus, welche für den klassischen Überträger, Aedes aegypti, adaptiert ist und eine „indische" Linie, welche durch eine geringfügige Mutation auch für Aedes albopictus infektiös ist. Dies ist bedeutsam, weil letztere Stechmücke auch in weiten Teilen Südeuropas heimisch ist.
Reservoir für den Erreger sind Primaten.

[1] https://ecdc.europa.eu/en/chikungunya

Inkubationszeit: 3 – 12 Tage

Krankheitsbild: Rasche Entwicklung von Fieber, Kopfschmerzen und Bindehautentzündung, ferner typischerweise Muskel- und Gelenksschmerzen, letztere vor allem an den Extremitäten. Ein Hautausschlag kann auftreten. Üblicherweise klingen die Beschwerden dann nach etwa einer Woche ab. Bis zu 15 % der Erkrankten haben aber Spätfolgen: Schwere, lang andauernde und bis zur Bewegungsunfähigkeit reichende Gelenkschmerzen, die nur schlecht therapierbar sind.

Behandlung: Fiebersenkung, schmerzstillende Medikamente, eventuell Kortison bei Gelenkproblemen nach einer akuten Krankheitsphase.

Vorbeugung: Konsequenter Mückenschutz; eine Vorbeugeimpfung ist erst im Entwicklungsstadium.

Bedeutung und Vorkommen: Das Chikungunya-Virus ist äußerst reisefreudig. Mauritius, Mayotte, Reunion sowie die Seychellen waren die ersten Regionen, die massiv mit dem Problem Chikungunya konfrontiert waren. Dies begann in den ersten Monaten 2006, und es erkrankten bis Ende September 2006 in La Réunion von 765.000 Einwohnern ca. 260.000 Personen.

Mittlerweile ist auf den Inseln des Indischen Ozeans der epidemische Ausbruch vorbei und es kann für diese Inselregionen nunmehr bis auf Weiteres Entwarnung gegeben werden. Das Infektionsrisiko ist geringer geworden, ein Mückenschutz wird nach wie vor durch die WHO dringend angeraten.

Indien meldete Fälle aus vielen Provinzen, darunter Tamil Nadu, Andhra Pradesh, Maharashtra, Madhya Pradesh, Gujarat, Kerala und Karnataka. Die tatsächliche Fallzahl kann nur geschätzt werden, es dürften mehr als 1,5 Mio. (!) gewesen sein. Auch hier sind die Fallzahlen mittlerweile stark zurückgegangen, eine Entwarnung gibt es bis jetzt aber nicht. Viele andere Regionen Asiens, wie z. B. Indonesien, sind ebenfalls betroffen.

Mit Ende 2013 traten die ersten Krankheitsfälle durch die asiatische Virus-Linie in der Karibik auf, vor allem war die Dominikanische Republik betroffen und danach immer weitere Regionen von Mittel- und Südamerika. Bereits im November 2014 wurden über 1 Million Krankheitsfälle registriert. Mittlerweile sind auch hier die Erkrankungszahlen rückläufig, weitere epidemiologische Trends sind aber nicht abschätzbar.

Die Verbreitung des Virus stellt sich derzeit folgendermaßen dar[1]:

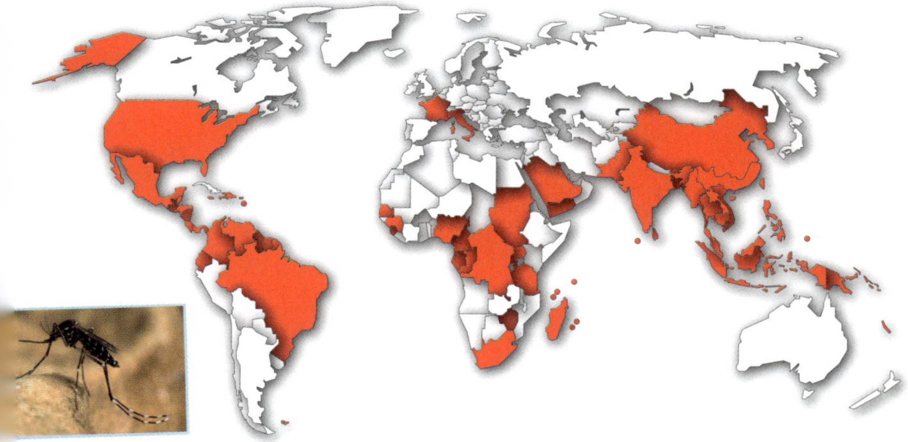

Chikungunya hat auch in Europa Fuß gefasst: Italien hatte erstmals eine autochthone Übertragung von Chikungunya (indische Linie) im Sommer 2007 gemeldet, ein weiterer Ausbruch fand 2017 in der Region Latio statt. Der Vektor für das Virus war„Aedes albopictus", besser bekannt unter dem Namen „Asiatischer Tiger-Moskito" (wegen seiner hübschen Streifen, siehe Foto). Bisher war Chikungunya nicht an diesen Vektor adaptiert, kürzlich haben amerikanische Wissenschafter die mögliche Erklärung gefunden: Durch die Mutation einer einzigen Aminosäuresequenz (das ist so, als ob man auf einem 6 Seiten langen Brief einen einzigen Beistrich vergisst) hat sich das Virus adaptiert und kann nun auch durch diese Stechmücke übertragen werden. Ende 2014 und auch 2017 sind auch autochthone Fälle in Südfrankreich (Region Montpellier) und an einigen anderen Orten gemeldet worden. Nur auf Grund der Tatsache, dass während der kalten Jahreszeit die Mückendichte gegen Null tendiert und damit die Übertragung des Virus erlischt, ist es zu danken, dass sich Chikungunya nicht dauerhaft in Europa etablierten kann.

Zudem melden praktisch alle europäischen Länder auch ansteigende Zahlen importierter Fälle von Chikungunya-Fieber. Es gehört diese Virus-Erkrankung nunmehr zum fixen Repertoire der differentialdiagnostischen Möglichkeiten beim fiebernden Tropenrückkehrer.

Die epidemiologische Entwicklung des Chikungunya ist derzeit kurzfristig immer wieder gravierenden Änderungen unterworfen. Updates sind im Internet auf mehreren Seiten verfügbar, so z. B. auf der Seite des CDC[1].

4 Dengue-Fieber

Erreger: Dengue ist eine Virus-Erkrankung, es existieren 4 unterschiedliche Subtypen (DEN 1 – 4). Das Virus ist ein Flavivirus und eng verwandt mit dem FSME-, Gelbfieber- und Japan-Encephalitis-Virus.

Infektionsquelle: Bestimmte Affenpopulationen sind das Reservoir. Tritt Dengue in Ballungsräumen auf, wird der Mensch zum Reservoir.

Übertragung: Stechmücken der Gattung „Aedes", sie sind tag- und nachtaktiv.

Inkubationszeit: 2 – 7 Tage

Krankheitsbild: Man unterscheidet beim Dengue-Fieber mehrere Verlaufsformen:

In den meisten Fällen verläuft das Denguefieber für den Betroffenen ziemlich harmlos, die Symptome erinnern an einen grippalen Infekt und klingen nach wenigen Tagen vollständig ab. Nur weniger als 30% der Infizierten erleiden ein

Klassisches Dengue-Fieber: Beginnt abrupt mit hohem Fieber, Muskelschmerzen, Kopfschmerzen, typisch sind auch Augenschmerzen (Schmerz liegt quasi hinter dem Auge) und „Kreuzschmerzen". Ein guter Teil der Patienten bekommt nach ein 1 – 2 Tagen auch einen masernähnlichen Hautausschlag (siehe Bild unten), der nach weiteren 1 – 2 Tagen wieder verschwindet. Im Regelfall klingt die Symptomatik nach

1 http://www.cdc.gov/chikungunya/

5 – 7 Tagen ab, in manchen Fällen kann ein biphasischer Verlauf gegeben sein, wo es nach erster Abfieberung erneut zu Fieber, verbunden mit extremen Muskel- und Gelenkschmerzen und neuerlichem Hautausschlag, kommen kann.

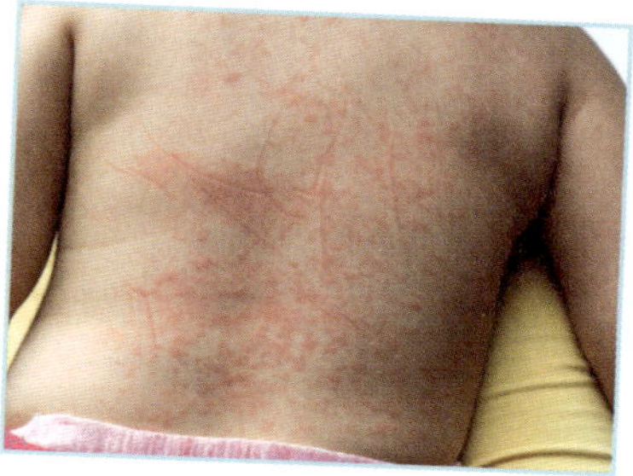

Danach erholt sich der Patient ohne Restschäden davonzutragen. Tödliche Ausgänge einer solchen Infektion sind selten.

Bei Blutuntersuchungen im Rahmen des klassischen Dengue-Fiebers findet man keine wirklich auffälligen Befunde, nur die Blutplättchenzahl sinkt meist vorübergehend ab, und Zeichen eines viralen Infektes finden sich im Blutbild.

Dengue-hämorrhagisches Fieber (DHF) und Dengue-Schock-Syndrom (DSS): Diese besonders schweren Formen kommen bei erstmaliger Infektion mit dem Virus nur selten vor, lediglich bei kleinen Kindern und bei sehr alten Personen sind Fälle beobachtbar.

DHF und DSS sind vielmehr typische Zweiterkrankungen mit einem anderen Dengue-Virustyp: Übersteht man eine erste Infektion, so entwickelt der Organismus eine solide Immunität gegen den jeweils auslösenden Virustyp. Diese Abwehrstoffe sind aber nicht in der Lage, die anderen Dengue-Virustypen im Fall einer zweiten Infektion mit einem anderen Typ auch zu eliminieren. Ganz im Gegenteil kommt es zu einem fatalen Irrtum unseres Immunsystems. Die gegen den ursprünglichen Typ gerichteten Antikörper „besetzen" zwar das neue Virus, können es aber nicht eliminieren. Die Besetzung verhindert aber, dass unser Immunsystem sofort erkennt, dass ein neues Virus da ist. Das Virus ist „maskiert" und kann sich besser vermehren – was zu einem schwereren Krankheitsverlauf mit Blutungsneigung und Gefäßschäden führen kann.

Tödliche Ausgänge bei DHF und DSS sind etwa 100 x häufiger als bei klassischem Dengue-Fieber, jedoch selten bei guter medizinischer Versorgung.

Behandlung: Nur symptomatisch

Bedeutung und Vorkommen: In vielen tropischen und subtropischen Teilen der Welt wird Dengue zu einem wachsenden Problem. Es ist derzeit schon in über 100 Ländern in Afrika, Amerika, Südost- Asien und im Pazifik anzutreffen.
Die WHO spricht von mindestens 100 Millionen weltweiten Dengue-Infektionen pro Jahr, andere Berechnungen gehen vom bis zum 4-fachen dieser Anzahl aus.

Gewichtete Verbreitungskarte für Asien und Afrika[1]:

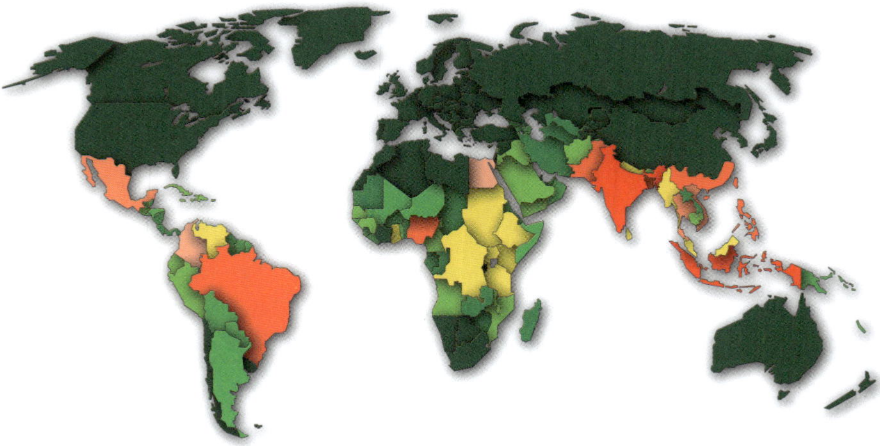

Jährliche Infektionen (in Millionen):
◆ 0 ◆ < 150.000 ◆ 150.000 – 275.000 ◆ 275.000 – 500-000 ◆ 0,5 – 1 Million
◆ 1 – 1,5 Millionen ◆ 1,5 – 2,75 Millionen ◆ 2,75 – 7,5 Millionen ◆ 7,5 – 32,5 Millionen

Besonders bedrohlich ist die epidemiologische Entwicklung der Fallzahlen im Laufe der Jahre. Jüngere Untersuchungen zeigen eine nahezu exponenzielle Zunahme der Dengue-Infektionen und damit natürlich auch eine entsprechende Risikozunahme für den Reisenden:

[1] Adaptiert nach Butler, Nature, 2013

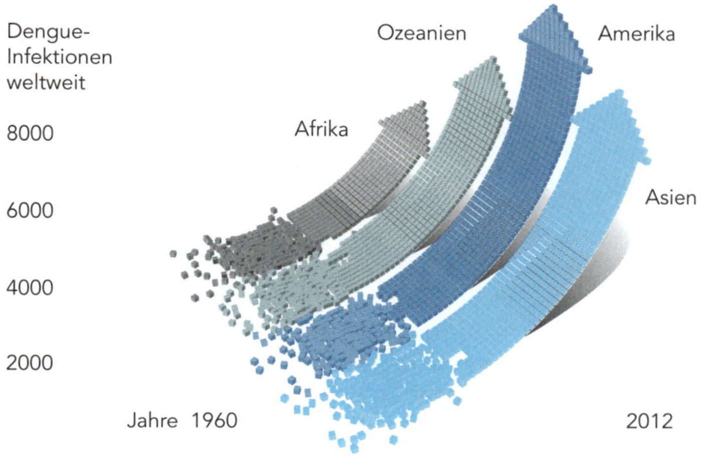

Impfstoffe: Seit Ende 2018 ist erstmals ein Impfstoff (Dengvaxia®, Sanofi) im Handel.

Es handelt sich dabei um einen so genannten chimerischen Impfstoff, bei dem als „Träger" das Impfvirus des Gelbfieber-Impfstoffes verwendet wird, dem man Erbinformation für wichtige Antigene der 4 Dengue-Subtypen eingepflanzt hat (daher „Chimäre"). Es handelt sich um eine Lebendimpfung. Der Impfstoff zeigt gegen die einzelnen Subtypen eine unterschiedlich gute Wirksamkeit, die gemittelt bei ungefähr 50 % liegt. Bei Kindern in Lateinamerika und Asien waren sogar bessere Ergebnisse erzielbar, allerdings nur bei jenen Kindern, die mit Dengue-Viren schon einmal in Kontakt waren. Bei immunologisch gegen Dengue naiven Kindern fand sich hingegen nur eine bescheidene Wirksamkeit von ca. 40 %. Überdies ist der Impfstoff nicht ganz unproblematisch bei seronegativen Personen: Während des Feldeinsatzes auf den Philippinen und in Brasilien zeigte sich, dass bei Kindern zwischen 9 und 16 Jahren, die bisher noch nie mit dem Dengue-Virus in Kontakt gekommen waren, im Zeitraum bis 6 Jahre nach der Impfserie mit Dengvaxia die Wahrscheinlichkeit, im Fall einer Infektion mit einem Denguevirus schwerer zu erkranken, etwa 1,5 x höher war als bei Ungeimpften. Im Gegensatz dazu zeigte der Impfstoff bei Kindern derselben Altersgruppe, die schon vor der Impfung einmal mit einem Denguevirus in Kontakt gekommen waren, eine Reduktion der Erkrankungsfälle um fast 80 %[2]. Mit anderen Worten: Die Impfung hat einen eindeutig positiven Effekt bei seropositiven Personen, während sie bei seronegativen Impflingen einen gegenteiligen Effekt haben kann.

Diese besondere Charakteristik bedeutet auch, dass die Anwendung des Impfstoffes die Einhaltung sehr genauer Richtlinien erfordert.

Impfung: Das Impfschema für Dengvaxia umfasst 3 Impfungen: Monat 0, dann nach 6 Monaten und danach eine dritte Impfung nach weiteren 6 Monaten. Über Auffrischimpfungen kann noch keine Aussage getroffen werden. Die bisher beschriebenen Nebenwirkungen halten sich in tolerablen Grenzen, sie umfassen neben Beschwerden an der Injektionsstelle auch milde fieberhafte Reaktionen, Müdigkeit und leichtes Krankheitsgefühl.

Einsatz der Impfung: Diese Impfung sollte nur und ausschließlich bei folgenden Reisenden verwendet werden:

- Es muss durch serologische Tests eindeutig festgestellt werden, dass der Reisende schon einmal eine Dengueinfektion durchgemacht hat. Seronegative Reisende dürfen nicht geimpft werden!!
- Es muss genug Zeit bis zur Abreise vorhanden sein: Erst nach Abschluss des kompletten dreiteiligen Impfzyklus kann von einem ausreichenden Schutz ausgegangen werden. Das bedeutet aber, dass eine Vorlaufzeit von einem Jahr(!) nötig ist
- Die Impfung ist nur für Personen zwischen 9 und 45 Jahren zulässig.
- Der Impfstoff ist primär für Personen gedacht, die entweder in Dengue-Endemiegebieten leben oder sich dort sehr lange aufhalten.

Ein Abweichen von diesen Richtlinien, insbesonders die Impfung seronegativer Reisender, kann bedeuten, dass durch die Impfung mehr Schaden als Nutzen angerichtet wird.

Der Vollständigkeit halber sei erwähnt, dass derzeit 2 weitere Impfstoffe gegen Dengue in Phase III der klinischen Prüfung sind und wo die bisherigen Resultate sehr vielversprechend sind. Insbesonders lassen diese

[2] WHO, Dengue position paper, WER 9336, 2018

beiden Kandidatvakzinen die oben beschriebenen Nachteile bei seronegativen Impflingen nicht erkennen.

Weitere Prophylaxe: Man kann einem Dengue-Fieber auch dadurch sehr effizient vorbeugen, indem man sich nicht von den übertragenden Mücken stechen lässt. Also: Repellents verwenden und Kleidung mit Permethrin imprägnieren.

Wesentlich ist hier aber die Anmerkung, dass die übertragenden Mücken tagaktiv sind, d. h. wenn man tagsüber unterwegs ist, muss man sich einschmieren – ganz im Gegensatz zur Malariaverhütung, wo die Mücken dämmerungs- und nachtaktiv sind.

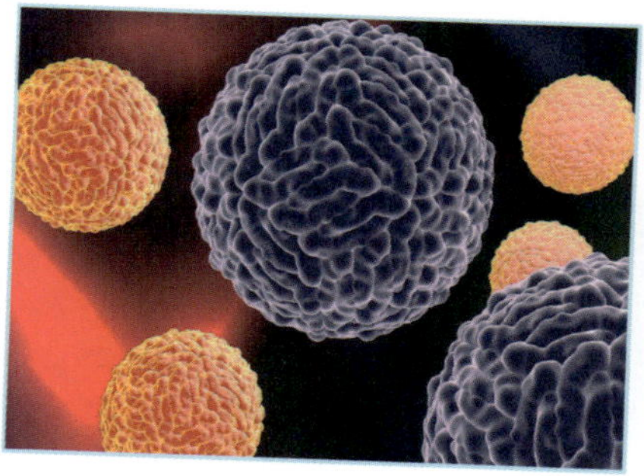

Besondere Hinweise: Denguefieber ist heute unter touristisch Reisenden bereits häufiger als Malaria. Obwohl die Erkrankung selten lebensgefährlich ist, sollte man alles tun, um nicht infiziert zu werden. Und dies aus 2 Gründen: Wenn man eine Dengue-Infektion überstanden hat, so sind alle Länder, in denen andere Dengue-Virustypen vorkommen und womöglich gerade ein Ausbruch stattfindet, für die Zukunft als Reiseziele problematisch. Wie oben beschrieben, kann eine 2. Infektion schwerwiegend sein und selten sogar tödlich enden. Damit schränkt man die Zahl der „bereisbaren" Länder stark ein, zumindest wenn dort Dengue gerade besonders häufig vorkommt. Eine „Reiseverbot" resultiert daraus aber nicht, nur sollte man darauf achten, in Gebiete zu reisen, die medizinisch gut versorgt sind und wo man im Falle einer Dengue-Zweiterkrankung ausreichend betreut werden kann.

Außerdem: Bereits die erste Infektion ist äußerst unangenehm und bedeutet, dass mit Sicherheit eine Urlaubswoche völlig zerstört ist.

Noch ein wichtiger Hinweis: Wenn man wirklich das Pech haben sollte, eine Dengue-Infektion zu bekommen, so darf man zur Fiebersenkung während der akuten Krankheitsphase **nie Salicylate** (wie z. B. Aspirin) verwenden: Salicylate können einer eventuellen Blutungsneigung Vorschub leisten und den Krankheitsverlauf dadurch negativ beeinflussen.

5 Ebola[1]

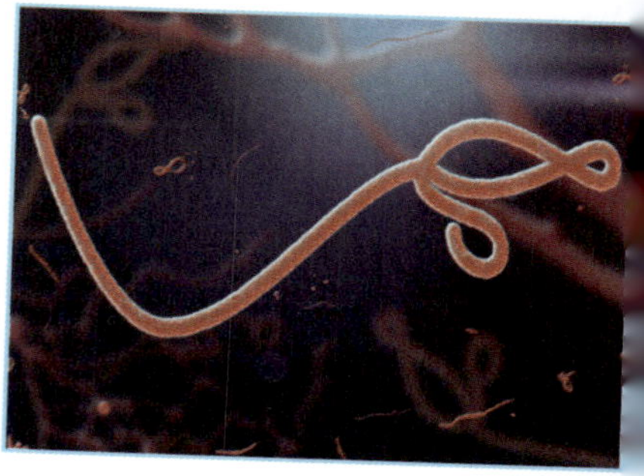

Ebola-Viren gehören zur Gattung der Filoviridae (Fadenviren), zu denen auch das Marburg- und das Cueva-Virus zählen. Bislang sind 5 Subtypen des Ebola-Virus bekannt, die nach dem Ort ihres ersten Auftretens benannt sind:

- Bundibugyo Ebola-Virus (BDBV)
- Zaire Ebola-Virus (EBOV)
- Reston Ebola-Virus (RESTV; Philippinen und China, kaum pathogen)
- Sudan Ebola-Virus (SUDV)
- Tai Forest Ebola-Virus (TAFV; keine Epidemien, nur ein Fall bekannt)

Die bisher bekannten schweren Epidemien (insgesamt 25 Ausbrüche) wurden fast alle vom Zaire-Ebola-Virus und dem Sudan-Ebola-Virus verursacht. Auslöser des größten Ausbruchs mit fast 30.000 Erkrankungsfällen in Westafrika war das Zaire-Ebola-Virus (benannt als „Guinea 2014" Epidemie). Seit dem Ende dieses Großausbruchs ist es mehrfach zu kleineren Ausbrüchen gekommen, zuletzt im Jahr 2018 in der Demokratischen Republik Kongo. Ebola kommt in vielen Staaten Westafrikas vor, Ausbrüche sind nicht vorhersagbar.

Alle Ebola-Virus-Arten sind laut den „Centers for Disease Control and Prevention" (CDC) als „Biohazard Level 4" kategorisiert, was dem höchsten Risiko-Level entspricht und für Viren steht, die sehr schwere Krankheiten auslösen und gegen die es keine Schutzimpfungen gibt.

Ebola hat in der Vergangenheit zahlreiche Ausbrüche in verschiedenen Regionen Afrikas verursacht, der größte Ausbruch fand 2014/2015 in Guinea, Sierra Leone und Liberia statt. Eine Zusammenfassung gibt die folgende Grafik[2].

---

1 Dieses Kapitel ist teilweilse mit Erlaubnis der Österreichischen Ärztezeitung aus einem „state of the art" zu Ebola vom Jänner 2015 entnommen.

2 Keshwara et al. Annu.Rev.Med.2017 (adaptiert)

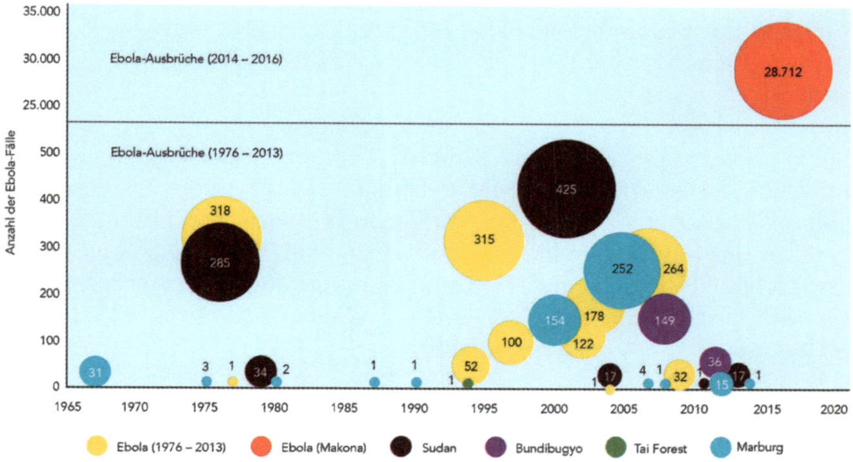

Die Ebola-Epidemie in Westafrika wurde von der WHO mit 6.1.2016 offiziell für beendet erklärt. Einzelfälle dieser Erkrankung kommen sporadisch in der Region vor, jedoch sehr selten.

Die Ebola-Erreger kommen unter anderem bei bestimmten Primaten, Wildtieren, Fledermäusen und Flughunden vor. Das natürliche Reservoir der Ebola-Viren konnte bisher nicht zweifelsfrei gefunden werden. Vermutlich ist eine mit der Fledermaus verwandte Flughundeart der natürliche Wirt der Viren. Primaten wie Makaken, Gorillas oder Schimpansen dürften vom Virus ebenso zufällig befallen werden wie der Mensch.

Eine Übertragung des Virus vom „Reservoir-Wirt" auf den Menschen erfolgt über Blut, Fleisch und die Organe der Tiere.

Von Mensch zu Mensch verbreiten sich die Erreger ausschließlich durch direkten oder indirekten Kontakt mit Körperflüssigkeiten (Erbrochenes, Blut, Samenflüssigkeit, Muttermilch, Urin etc.) sowohl von lebenden als auch von toten Personen, die an Ebola erkrankt sind.

Ebola ist nicht besonders infektiös: Die Basisreproduktionsrate liegt bei 1,2 – 2, d. h. im Durchschnitt infizieren sich an einem Ebola-Patienten „nur" 1 – 2 weitere.

Klinische Symptomatik: Die Inkubationszeit der Krankheit beträgt 2 – 21 Tage. Typischerweise treten die ersten Symptome zwischen 8 – 10 Tagen nach der Infektion auf.

Die Erkrankung beginnt meist abrupt mit einem unspezifischen, grippeähnlichen, hochfieberhaften Krankheitsbild, das mit starkem Krankheitsgefühl, Muskelschmerzen, Kopfschmerzen und Halsentzündung einhergeht. In der Folge können Erbrechen, Durchfall, Hautausschläge sowie eingeschränkte Leber- und Nierenfunktion auftreten. Das Auftreten von hämorrhagischen Symptomen weist auf einen schweren und prognostisch ungünstigen Krankheitsverlauf hin.

Therapie: Bisher gibt es gegen eine Infektion mit Ebola noch keine kausale Therapie. Die wenigen spezifischen medikamentösen Ansätze sind experimentell. Die Behandlung erfolgt symptomatisch und fokussiert sich auf die Aufrechterhaltung des Wasser-Elektrolythaushalts, die Bekämpfung der Gerinnungsstörung sowie eine adäquate Analgesie.

Soweit es im akuten Fall möglich ist, sollte eine Schocksituation verhindert werden, gleichzeitig sollte nichts unversucht bleiben, um die Nierenfunktion aufrecht zu erhalten. Im Vordergrund steht jedoch immer die Reduktion der Virusübertragung. Erkrankte müssen in einem geeigneten Behandlungszentrum für hochkontagiöse und lebensbedrohliche Erkrankungen isoliert werden.

Impfung: Der Ebola-Ausbruch in Westafrika hat die Entwicklung von Impfstoffen massiv beschleunigt. Der prinzipielle Aufbau der im Test befindlichen Impfstoffe ist recht ähnlich, man bedient sich der so genannten Vektorentechnologie: Man transferiert wichtige Strukturen des Erregers (also nicht vermehrungsfähige Teile des Ebola-Virus) in das genetische Material eines anderen Virus, das für den Menschen ungefährlich ist, aber zu einer Immunantwort mit Schutzausbildung führt. Dadurch, dass sich das genetische Material des Ebola-Virus in diesem Vektorvirus nun auch findet, bildet der Organismus auch Antikörper gegen diese Strukturen, freilich ohne jedes Risiko, an Ebola zu erkranken.

Ende 2016 wurden die Endergebnisse einer Impfstoffstudie mit einem rekombinaten VSV (vesikuläres Stomatitis Virus) Impfstoff publiziert, die sehr stark annehmen lässt, dass man nun für künftige Ausbrüche gerüstet ist: Der Impfstoff hatte eine Wirksamkeit von 100 % im Feldversuch, mit der Einschränkung, dass die Wirksamkeitsprüfung schon am Ende des Ausbruchs erfolgte und daher die Zahlen relativ klein sind[3]. Eine Zulassung dieses Impfstoffes erscheint derzeit sehr wahrscheinlich, ist aber reisemedizinisch irrelevant.

6 Giardiasis (Lamblien-Infektion)

Die Infektion mit Giardia lamblia, einem Darmprotozoon, ist zwar eine recht harmlose Erkrankung, aber unbehandelt sehr lästig und langwierig. Außerdem sind derartige Infektionen in der Reisemedizin häufig.

Erreger: Giardia lamblia

Infektionsquelle und Infektionsweg: Der Mensch erwirbt die Infektion zumeist über mit Fäkalien verunreinigtem Trinkwasser.

Inkubationszeit: Ca. 3 – 25 Tage

Krankheitsbild: Sehr variabel ausgeprägte Magen- und Darmbeschwerden; von massiven Durchfällen bis zu fast zu symptomlosen Bildern ist alles möglich; typische Verläufe zeigen meist geringgradige Diarrhoen mit starker Flatulenz. Die Durchfälle sind wässrig bis schaumig, und die Beschwerden dauern über Wochen.

Vorkommen: Praktisch weltweit, häufig in Ländern mit niedrig entwickelter allgemeiner Hygiene.

Behandlung: Nitroimidazole (Chemotherapeutika); allerdings wird zunehmend über Therapie-Resistenzen berichtet. Alternativen sind dann Paromomycin oder (als ultima ratio) *Mepacrine* sowie Kombinationen.

Vorbeugung: Nahrungsmittelhygiene, vor allem Trinkwasserhygiene. **Achtung**: Die üblichen Wasser-Desinfektionsmittel wie z. B. silberabspaltende Präparate, töten Lamblien-Zysten nicht oder nur unvollständig ab.

---

3 http://www.thelancet.com/journals/lancet/article/PIIS0140-6736(16)32621-6/abstract

7 Krim-Kongo hämorrhagisches Fieber (CCHF)

Diese virale Erkrankung ist vor allem auch in Südosteuropa heimisch (geworden) und daher von reisemedizinischer Bedeutung. Allerdings kommen touristische Infektionen sehr selten vor. Besonders gefährdet sind Personen, die eher weitab touristischer Destinationen die jeweilig betroffenen Länder besuchen, also die Gruppe der so genannten VFR's („Visiting Friends and Relatives") – siehe Seite 235.

Bedeutung und Vorkommen: CCHF (Crimean-Congo haemorrhagic fever) ist zwar in vielen Ländern endemisch, doch kommen zumeist nur sporadische Einzelfälle vor. Hauptverbreitungsgebiete sind die Türkei und Teile von anderen Ländern, die an das Schwarze Meer angrenzen.

Erreger: Krim-Kongo-Virus (Bunya-Virus, RNA)

Infektionsquelle und Infektionsweg: Das Virus wird hauptsächlich durch Hyalomma-Zecken übertragen. Domestizierte Tiere wie Kühe, Schafe, Ziegen und Kamele stellen ein bedeutendes Reservoir dar. Gefährdet sind Personen, die in Risikogebieten vermehrt mit Zecken und anderen Wirtstieren in Kontakt kommen (z. B. landwirtschaftliche Bereiche, Camper, VFR's) sowie ebenfalls medizinisches Personal mit Blutkontakt.

Inkubationszeit: 1 – 13 Tage

Krankheitsbild: Ab dem 3. bis zum 5. Tag plötzlicher Beginn mit Fieber, Schüttelfrost, starken Augen-, Kopf-, Muskel- und Gelenkschmerzen und ausgeprägtem Krankheitsgefühl. Die Patienten sind häufig verwirrt, aggressiv und Stimmungsschwankungen unterworfen. Kleine Hautblutungen im Brust- und Bauchbereich entstehen schon bald. Bisweilen bestehen Nausea, abdominale Schmerzen und Diarrhoe. Generalisierte Lymphknotenschwellungen und Hepatomegalie sind relativ häufig. Ab dem 3. bis zum 5. Tag kann es zum Auftreten von Hämorrhagien kommen, in leichten Fällen zu Nasen- und Zahnfleischbluten, in schweren Fällen Blutungen aus allen Körperöffnungen (blutige Diarrhoe, Hämaturie, Hämoptysen), massive Ekchymosen können sich bilden. Leichte Proteinurie und Azotämie sind häufig, jedoch nur in schweren Fällen ausgeprägt. Es kann zu Leberzellschädigungen bis hin zu Leberversagen kommen. Häufig wird eine Thrombozytopenie und Leukopenie beobachtet. Die Temperatur ist zumeist über 5 – 12 Tage konstant erhöht, bisweilen wird ein biphasischer Verlauf beobachtet. Die Rekonvaleszenz ist meist sehr lang andauernd. Die Letalität beträgt 2 – 50 %, wobei der Tod meist in der 2. Krankheitswoche durch Multiorganversagen eintritt.

Behandlung: Keine kausale Therapie möglich, Versuche mit Ribavirin werden unterschiedlich beurteilt.

Vorbeugung: Verwendung von Repellents zur Verhinderung von Zeckenstichen und Meiden von Gebieten mit akuten Ausbrüchen. Kein Kontakt mit erkrankten Personen oder infizierten Tieren.

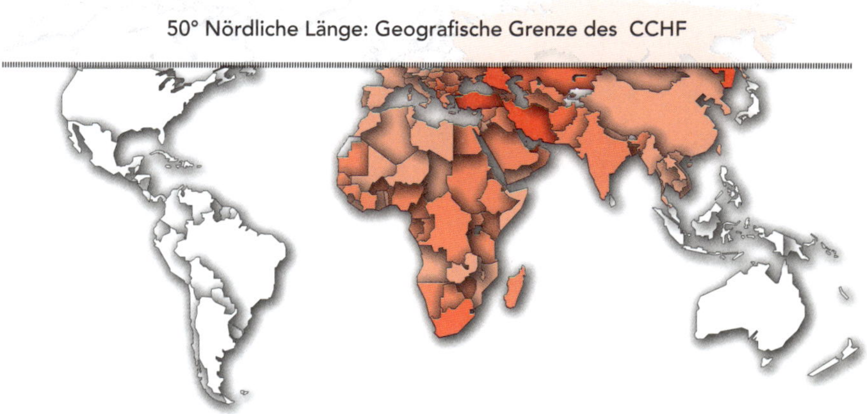

◆ > 50 Fälle/Jahr ◆ 5 – 49 Fälle/Jahr ◆ evident ◆ ??

Hauptverbreitungsgebiete in der Türkei

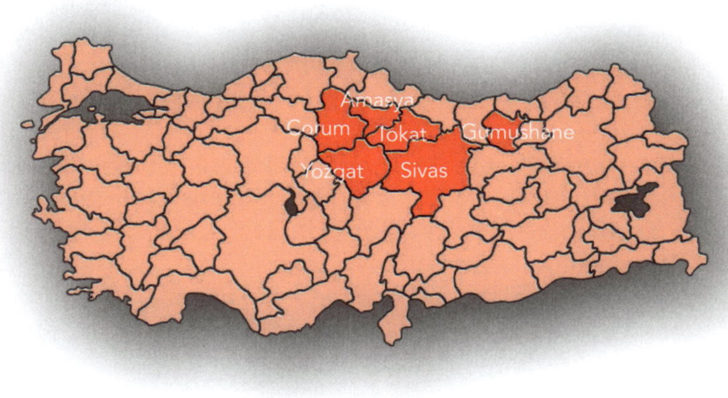

8 Leishmaniose

Leishmanien-Erkrankungen können, da es zahlreiche Erregerunterarten gibt, sehr vielfältig sein. Relativ häufig im internationalen Reiseverkehr sind Hautmanifestationen.

Erreger: Protozoen

- Leishmaniose der Alten Welt: Leishmania tropica, Leishmania major, Leishmania äthiopica und Leishmania infantum
- Leishmaniose der Neuen Welt: Leishmania mexicana Komplex (Hautformen) und Leishmania brasiliensis Komplex (Haut- und Schleimhautformen)
- Viszerale Leishmaniose: Leishmania donovani

Infektionsweg und Infektionsquelle: Schmetterlingsmücken der Gattung „Phlebotomus" übertragen alle Arten; Reservoir für den Erreger sind – je nach Leishmanienart – Menschen, Nager, Füchse, Hunde und Wölfe.

Klinisches Bild und Verbreitung:

- Kutane Leishmaniose der Alten Welt: Orientbeule – kommt in Nord- und Ostafrika vor, in Arabien und Zentralasien und vorzugsweise in trockenen Gebieten.
- Beginnt mit einer umschriebenen Rötung und Schwellung an der Stichstelle des Insekts, wird größer, bildet ein kleines flaches Geschwür, und dessen Ränder sind erhaben. Unter Hinterlassung von Narben heilen die Einzelgeschwüre (manchmal auch mehrere) erst nach Monaten ab.
- Kutane und mukokutane Leishmaniose der Neuen Welt: Hat viele Eigennamen nach dem Vorkommen der einzelnen Sonderformen in verschiedenen ländlichen Gebieten Mittel- und Südamerikas. Kann von einem Erscheinungsbild ähnlich der „Orientbeule" bis hin zu schweren, fast an Krebsgeschwüre erinnernden Läsionen im Schleimhautbereich gehen, die den Patienten schwer verunstalten können. Insbesonders wenn der Gesichtsschädel und der Nasen-Rachenraum davon betroffen sind.
- Viszerale Leishmaniose: Sehr selten; ist die gefährlichste Form, die die inneren Organe (Leber, Milz, Knochenmark) befällt. Kommt im

Mittelmeerraum, Nahost, Indien, China, Ost- und Zentralafrika, Zentral- und Südamerika und zumeist in ländlichen Gebieten vor. Sehr variable Inkubationszeit bis zu mehreren Monaten oder sogar Jahren. Beginnt schleichend mit Fieber und Müdigkeit, Appetitverlust und später dann mit Leber- und Milzvergrößerung. Die Krankheit zieht sich über Wochen bis Monate hin, der Patient verliert Gewicht, seine Leistungsfähigkeit wird infektanfälliger und entwickelt eine ausgeprägte Anämie. Wird nicht behandelt, stirbt der Patient in der Regel nach monatelangem Krankheitsverlauf zumeist an einem opportunistischen Infekt.

Behandlung: 5-wertige Antimonpräparate, Amphothericin B, Miltefosin (kommt aus der Brustkrebs-Behandlung).

Vorbeugung: Vermeidung der Stiche von Schmetterlingsmücken (siehe Sandfliegen-Fieber Seite 287).

Verbreitungskarte (viszerale Leishmaniose, Stand 2012)

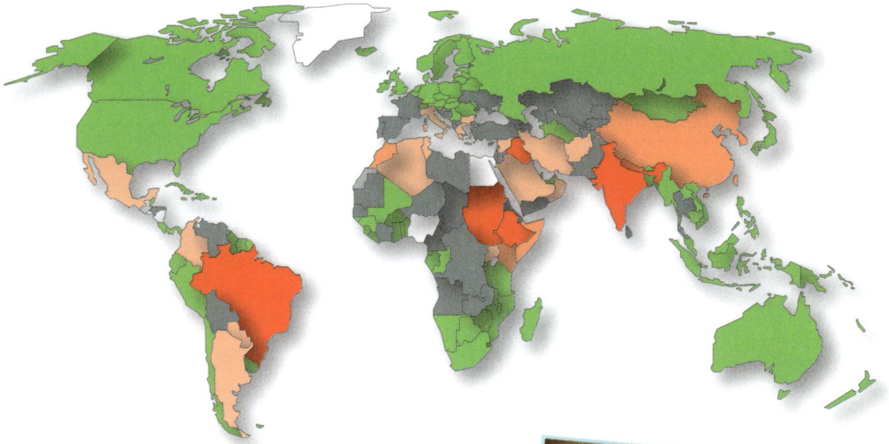

Anzahl neuer VL-Fälle:
◆ > 1.000 ◆ 500 – 999
◆ 100 – 499 ◆ < 100 ◇ 0
◆ Keine Meldungen
◆ Keine Daten verfügbar
◆ Nicht zutreffend

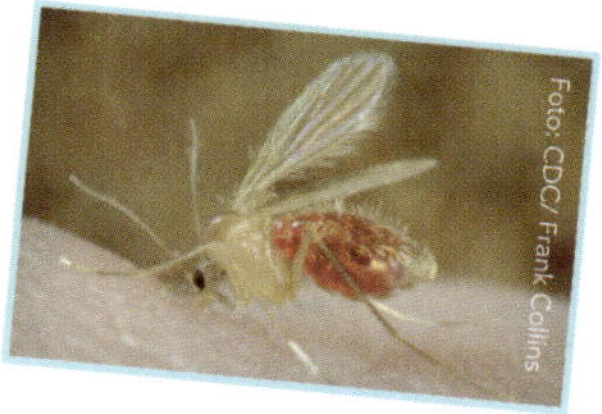

9 Malaria und Malariaprophylaxe

Österreich zählt zu jenen Ländern, in denen keine Malaria-Übertragung stattfindet. Nur im Zuge der Reisetätigkeit kommt der Österreicher in Kontakt mit Malaria. Die Daten der letzten 15 – 20 Jahre lassen Hoffnung aufkeimen, dass Malaria zukünftig nicht mehr den absolut dominanten Stellenwert als Erkrankung bei Reisenden haben wird. Auch in den Verbreitungsgebieten selbst geht die Zahl der Neuerkrankungen und auch der Todesfälle stark zurück. Dies gründet sich in erster Linie auf die Verteilung Insektizid imprägnierter Moskitonetze an Familien in den Verbreitungsgebieten, auf den Einsatz von so genannten ACT-Präparaten (Artemisinin-Kombinations-Therapien) zur Behandlung und auf die bessere Überwachung der epidemiologischen Situation in den einzelnen betroffenen Ländern.

Entwicklung der Malariaepidemiologie lt. WHO Malaria Report 2016

WHO 1995	WHO 2016
3 Mrd. Menschen gefährdet	3,2 Mrd. Menschen leben in malariaendemischen Gebieten
300 – 500 Mio. klinische Fälle/Jahr	ca. 210 Mio. klinische Fälle/Jahr
1,5 – 2,7 Mio. Tote/Jahr	ca. 440.000 Tote/Jahr
90 % der Malaria im tropischen Afrika	90 % der Malaria im tropischen Afrika
Hauptrisikogebiete außerhalb Afrikas: Indien, Sri Lanka, Afghanistan, Vietnam, Kolumbien	Hauptrisikogebiete außerhalb Afrikas: Salomonen, Amazonien, Indien, Afghanistan, Indochina, Papua-Neuguinea

Dieser Rückgang schlägt sich auch auf das Risiko der Reisenden nieder. So beobachtet Österreich (wie auch die Nachbarländer) einen kontinuierlichen Rückgang der importierten Malaria-Fälle. Parallel mit diesem Rückgang sehen wir auch eine Verschiebung im betroffenen Kollektiv: Waren es vor 20 Jahren zum überwiegenden Teil Touristen oder so genannte „Expatriates", die Malaria importiert haben, steht heute eine ganz andere Gruppe weit an der Spitze: Personen mit Migrationshintergrund, die als so genannte „VFRs" („Visiting Friends and Relatives") ihre ursprüngliche Heimat besuchen und denen durch dieses Naheverhältnis gar nicht die Idee kommt, dass für sie eine Gefährdung bestehen könnte

– denn „man kommt ja von dort". Diese Personengruppe macht bei den importierten Malaria-Fällen heute bereits mehr als zwei Drittel aus.

Besonders deutlich wird der Wandel in den letzten beiden Jahren, wo wir wieder eine Zunahme der Malariafälle in Österreich sehen, was aber einzig und allein auf den verstärkten Import von Erkrankungen durch Flüchtlinge zurückzuführen ist (siehe Grafik Malariaimporte nach Österreich 1999 – 2015)

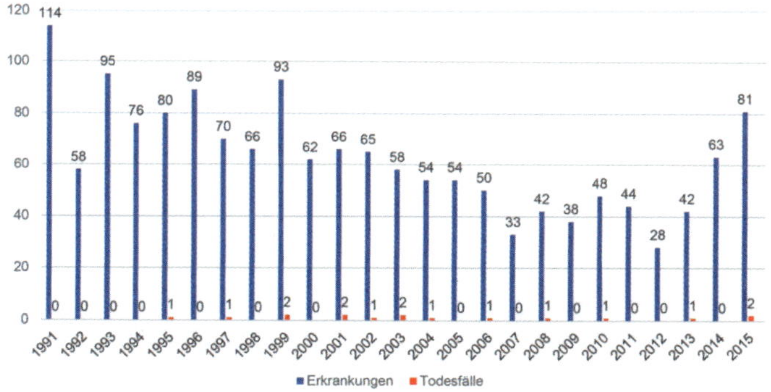

Erreger:

- Plasmodium falciparum, als Erreger der besonders gefährlichen Malaria tropica
- Plasmodium vivax, als Erreger der Malaria tertiana wie auch Plasmodium ovale
- Plasmodium malariae als Erreger der Malaria quartana, der am wenigsten gefährlichen Form
- (eine 5. Spezies – Plasmodium knowlesii – hat nur geringe lokale Bedeutung in Ostasien.

Übertragung: Malaria wird durch weibliche infizierte „Anopheles"-Moskitos übertragen. Diese benötigen eine Blutmahlzeit, um Nachkommen hervorzubringen. „Anophelen" sind dämmerungs- und nachtaktiv.

Entwicklung: Alle Malaria-Erreger verbreiten sich nach dem Stich über den Blutweg in die Leber, vermehren sich dort und befallen dann die roten Blutkörperchen (Erythrozyten). Durch die Vermehrung in den Erythrozyten werden diese zerstört, und es kommt zur Malaria-Erkrankung.

Inkubationszeit: Die Inkubationszeit (d. h. die Zeit zwischen der Infektion und dem Auftreten der Krankheitssymptome) ist unterschiedlich und kann von 6 Tagen bis zu mehreren Monaten betragen. Sie ist natürlich auch von der Art des Erregers abhängig. Auch die Einnahme einer Malariaprophylaxe (Medikament und Einnahmezeitraum) kann einen Einfluss auf die Inkubationszeit haben und diese verlängern.

Symptome und klinischer Verlauf: Das gemeinsame Symptom aller Malaria-Erkrankungen ist hohes Fieber (Temperaturen über 38° C). Die klinischen Verläufe sind jeweils von der Art des Erregers abhängig.

Die bedeutendste und gefährlichste Form der Malaria ist die „Malaria tropica" (Infektion mit *Plasmodium falciparum*). Der Befall der roten Blutkörperchen mit diesem Erreger ist (meist) wesentlich massiver.

Während bei den „gutartigen Malariaformen" selten über 3 % der roten Blutkörperchen befallen werden, ist der Vermehrung der Parasiten bei der „Malaria tropica" im Blut keine Grenze gesetzt. Innerhalb weniger Tage können so mehr Blutkörperchen befallen werden als der Mensch zu ertragen imstande ist. Die Zerstörung der roten Blutzellen führt zu einer Störung der Durchblutung in den kleinen, für die Funktion der Organe aber wichtigen Blutgefäßen. Das bedeutet, der Sauerstofftransport wird auf Grund von den zu wenig sauerstofftragenden roten Blutkörperchen in den Organen herabgesetzt, was in der Folge zu einer fehlenden Durchblutung führt. Aus diesem Grund können bei der „Malaria tropica" die klinischen Beschwerden sehr unterschiedlich sein. Abhängig von der Organfunktion, die am meisten eingeschränkt ist (hauptsächlich betroffene Organe: Gehirn, Niere, Lunge).

Das Krankheitsbild der „Malaria tropica" kann neben dem obligaten hohen Fieber unter anderem von Durchfällen, Leberfunktionsstörungen, Nierenfunktionsstörungen und Störungen der Herz- und Atemfunktion geprägt sein. Die gefürchtetste und gefährlichste Komplikation der „Malaria tropica" ist die cerebrale Malaria, also die Beteiligung des Gehirns.

Die „Malaria tropica" stellt ein akut lebensbedrohendes Krankheitsbild dar, und der rasche Einsatz der richtigen Therapie ist lebenswichtig. Wobei unter „rasch" nicht mehr als 24 Stunden ab dem Beginn der Erkrankung zu verstehen ist.

Wird die Malaria zu diesem Zeitpunkt bereits erkannt und behandelt, so hat der Patient praktisch eine 100 %-ige Überlebenschance. Mit jedem Tag, den man zuwartet, sinkt die Überlebenschance. Unbehandelt endet die „Malaria tropica" bei 50 – 60 % der Mitteleuropäer tödlich!

Bei „Malaria tertiana" und „Malaria quartana" tritt ebenfalls hohes Fieber auf, das mitunter einen bestimmten Fieber-Rhythmus aufweist. Das Krankheitsbild zeigt jedoch praktisch immer einen gutartigen Verlauf.

Diagnose: Die Diagnose einer Malaria-Erkrankung ist einfach und leicht zu stellen. Die Erreger können direkt im Blut nachgewiesen werden. Es stehen hierfür mehrere Methoden zur Verfügung: So genannte Schnelltests (Streifentests, die ein bestimmtes Protein von Malaria-Erregern nachweisen) und die altbewährte Methode der Blutausstriche und „Dicke Tropfen-Präparate". Besonders zuverlässig ist der Malaria-Nachweis dann, wenn der Patient gerade Fieber hat. Im fieberfreien Intervall kann ein Nachweis gelingen, aber das muss nicht sein. Die Konsequenz daraus ist, dass bei solchen Fällen im nächsten Fieberanfall nochmals getestet wird.

Erreger der „Malaria tropica" im Blut: ringförmige Gebilde in einzelnen roten Blutkörperchen.

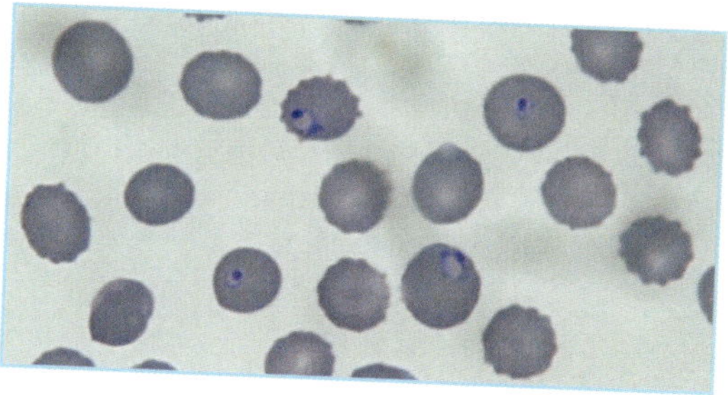

Vorkommen und Verbreitung: Malaria kommt in vielen tropischen und subtropischen Regionen vor. Das klassische Hochrisikogebiet für Malaria ist nach wie vor das tropische Afrika, wo fast ausschließlich die „bösartige Form", die „Malaria tropica" vorkommt. In diesen Regionen findet die Malariaübertragung ganzjährig und auch zumindest teilweise in den Städten statt.

Die Karte der Verbreitungsgebiete der Malaria aus 2014[1]:

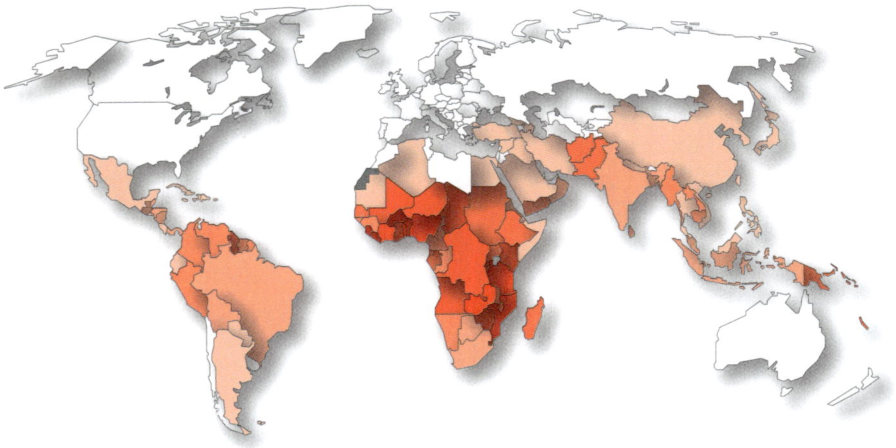

◆ > 100 ◆ 50 – 100 ◆ 10 – 50 ◆ 1 – 10 ◆ 0,1 – 1 ◆ 0 – 0,1 ◇ 0
Jeweils Fälle pro 1.000 Einwohner pro Jahr, ◆ Keine Daten verfügbar

Die Veränderungen im Vorkommen der Malaria sind aber sehr unterschiedlich: Vor allem der südamerikanische Kontinent und große Teile der Malariagebiete Asiens haben in den letzten Jahren die Häufigkeit des Auftretens dieser Erkrankung drastisch reduzieren können. Im schwarzafrikanischen Raum sind fokal ebenfalls große Erfolge erzielt worden, die teilweise den touristischen Reiseverkehr sehr günstig beeinflussen (z. B. Tansania oder Sansibar), in anderen Regionen sind die Bemühungen zur Eindämmung der Malaria durch politische Instabilität oder kriegerische Auseinandersetzungen stark behindert.

[1] Adaptiert nach WHO Malaria-Report, 2014

Veränderungen im Vorkommen von Malaria zwischen 2000 und 2013[2]

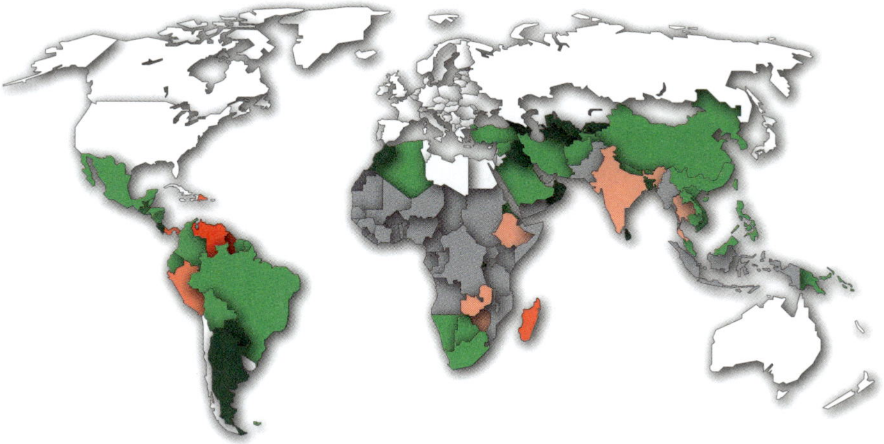

◆ 0 ◆ Rückgang > 75 % ◆ Rückgang 50 – 75 %
◆ Rückgang < 50 % ◆ Keine Rückgänge ◆ Keine Daten verfügbar

In Relationen ausgedrückt bedeutet dies folgende Veränderungen seit dem Jahr 2000:

- Rückgang global: ca. 37 %
- Rückgang Südostasien: 78 %
- Rückgang amerikanischer Kontinent: 46 %
- Rückgang Region Westpazifik: ca. 65 %

Therapie: Die Malariatherapie ist nicht einfach und gehört in die Hände eines Tropenmediziners oder Infektiologen. Auf eine Wiedergabe wird hier daher verzichtet. Für Fachleute der Link zu den Malarialeitlinien der Deutschen Tropenmedizinischen Gesellschaft[3].

Prophylaxe: Zum Schutz vor Malaria stehen vernünftige und wirksame Maßnahmen zur Verfügung, die jedoch konsequent angewendet werden müssen. Selbstverständlich ist die Vorgangsweise an individuelle Gegebenheiten (Reiseroute, Gegenanzeigen etc.) anzupassen.

[2] Adaptiert nach WHO Malaria-Report, 2014
[3] http://www.awmf.org/leitlinien/detail/ll/042-001.html

Malariaprophylaxe

Sie ist bei Reisen in Endemiegebiete einer der essentiellen Teile der reisemedizinischen Beratung und überaus komplex. Basis für die Beratung bilden drei mögliche Maßnahmen zur Infektions- bzw. Krankheitsverhütung:

- Infektionsverhütung durch „IPM" („insect protection measures")
- Krankheitsverhütung durch permanente Chemoprophylaxe („PP")
- Krankheitsbehandlung durch „NSM" (Notfallselbstmedikation)

Infektionsverhütung mittels IPM
Diese Methode ist definitiv die wichtigste Malariaverhütung überhaupt, da sie infektionsverhütend wirkt. Zudem ergibt sich der willkommene Nebeneffekt, dass auch andere arthropodenübertragene Infektionen wirksam verhindert werden, wie Dengue, Zika, Chikungunya und viele andere.

Zur Verfügung stehen Mittel, die als Repellents auf der Haut gegen die krankheitsübertragenden Moskitos eingesetzt werden können oder Substanzen, die als Insektizide zur Imprägnierung der Kleidung verwendet werden. Ihre Effizienz bei adäquater Verwendung liegt – vor allem bei kombinierter Anwendung – nahe 100 %, wobei grundsätzlich die Effizienz gegen Aedesarten etwas höher liegt als gegen Anophelidae. Details zu diesem Thema finden sich im Kapitel „Insektenschutz".

Permanente Prophylaxe
Grundvoraussetzung für die Empfehlung einer permanenten Malariachemoprophylaxe ist eine entsprechende epidemiologische Situation im Zielgebiet und/oder eine patientenkonstellationsbedingte Indikation. Siehe dazu Abschnitt „Patientenmanagement".

Alle in der Malariaprophylaxe eingesetzten Medikamente sind blutschizontizid, d.h. erst die sich im Erythrozyten entwickelnden Malariaparasiten werden abgetötet. Nur Atovaquon/Proguanil (AP) wirkt kausalprophylaktisch, d.h. auch die exoerythrozytären Leberformen werden angegriffen.

Details zu den Medikamenten weiter unten.

Vor- und Nachteile der permanenten Prophylaxe

Vorteile	Nachteile
Größter Vorteil ist sicherlich die Überprüfung der Verträglichkeit des Malariamedikamentes VOR Reiseantritt und die Option des Wechsels	(meist) teuer Reisende fürchten nach Lektüre des Beipack Nebenwirkungen und brechen ab
Die hohe Sicherheit der korrekten permanenten Prophylaxe ist v.a. bei Risikoreisenden (ältere polymorbide Personen, Immunsupprimierte, Herz-Kreislaufpatienten u.a.) ein Vorteil gegenüber einer Therapie	Erfordert Einnahmedisziplin auch NACH der Reise
Interaktionen mit Dauermedikationen können vor Reiseantritt geklärt werden	Bei geringem Malariarisiko sicherlich negative Nutzen-Risiko Relation

Notfallselbsmedikation (NSM oder NST)

Diese seit 1988 im Bereich der D-A-CH-Ländern gängige Malariaprävention ist eigentlich eine notfallmäßige Selbstbehandlung bei Malariaverdacht. Da hier das „Gesetz des Handelns" in der Hand des Reisenden selbst liegt, versteht es sich von selbst, dass diese Form der Malariaprävention besonders erklärungsaufwendig ist. Mehrere Studien haben belegt, dass hier große Lücken bestehen: u.a. von 130 Reisenden, die in einem Malariagebiet plötzlich Fieber bekommen hatten, besaßen zwar 80 % ein NSM, befolgten aber die wichtigste zweite Regel (die erste Regel betrifft die korrekte Einnahme des NSM selbst) für NSM Anwendungen, nämlich sofort zusätzlich zur Eigentherapie medizinische Hilfe vor Ort zu suchen, in 79 % der Fälle nicht. Nur 14 der 130 Patienten befolgten die Anweisungen korrekt und suchten einen Arzt auf, wobei dann nur 2 (!!) ein NSM nahmen und das in beiden Fällen falsch![4]

Trotzdem kommt dieser Alternative zur permanenten Prophylaxe eine gewisse Bedeutung zu, da in den meisten touristisch bereisten Regionen das Malariarisiko kontinuierlich sinkt, wodurch sich die Nutzen-Risiko Relation der PP immer mehr zuungunsten der permanenten Medikamenteneinnahme verschiebt.

---

[4] Vinnemeier et al, Malaria J. 16:44; 2017

Mit dem neuen „Malaria travel kit" ist ein zuverlässiger und einfacher, durch den Laien direkt anwendbarer Malaria-Schnelltest verfügbar, der die Selbstdiagnose deutlich erleichtert (Rida® Quick Malaria, https://clinical.r-biopharm.com/de/produkte/rida-quick-malaria-2/)

Diese Schnelltestgeneration ist mit einer Sensitivität von 99,7% und einer Spezifität von > 99 % bei einer Nachweisgrenze von 45 Plasmodien bei Malaria tropica und 100 Plasmodien bei Malaria tertiana sogar der mikroskopischen Diagnostik in den meisten Fällen überlegen.

Vor- und Nachteile der NSM

Vorteile	Nachteile
Billiger als Prophylaxe	Der therapeutische Einsatz der Malariamedikamente als Oralmedikation (insbesondere Mefloquin) ohne flankierende Maßnahmen und ohne ärztliche Aufsicht widerspricht zumindest bei P.f. Infektionen den deutschen Malariatherapieleitlinien
Bei guter Aufklärung (schriftlich!) geringere Complianceprobleme	Begleitendes Erbrechen (häufiges Symptom der Malaria und häufige Nebenwirkung der Präparate) kann Therapieerfolg beeinträchtigen
Medikation erfolgt erst im Anlassfall vor Ort	1,5 % aller febrilen Reisenden riskieren unkontrolliert und unbeaufsichtigt schwere Nebenwirkungen durch Medikament ohne wirklichen Grund, nur 0,15 % nehmen NSM berechtigterweise
Einsatz ist selten (1,5 % der Reisenden)	Einnahme oft falsch oder inkonsequent
Höhere therapeutische Nebenwirkungsquote wird durch seltenen Einsatz aufgewogen	Die (oft schweren) Nebenwirkungen erzwingen unmittelbare ärztliche Intervention – mit den entsprechenden Risken
Bisher keine Todesfälle an Malaria bei korrekter Nutzung	

Es ist zu erwarten, dass in den nächsten Jahren v.a. in Gebieten mit kontinuierlich abnehmender Malariaendemizität die Notfallselbstmedikation zunehmend durch reine Infektionsverhütung durch IPM ersetzt wird, insbesonders dann, wenn die Selbstdiagnose durch Schnelltests und der Zugang zu therapeutischer Hilfe vor Ort möglich ist.

Medikamente zur Malariaprophylaxe

Es sind im Wesentlichen die gleichen Medikamente, die auch in der Therapie der Malaria zum Einsatz gelangen. Grundsätzlich können Medikamente entweder zur regulären Vorbeugung oder als NST eingesetzt werden.

Die Präparateauswahl richtet sich dann in erster Linie nach den persönlichen Vorlieben oder Kontraindikationen des Reisenden selbst:

Zur Malariaprophylaxe wird eigentlich nur mehr *Lariam®* oder *Malarone®* oder ein Doxycyclinpräparat verwendet, wobei hier die Resistenzlage nur insofern eine Rolle spielt, als *Lariam®* in Südostasien zur Prophylaxe nicht verwendet werden kann.

Als NST-Präparat wird in Österreich eigentlich nur *Malarone®* bzw. ein Genericon verwendet. *Lariam®* ist in der Eigentherapie derart schlecht verträglich, dass der Reisende eher davon Abstand nehmen sollte.

Resochin® wird nur mehr in Einzelfällen als NST im mittelamerikanischen Raum verwendet, ansonsten ist es auf Grund der Resistenzsituation weitgehend unbrauchbar.

Die einzelnen Malariamedikamente

Resochin®

Sehr altes Malariamedikament; Chininabkömmling; wirkt auf die Blutformen des Erregers der Malaria. Ist gut verträglich, und bei empfindlichen Personen treten gelegentlich Beschwerden im Sinne von Magenschmerzen auf. Es wird nach dem Körpergewicht dosiert und muss 1 Woche vor Einreise, während des Aufenthaltes und 4 Wochen nach Verlassen des Malariagebietes eingenommen werden. Das Medikament kommt nur mehr sehr selten zum Einsatz, da in den meisten Gebieten der Welt der Erreger der „Malaria tropica" bereits unempfindlich auf *Resochin®* ist.

Lariam®
Malariamedikament der neueren Generation; ebenfalls Chininabkömmling und wirkt auch auf die Blutformen des Erregers. Außer in Gebieten mit Multiresistenz (Indochina) ist dieses Medikament als gut wirksam einzustufen. Neuere Untersuchungen haben aber nachdrücklich belegt, dass *Mefloquin* in erster Linie hinsichtlich der Verträglichkeit problematisch ist, dies eindeutig mehr in der Therapie, jedoch auch in der Prophylaxe.

Die Hauptnebenwirkungen betreffen neuropsychiatrische Probleme wie Schwindel, Schlaflosigkeit, Panikattacken und Depressionen. Sie treten dann umso schwerer und häufiger auf, wenn der Patient diesbezügliche Episoden in der Anamnese hat. Vor jeder Verschreibung von *Lariam®* ist daher eine genaue Exploration Pflicht. Dessen Verwendung als NST ist zwar aus Überlegungen der Wirksamkeit des Malariamedikamentes heraus denkbar, die wirklich schlechten Daten zur Verträglichkeit und die häufigen Ressentiments der Patienten disqualifizieren das Präparat aber für diese Indikation weitgehend. Dies umso mehr, weil besser verträgliche Optionen vorhanden sind.

Hinsichtlich des Einsatzes von *Lariam®* in der Schwangerschaft haben sich Änderungen ergeben: In Deutschland, der Schweiz und auch in Österreich ist die Einnahme von *Lariam®* im 2. und 3. Trimenon nicht mehr unter „Kontraindikationen" in der Fachinformation geführt, die Anwendung daher legalisiert. Im ersten Trimenon besteht diese Kontraindikation nach wie vor, jedoch ohne substanziellen Hintergrund. Ergibt sich aus der Reise ein zwingender Grund für die Lariamprophylaxe (z. B. eine Reise nach Schwarzafrika), so kann nach erfolgter umfassender Aufklärung (und dem unbedingten Rat, das Reiseziel zu ändern!) und Unterfertigung eines Reverses durch die Patientin die Gabe erfolgen. Denn nach menschlichem Ermessen kann nichts passieren, was auch durch gute Studien abgesichert ist[5].

Die aktuelle Fachinformation ist hier abrufbar (siehe QR Code)

[5] Gonzalez R. et al, Malar J. 2014

Paludrin®
Sehr altes Malariamedikament. Wirkt auf die Erreger der Blut- und Leberformen. Ist in vielen Gebieten kaum mehr wirksam. Wird eigentlich nur in Kombination mit *Resochin®* eingesetzt, doch auch diese Kombination gilt als veraltet. Neuerdings in Kombination mit Atovaquone als *Malarone®* erlebt das Mittel eine Renaissance (siehe weiter unten).

Doxycyclin (*Vibramycin®* und andere):
Es ist dies ein außerordentlich zuverlässiges und auch in der Langzeitanwendung unproblematisches Malaria-Prophylaktikum, das stark unterbewertet ist. Es gibt praktisch keine Prophylaxeversager. Es ist jedoch ungeeignet als NST. Neuere Daten deuten darauf hin, dass Doxycyclinmonohydrate (z. B. *Vibramycin®*) den Doxycyclinhyclaten (z. B. *Doxybene®*) deutlich überlegen sind, wenn es um die Wahrscheinlichkeit dermatologischer Reaktionen bei chronischer Einnahme und gleichzeitiger Sonnenbestrahlung geht. Die bisherigen Erfahrungen haben auch gezeigt, dass Hautreaktionen an sich relativ selten auftreten. Trotzdem sollten Badeurlauber von dieser Medikation Abstand nehmen. Aus anderer Indikation (Q-Fieber-Endocarditis) weiß man, dass eine Einnahme von bis zu 5 Jahren und 100 mg täglich, wenn auch bei einer kleinen Patientenzahl, keine Probleme ergaben. Die Lehrmeinung sagt heute, dass eine Einnahme bis zu 2 Jahre im Sinne einer kontinuierlichen Prophylaxe vertretbar ist.

Die üblichen Kontraindikationen wie Gravidität und Kinder unter 8 Jahren bleiben aber aufrecht und sind zwingend.

Malarone® (auch als Genericum: *Atovaquone/Proguanilhydrochlorid®*):
Kombinationspräparat aus Proguanil und Atovaquone. Nach nunmehr 15-jähriger Anwendung dieses Medikamentes lässt sich klar festhalten, dass es als NST sehr gut geeignet und als Prophylaktikum zuverlässig ist. Sein Nachteil bei der Prophylaxe ist durch die tägliche Anwendung der hohe Preis. Es ist das einzige derzeit ohne Probleme in der Selbstverwendung einsetzbare Medikament, da der Patient sich damit einerseits kaum Schaden zufügen kann und andererseits eine gute Wirksamkeit gegeben ist. Daten zur Langzeitanwendung von mehr als 3 Monaten sind nicht vorhanden, erübrigen sich aber zumeist, da eine derartig lange Prophylaxe nahezu unerschwinglich ist (1 Monat Malaroneprophylaxe kostet rund € 190,-).

Einen Nachteil hat aber auch *Malarone®*: Seine Resorption aus dem Darm nach oraler Aufnahme hängt sehr stark davon ab, ob man vorher etwas Fettreiches gegessen hat: Auf nüchternen Magen genommen kann die Aufnahme des Medikamentes so stark beeinträchtigt sein, dass es unwirksam wird.

Hinsichtlich Anwendung in der Gravidität liegen keine Erfahrungen aus dem Humanbereich vor, im Tierversuch ergab sich bisher kein Hinweis auf Teratogenität. Es wird also in der praktischen Handhabung ähnlich vorzugehen sein, wie oben bei *Lariam®* im ersten Trimenon empfohlen. Kindertabletten sind verfügbar, allerdings nur über die internationale Apotheke.

Malarone® interagiert mit Gerinnungshemmern.

Die aktuelle Fachinformation ist hier abrufbar (siehe QR Code)

Riamet®:
Ist gegenwärtig in Österreich nicht mehr erhältlich, aber über die internationale Apotheke beziehbar. Dieses Kombinationspräparat aus Lumefantrin und Artemether ist ausschließlich für die Therapie der Malaria geeignet. Es kann aufgrund der pharmakologischen Eigenschaften der beiden Komponenten nicht zur Vorbeugung verwendet werden. *Riamet®* ist außerordentlich gut wirksam, auch gegen multiresistente „Malaria tropica"-Stämme. In Südostasien ist allerdings bereits mit Resistenzen zu rechnen. Ebenfalls hervorragend ist das Nebenwirkungs-Profil, das in allen bisherigen Studien keinen Hinweis auf schwerwiegende Folgen ergab. An Nebenwirkungen wurden vor allem Kopfschmerzen, Schwindel, Schlafstörungen, Übelkeit, Erbrechen und Durchfall gemeldet. Dies allerdings im Rahmen der Behandlung von Malariakranken, was eine eindeutige Zuordnung der Probleme zum Präparat unmöglich macht. Über Interaktionen mit anderen Medikamenten ist noch wenig bekannt, eine Interaktion mit Gerinnungshemmern (*Marcumar®*) ist möglich. Die Therapiedauer ist mit drei Tagen kurz, das Präparat darf nicht auf nüchternen Magen genommen werden, da beide Komponenten lipophil sind.

Eurartesim®:
Dihydroartemisinin/Piperaquin. Obwohl dieses Präparat bereits seit mehreren Jahren eine EU-Zulassung besitzt, ist es nach wie vor in Österreich nicht verfügbar. Es eignet sich nur zur NST und hat in diesem Bereich in mehreren klinischen Studien ganz ausgezeichnete Ergebnisse erbracht. Die Zulassungsbestimmungen haben die Auflage mit sich gebracht, dass diese Medikation einer verstärkten kardialen Überwachung bedarf, was einen Einsatz durch den Laien aus rein formalen Gründen bedauerlicherweise verunmöglicht.

Es existieren noch eine ganze Anzahl weiterer Medikamente, die im Notfall für die Malariaprophylaxe eingesetzt werden können – dies in jenen Fällen, in denen ein bestimmtes Medikament nicht genommen werden darf oder nicht vertragen wird.

Die Malariaprophylaxe ist kompliziert – der Reisende sollte immer zuerst einen Reisemediziner kontaktieren, bevor er irgendein Malariamittel besorgt!

In den Tabellen auf den folgenden Seiten sind die wichtigsten Dosierungsrichtlinien wiedergegeben.

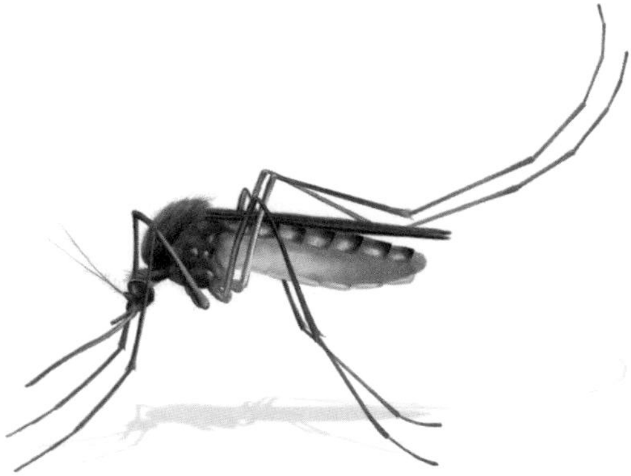

Dosierungen in der Malariaprophylaxe[6]

Medikament	Körpergewicht	Dosierung	Einnahme-zeitraum	Einnahme-schema
ATOVAQUON/ PROGUANIL (Junior-Tablette ist in Ö nicht zugelassen und nicht erhältlich, muss über internationale Apotheke bestellt werden)	> 40 kg 31 – 40 kg 21 – 30 kg 11 – 20 kg 9 – 10 kg[1] 5 – 8 kg[1]	1 Tbl. 3 Junior-Tbl. 2 Junior-Tbl. 1 Junior-Tbl 3/4 Junior-Tbl. 1/2 Junior-Tbl.	Ein Tag vor Einreise, während des Aufenthaltes und bis eine Woche nach Verlassen des Malariagebiets	Täglich eine Dosis mit fettreicher Nahrung
MEFLOQUIN	> 120 kg > 90 kg > 60 kg 40 – 60 kg 20 – 40 kg 10 – 20 kg < 10 kg[4]	2 Tbl. 1 1/2 Tbl. 1 Tbl.[2] 3/4 Tbl.[2] 1/2 Tbl.[3] 1/4 Tbl. 5mg/kg KG[5]	Eine Woche vor Einreise ins Malariagebiet, während des Aufenthaltes und bis vier Wochen nach Verlassen des Malariagebiets	Loading: Tag 1 und Tag 2 (eine Woche vor Abreise): Je eine Dosis; ab Abreisetag eine Dosis wöchentlich
DOXYCYCLIN-MONO-HYDRAT		100 mg (Kinder ab 8 Jahren: 1,5 mg/kg KG)	Ein Tag vor Einreise, während des Aufenthaltes und bis vier Wochen nach Verlassen des Malariagebiets	Tag 1: Loading mit 200 mg, dann täglich 100 mg; keine gleichzeitige Einnahme von Milchprodukten

[1] Unterhalb eines Körpergewichts von 11 kg ist der Gebrauch off label
[2] Dosisreduktion bei Frauen ab der 7. Einnahme auf 1/2 Tablette
[3] Dosisreduktion bei Frauen ab der 7. Einnahme auf 1/4 Tablette
[4] Unterhalb eines Körpergewichts von 5 kg ist der Gebrauch off label
[5] Magistraliter-Zubereitung durch den Apotheker

[6] Consensus statement Malariaprophylaxe Österreichische Ärztezeitung, Supplementum 11/2011

Dosierungen in der Notfallsmedikation

Medikament	Körpergewicht	Dosierung	Einnahmeschema
ATOVAQUON/ PROGUANIL (250 mg/ 100 mg)	> 40 kg 31 – 40 kg 21 – 30 kg 11 – 20 kg 9 – 10 kg[1] 5 – 8 kg[1]	4 Tbl. 3 Tbl. 2 Tbl. 1 Tbl 3/4 Tbl. 1/2 Tbl.	Tag 1: eine Dosis Tag 2: eine Dosis Tag 3: eine Dosis Mit fettreicher Nahrung einnehmen
ARTEMETHER/ LUMEFANTRIN (20 mg/120 mg)	> 35 kg 25 – 35 kg 15 – 25 kg 5 – 15 kg	4 Tbl. 3 Tbl. 2 Tbl. 1 Tbl.	Tag 1: eine Dosis, nach 8 Stunden 2. Dosis Tag 2: 2 Dosen im Abstand von 12 Std. Tag 3: 2 Dosen im Abstand von 12 Std. Mit fettreicher Nahrung einnehmen
DIHYDROQR- TEMISININ/ PIPERAQUIN (40 mg/320 mg bzw. 20 mg/160 mg)	> 75 kg 36 – 75 kg 24 – 35 kg 13 – 23 kg 7 – 12 kg 5 – 6 kg	4 Tbl. 3 Tbl. 2 Tbl. 1 Tbl. 1 Kindertbl. 1/2 Kindertbl.	Tag 1: eine Dosis Tag 2: eine Dosis Tag 3: eine Dosis

[1] Unterhalb eines Körpergewichts von 11 kg ist der Gebrauch off label

Die Malariavorbeugung für Kinder ist immer wieder Anlass zu Nachfragen, daher sei aus dem Consensus-Statement Malariaprophylaxe aus 2011 ein Vorschlag für die Präparatewahl gegeben:

Altersgruppe	KG	Alter	Prophylaxe-Empfehlung	Kommentar
Säuglinge und Kleinkinder	< 11 kg	< 1./2. Lj	1. Mefloquin 2. Atovaquon/Proguanil (Kinderformulierung)	1. Unter 5 kg KG Off-Label-Anwendung 2. In Ö nicht zugelassen und nicht erhältlich; auch in ausländischer Zulassung nicht inkludiert, daher Off-Label-Anwendung

Altersgruppe	KG	Alter	Prophylaxe-Empfehlung	Kommentar
Kinder/ Jugendliche	11 – 40 kg	2. Lj bis Jugendlichenalter	1. Mefloquin 2. Atovaquon/Proguanil (Kinderformulierung) 3. Doxycyclin (ab 8 Jahren)	1. Einmal wöchentliche Gabe, eventuell Verträglichkeitsproblematik 2. In Ö nicht erhältlich und daher auch nicht zugelassen; falls verfügbar eine gute Off-Label-Alternative 3. Ab dem 8. Lj Einsatz möglich
Jugendliche	> 40 kg	Jugendliche	1. Atovaquon/Proguanil 2. Mefloquin 3. Doxycyclin	3. Einsatz ab 8. Lj möglich

Die destinationsspezifische Malariavorbeugung ist nicht einfach. Nachfolgend eine Übersicht der anzuratenden Malariavorbeugung nach geografischen Regionen:

Region	Malariarisiko	Vorgangsweise
NÖRDLICHES AFRIKA (Ägypten*, Algerien*, Cap Verde)	nur minimales regionales und saisonales Malariarisiko, P. vivax dominant *laut CDC kein Malariarisiko	• Expositionsprophylaxe • keine medikamentösen Maßnahmen
AFRIKA SÜDLICH DER SAHARA (Äquat. Guinea, Äthiopien, Angola, Benin, Burkina, Faso, Burundi, Dem. Rep. Kongo, Djibouti, Elfenbeinküste, Eritrea, Gabun, Gambia, Ghana, Guinea, Guinea-Bissau, Kamerun, Kenia, Komoren, Kongo, Liberia, Madagaskar, Malawi, Mali, Mayotte, Mosambik, Niger, Nigeria, Ruanda, Sao Tomé, Senegal, Sierra Leone, Somalia, Tansania[1], Togo, Tschad, Uganda, Zentralafr. Rep.)	ganzjährig hohes Malariarisiko, fast ausschließlich P.f.	• Expositionsprophylaxe • PP mit A/P oder Mef oder Doxy

Region	Malariarisiko	Vorgangsweise
SÜDLICHES AFRIKA (Botswana, Namibia, Rep. Südafrika, Swasiland)	regional hohes Malariarisiko mit saisonalen Schwankungen, fast ausschließlich P.f.	• Expositionsprophylaxe • PP mit AP oder Mef oder Doxy • Saisonal NSM mit A/L oder A/P oder D/P
NAHER OSTEN/ ZENTRALASIEN (Armenien, Aserbaidschan, Syrien, Türkei)	nur minimales regionales und saisonales Malariarisiko	• Expositionsprophylaxe • keine medikamentösen Maßnahmen
MITTLERER OSTEN/ ZENTRALASIEN (Afghanistan, Bangladesch, Bhutan, Indien, Iran, Irak, Kirgistan, Jemen, Nepal, Pakistan, Saudi-Arabien, Sri Lanka, Tadschikistan)	regional unterschiedliches Malariarisiko, P.f. nicht die dominierende Spezies	• Expostitionsprophylaxe • NSM mit A/L oder A/P oder D/P
FERNER OSTEN (China[2], Kambodscha, Indonesien[3], Laos, Malaysia, Papua-Neuguinea[4], Philippinen, Salomonen[4], Thailand, Vanuatu)	regional unterschiedliches Malariarisiko, variable Prozentsätze von P.f., regionale Resistenzproblematik	• Expostitionsprophylaxe • NSM mit A/L oder A/P oder D/P
MITTELAMERIKA/KARIBIK (Belize, Costa Rica, Dom. Rep., El Salvador, Guatemala, Haiti, Honduras, Mexiko, Nicaragua, Panama)	regional unterschiedliches Malariarisiko, fast ausschließlich P.v.(Ausnahme: Haiti und Dom Rep.,)	• Expostitionsprophylaxe • NSM mit A/L oder A/P oder D/P
TROPISCHES SÜDAMERIKA (Bolivien, Brasilien[5], Ecuador, Franz. Guyana[5], Guyana[5], Kolumbien, Peru, Surinam[5])	regional unterschiedliches Malariarisiko, P.f. in Amazonien	• Expostitionsprophylaxe • NSM mit A/L oder A/P oder D/P
GEMÄSSIGTES SÜDAMERIKA (Argentinien[2], Paraguay)	nur minimales regionales und saisonales Malariarisiko	• Expostitionsprophylaxe • NSM mit A/L oder A/P oder D/P

Länderspezifisches Malariarisiko und Prophylaxen-Empfehlung*

Die Epidemiologie der Malaria ist ein dynamischer Prozess. Es ändert sich daher in den einzelnen Ländern fast jedes Jahr ein wenig die Malariasituation. Um jeweils aktuelle Informationen zu bekommen, ist es daher sinnvoll, die aktuellsten Daten direkt abzufragen. Die kann über die folgenden Weblinks durchgeführt werden:

Schweizerische Empfehlungen

Empfehlungen der Deutschen tropenmedizinischen Gesellschaft

Noch detaillierter und mit umfangreichem Kartenmaterial ergänzt sind die Empfehlungen des Public Health Service des United Kingdom

Malariaprophylaxe: Fallmanagement

Die Eckparameter des Malariarisikos haben sich grundlegend geändert: Während in den Neunzigern nach Österreich importierte Malariafälle zu über 80 % im touristischen Reiseverkehr erworben wurden und nur etwa 20 % auf VFR's und Personen mit Migrationshintergrund entfielen, hat sich dieses Verhältnis nunmehr praktisch umgekehrt. Auch Deutschland und UK präsentieren vergleichbare Entwicklungen. Zudem sind Malariaimporte – wenn man die flüchtlingsbedingten Einschleppungen abrechnet – um etwa die Hälfte zurückgegangen.

Gute Beispiele für die Risikoveränderungen wären hier Thailand, wo das Risiko einer Malaria für europäische Reisende etwa 1:1,5 Mio beträgt, das Risiko, an Malaria in Thailand zu sterben bei etwa 1:150 Mio liegt und damit ein Malariatodesfall unter Zugrundelegung der Zahl der thailandreisenden Österreicher alle 75 bis 100 Jahre (!!) zu erwarten wäre. Auch Indien weist einen Rückgang des API („annual parasite index", ein Maß für die Infektionsquote der indigenen Bevölkerung) von 83 % in den letzten 20 Jahren aus und während noch 2007 das Risiko einer Malaria tropica Infektion bei Indienreisenden bei 1,28/100.000 lag, hat sich dieses Risiko mit nunmehr 0,32/100.000 im Jahr 2016 auf ein Viertel reduziert. Reist nun jemand noch dazu z.B. im Jänner/Februar nach Nordindien, dann wird sein Malariarisiko klimabedingt gegen Null tendieren. All dies wird im individuellen Fall zu berücksichtigen sein. Die hier zugrundeliegenden Daten sind im Web allgemein zugänglich (siehe oben).

Zu klären sind im Vorfeld der Entscheidung, welche Art der Prophylaxe sinnvoll erscheint, folgende Parameter:

- Reise:
  - Bereistes Land, bereiste Region
  - Reisestil, Orte in denen Station gemacht wird, Unterkünfte
  - geplante Freizeitaktivitäten wie Safaris, Trekkingtouren, Wildbeobachtungen etc.
  - Reisedauer
  - klimatische Reisezeit (kühl/heiß; trocken/feucht)
- Reisender:
  - alleinreisend/Gruppe
  - medizinisch unauffällig oder Grundkrankheiten
  - zu erwartende Compliance mit Vorschlägen des Reisemediziners
  - persönliche Risikobereitschaft
  - Aufgabenstellung (Urlaub/Job)
- Medizinische Versorgung vor Ort:
  - Standard, Notfallversorgungsqualität
  - Entfernung
  - Erreichbarkeit
  - Kommunikationsmöglichkeit
- Malariasituation vor Ort
  - Dominante Malariaspezies (Häufigkeit von Malaria tropica!)
  - Daten zum indigenen Malariarisiko
  - Daten zu Importzahlen von Malaria durch Reisende aus der Region
  - Rezente Berichte zu Ausbrüchen
  - Klimatische Situation als Risikofaktor

Aus der Vielzahl der abzuklärenden Parameter lässt sich ein individuelles Risikoprofil erstellen, das dann wiederum einen medizinisch plausiblen Vorschlag ermöglicht. Eine Hilfestellung dafür geben die oben angeführten listings und Datensammlungen, die aber niemals dogmatisch empfunden werden sollen, sondern stets im Kontext und unter Berücksichtigung der individuellen Parameter zur Entscheidung führen sollten.

Für den beratenden Arzt/Apotheker stellt dies eine echte Herausforderung dar, da er seine Entscheidung auch solide argumentieren muss und im Anlassfall einer Malariaerkrankung des Beratenen auch seine Entscheidung vertreten muss.

10 Sandfliegen-Fieber (Pappataci-Fieber)

Diese Infektion kommt in den Mittelmeerländern immer wieder vor und ist daher reisemedizinisch bedeutsam.

Erreger: 3 wichtige Serotypen eines Phlebovirus (Bunyavirus, RNA)

Infektionsweg: Wird über Sandfliegen (Phlebotomus) übertragen, Reservoir sind diverse Nutzsäugetiere sowie Nager.

Vorkommen: Mittelmeerraum bis Pakistan, toskanische Variante (siehe unten) nur in Südeuropa nachgewiesen

Inkubationszeit: 3 – 6 Tage

Krankheitsbild: Plötzlich einsetzendes Fieber, Kopfschmerzen, Muskel- und Gelenkschmerzen bestimmen das Bild, das etwa vier Tage anhält. Die toskanische Variante des Pappataci-Fiebers geht häufig mit einer Gehirnhautentzündung einher, die jedoch gutartig verläuft.

Verbreitung[1]

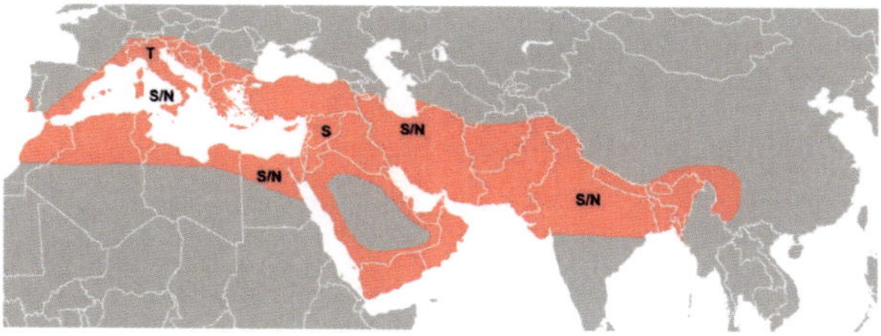

T (Serotyp Toskana), S (Serotyp Sizilien), N (Serotyp Neapel)

Vorbeugung: Phlebotomenstiche vermeiden
Repellents verwenden und nach Möglichkeit zumindest 3 Meter über dem Erdboden das Nachtlager aufschlagen (im Hotel: ab dem 2. Stock), da Sandfliegen sehr schlechte Flieger sind und selten mehr als zwei Meter über Grund anzutreffen sind.

---

[1] SandFlyFeverMap" von Gleiberg - German Wikipedia.. Lizenziert unter CC BY-SA 3.0 über Wikimedia Commons - http://commons.wikimedia.org/wiki/File:SandFlyFeverMap.jpg#mediaviewer/File:SandFlyFeverMap.jpg

11 ZIKA

Erreger: Flavivirus (verwandt mit Gelbfieber, Dengue, Japan Encephalitis, FSME u.a.); es gibt zwei genetisch unterschiedliche Linien. Der Erreger wurde 1947 erstmals in Uganda in einem Waldgebiet (ZIKA-forest) isoliert.

Übertragung: Stechmücken der Gattung Aedes; ZIKA kann auch – wesentlich seltener – durch sexuelle Kontakte übertragen werden und zwar von Mann zu Frau und umgekehrt.

Im einzelnen wissen wir heute zur Infektiosität und zum Virusnachweis[1]:
Nachgewiesen wurde das Virus in:

- Amnionflüssigkeit
- Muttermilch
- Urin
- Speichel
- Samenflüssigkeit
- Blutprodukten

Nachgewiesen infektiös können sein:

- Sperma (bis etwa 6 Monate)
- Blutprodukte

Noch **nicht geklärt** ist die Infektiosität von:

- Muttermilch
- Urin

Widersprüchlich sind die Ergebnisse bezüglich Infektiosität von

- Speichel
- Tierbisse
- Transplantate
- Nadelstichverletzung
- Laborarbeit

Reservoir: zahlreiche Säugetierarten (bei diesen verläuft die Infektion inapparent)

---

[1] Grischott et al., TMID 2016

Inkubationszeit: 3 – 12 Tage

Bedeutung und Vorkommen: Seit seiner Erstbeschreibung sind mehrfach kleinere Ausbrüche von ZIKA-Erkrankungen beschrieben. Wirklich bedeutsam wurde ZIKA erstmals 2013/2014 mit einem Ausbruch auf Französisch-Polynesien und dann ab Mai 2015, als das Virus auf dem südamerikanischen Kontinent Fuß fasste und sich rasant ausbreitete. Eine Übersicht über den derzeitigen Stand der Verbreitung mit zeitlicher Zuordnung gibt die folgende Abbildung:

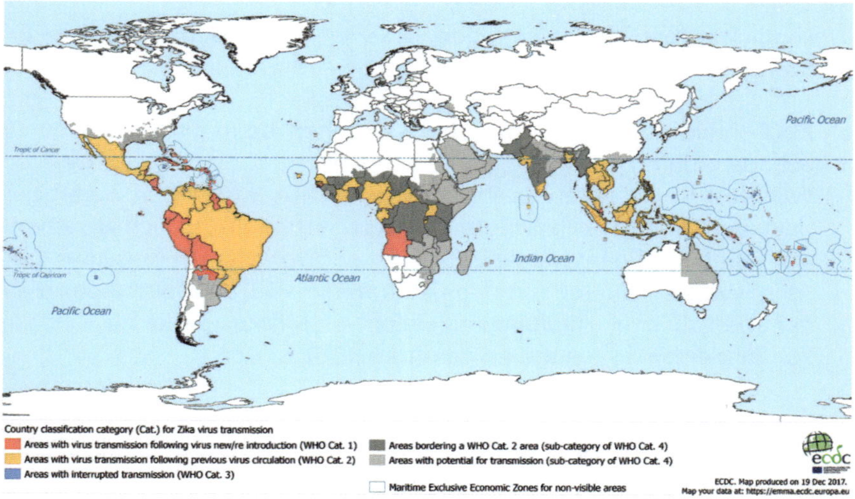

Das European Center for Diesease Control (ECDC) gibt ebenso wie zahlreiche andere Stellen übers Internet laufend updates zur Verbreitung des Virus.

Seit dem 2. Quartal 2017 mehren sich die Anzeichen, dass der Höhepunkt des ZIKA-Ausbruchs in Südamerika überschritten ist, die Zahl an Neuinfektionen nimmt v. a. in Brasilien sehr stark ab.

Klinisches Bild: 60 – 80 % der Infektionen verlaufen für den Infizierten unbemerkt, d.h. ohne Kranksein. In klinisch apparenten Fällen entwickelt sich eine milde fieberhafte Allgemeinerkrankung von etwa 4 – 7 Tagen Dauer, die begleitet ist von einem makulären oder papulären Hautausschlag, einer Bindehautentzündung und Muskel- und Gelenkschmerzen wechselnder Intensität. Gelegentlich wird auch Durchfall beobachtet. Die akute Erkrankung verläuft komplikationslos, Todesfälle sind ausgesprochen selten und nur bei Personen mit schwer beeinträchtigtem Allgemeinzustand möglich. Eine spezifische Behandlung gibt es nicht.

Diagnostik: Für den Virusnachweis gibt es PCR-Tests aus dem Blut und vor allem aus dem Urin, wo man den Nachweis bis 3 Wochen nach Infektion durchführen kann. Zudem gibt es gute serologische Methoden, um eine durchgemachte Infektion abzuklären (Neutralisationstest).

Wesentlich ist bei ZIKA-Infektionen, dass zwei Besonderheiten diese Erkrankung gefährlich machen können:

a) **ZIKA-Infektionen bei Schwangeren** können beim Ungeborenen zu Schäden führen:
Während bei früheren Ausbrüchen von ZIKA-Infektionen derartiges niemals auffällig wurde, zeigte sich beim jetzigen Ausbruch am amerikanischen Kontinent bereits sehr frühzeitig vor allem in Brasilien, dass es im Zusammenhang mit dem Auftreten der ZIKA-Infektionen zu einer überzufälligen Häufung von Fällen von Mikrozephalie bei Kindern von infizierten Schwangeren gekommen ist.

Gegenüber der „normalen" Hintergrundinzidenz dieser an sich seltenen Missbildung fand sich in den von ZIKA besonders betroffenen Gebieten eine Verzehn- bis Verhundertfachung der Fälle von Mikrozephalie. Der Zusammenhang zwischen einer ZIKA-Infektion und dem gehäuften Auftreten dieser Missbildungsform des kindlichen Schädels gilt heute als gesichert. Es wurden auch weitere fetale Missbildungen vor allem neurologischer Natur mit ZIKA in Zusammenhang gebracht, hier ist die Kausalkette noch nicht schlüssig.

b) **ZIKA-Infektionen und Guillain-Barré Syndrom** (GBS):
Unter Guillain-Barré Syndrom versteht man ein postinfektiöses autoimmunologisch-entzündliches neurologisches Geschehen, klinisch eine Polyradikulitis unterschiedlichster Ausprägung. Typischerweise kommt es je nach betroffenem Nervenabschnitt zu aufsteigenden Lähmungen, die auch die Atemmuskulatur und das vegetative Nervensystem betreffen kann. Es kommt dabei zu einer Demyelinisierung der Nerven, die Nervenfasern bleiben bei der „klassischen Form" er-

halten. Leider gibt es auch Formen, bei denen die Nervenfasern mitbetroffen sind und tw. zugrunde gehen, wodurch sich die Prognose der Erkrankung sehr verschlechtert. Der Anteil dieser Formen machte etwa 5-10% aller GBS aus. Die Erkrankung kann je nach Ausprägung relativ einfach bis lebensbedrohend sein und dauert Wochen bis Monate, teilweise mit Rezidiven. Die Behandlung ist ebenfalls nicht einfach.

GBS kommt nach vielen Infektionskrankheiten, allen voran Campylobacter-Infektionen, aber auch nach Epstein-Barr-, Zytomegalie- Varizelleninfektionen und anderen vor.

Im Zusammenhang mit der Häufung von ZIKA Infektionen haben praktisch alle mittel- und südamerikanischen Länder verstärkt Patienten mit GBS gesehen und daher den kausalen Zusammenhang hergestellt.

Die Frage, die sich immer wieder stellt, besteht darin, dass diese Komplikationen der ZIKA-Infektion erst beim jetzigen Ausbruch bzw. jenem in Frz.Polynesien gesehen wurden, jedoch nie bei Ausbrüchen zuvor. Eine (mögliche) Erklärung der Wissenschaft ist ebenso spannend wie überraschend:

Beim jetzigen Ausbruch ist ein Gebiet betroffen, in dem auch ein anderes Flavivirus, das Dengue-Virus sehr häufig vorkommt und mit dem eine große Anzahl der dort lebenden Personen schon in Kontakt gekommen ist und Antikörper gebildet hat. Diese an sich gegen Dengue gerichteten Antikörper sind nun in der Lage, wegen der nahen Verwandtschaft Dengue/ZIKA auch das ZIKA-Virus zu besetzen, sind aber nicht „gut genug" um es auch zu eliminieren. Und damit entsteht genau dasselbe Phänomen wie bei einer zweiten Dengue-Infektion: das sogenannte „ADE" (antibody dependent enhancement)-Phänomen, d.h. die „falschen" Antikörper besetzen das ZIKA-Virus, machen es damit für unser Immunsystem unkenntlich (zumindest vorübergehend) und das Virus kann sich weitervermehren. Dadurch steigt die Viruslast im Organismus und die massive Virämie wird für die außergewöhnlichen Verläufe und Komplikationen verantwortlich gemacht. Derzeit ist dies nur eine Hypothese, aber erscheint durchaus plausibel[1].

---

1 Dejnirattisai et al, Nature Immunology, 2016

Prophylaxe: Derzeit besteht die einzige Möglichkeit zur Prophylaxe durch die Anwendung eines konsequenten Insektenschutzes (siehe dort). An Impfstoffen wird gearbeitet, zwei Kandidativakzinen sind dzt. erfolgversprechend: eine DNA-Vakzine, die für zwei Schlüsselproteine des ZIKA-Virus kodiert und ein inaktivierter Ganzvirusimpfstoff. Einige weitere Vakzinen sind in der vorklinischen Testung. Mit einer Zulassung ist erst in ca. 2 Jahren frühestens zu rechnen.

Besondere Hinweise:

- Schwangere sollten Reisen in endemische Gebiete unbedingt vermeiden!
- Frauen im gebärfähigen Alter sollten 2 Menstruationszyklen zuwarten, bis sie schwanger werden.
- Männer können das Virus bis zu 6 Monate über das Sperma ausscheiden und daher die Infektion weitergeben. Es besteht daher Kondompflicht innerhalb dieses Zeitraumes
- Wird eine Frau während eines Aufenthaltes in einem Endemiegebiet oder unmittelbar danach schwanger oder hat sie ungeschützten Sexualkontakt mit einem Partner, der sich innerhalb der letzten 6 Monate in einem ZIKA-Gebiet war, so sollte sie unverzüglich ihren Gynäkologen kontaktieren und darüber berichten.

12 West-Nil Fieber

Erreger: West Nil-Virus (WNV), ein Flavivirus (verwandt mit Dengue, FSME, Gelbfieber u.a.) Das Virus ist seit 1937 bekannt, es wurde damals in Uganda erstisoliert.

Infektionsquelle und Übertragung: WNV wird durch eine Vielzahl von Stechmücken übertragen (Culex, Aedes u.a.), die sowohl am Menschen als auch an Zugvögeln parasitieren. Zugvögel sind die Virusreservoire, jedoch auch in Stechmücken kann das Virus überwintern. Eine direkte Übertragung von Mensch zu Mensch ist äußerst selten, das Virus kann jedoch über Bluttransfusionen übertragen werden (weshalb auch in Österreich Blutkonserven entsprechend getestet werden).

Inkubationszeit: etwa 3 – 14 Tage

Klinisches Bild: In über 80 % der Infizierten verläuft die Infektion ohne Symptome. Bei klinisch symptomatischen Fällen entwickelt sich eine grippeähnliche Symptomatik mit Fieber, gelegentlich mit Durchfall, häufig mit Muskel- und Kopfschmerzen, auch Schnupfen ist möglich. Die Erkrankung klingt langsam innerhalb von 7 – 10 Tagen wieder ohne lägerdauernde Rekonvaleszenz ab. Folgeschäden sind nicht bekannt, Todesfälle bei diesem klinischen Verlauf sind sehr selten.

Erwähnenswert, wenn auch selten (nur etwa 0,7 % der Infizierten) ist eine Verlaufsform mit stark dominanten neurologischen Symptomen, einer sogenannten WNV-Meningitis oder Encephalitis mit einem bunten neurologischen Bild von Bewusstseinstrübungen bis zu psychischen Veränderungen. Diese – durchaus sehr schweren Verläufe – sind auch häufig mit Mitbeteiligung anderer Organe vergesellschaftet: Herzmuskelentzündung, Hepatitis, Nieren- und Bauchspeicheldrüsenentzündung und einer Milzvergrößerung. Hier ist auch mit einer langen Rekonvaleszenz zu rechnen. Diese Verlaufsform kann auch tödlich enden.

Prädisponiert für schwere Verlaufsformen sind ältere Menschen, die womöglich auch noch zusätzlich immunsuppressive Erkrankungen oder Medikationen haben. Es gibt auch Anhaltspunkte dafür, dass eine genetische Mutation des Gens CCR5 für schwere Krankheitsverläufe prädisponiert.

Diagnose: Neben PCR-Methoden zur direkten Virusdiagnostik stehen sehr gute serologische Tests (ELISA) auch für die Früherkennung zur Verfügung. Infektionen mit WNV sind meldepflichtig!

Behandlung: Je nach Verlaufsform meist nur symptomatisch. Eine spezifische antivirale Therapie existiert nicht. Schwere Krankheitsverläufe bedürfen stationärer Aufnahme und ev. Intensivmedizinischer Betreuung.

Bedeutung und Vorkommen: WNV kommt in vielen Teilen der Welt vor. 1999 wurde de erste Infektion in der westlichen Hemisphäre in den USA entdeckt, das Virus breitete sich dort innerhalb eines Jahrzehnts flächendeckend aus, führte jährlich zu mehreren Tausend Erkrankungen und auch immer wieder zu Todesfällen. Das CDC monitoriert die Situation sehr präzise[1].

---

1 https://www.cdc.gov/westnile/statsmaps/index.html

In Europa gab es in den vergangenen 20 Jahren immer wieder größere Ausbrüche, nachdem 1996 die ersten Infektionen gefunden wurden. Die momentane Situation mit Ende 2016 gibt unten stehende Abbildung wieder. Genaue Daten lassen sich über das Service des ECDC jederzeit abrufen[2].

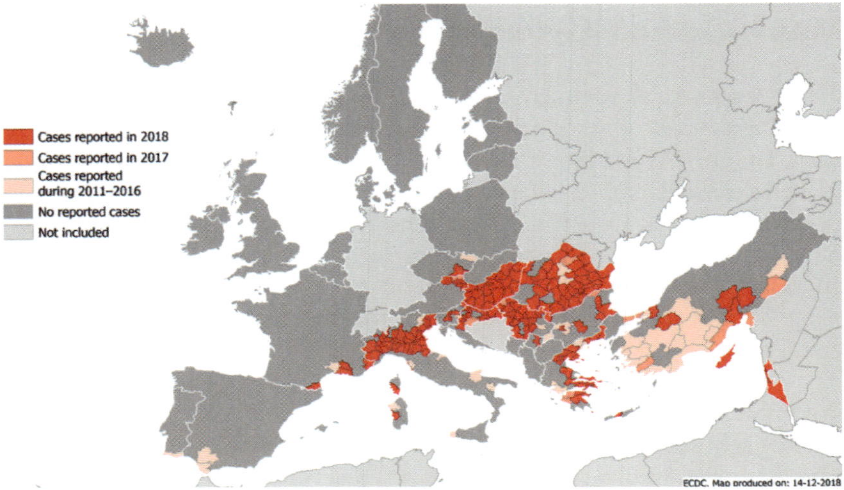

In Österreich sind WNV Infektionen (noch) sehr selten: 2018 wurden nur 20 Fälle gemeldet, wobei hier sicher davon ausgegangen werden kann, dass zahlreiche Infektionen unerkannt bleiben.

Beunruhigend ist aber die Tatsache, dass sich in den letzten 5 Jahren die Zahl der gemeldeten West-Nil Infektionen in Europa verfünffacht hat, 2018 wurden mehr als 1.500 Fälle diagnostiziert und immerhin mehr als 140 Todesfälle. Wobei angemerkt sei, dass Todesfälle an sich sehr selten sind, die Statistik verzerrt hier das tatsächliche Bild, da nur die schwer verlaufenden Krankheitsfälle zur Meldung gelangen.

Prophylaxe: Mückenschutz während der Sommermonate (auch tagsüber!)

Impfung: Derzeit ist noch keine Impfung kommerziell verfügbar. Mehrere Impfstoffkandidaten sind beschrieben, eine inaktivierte Ganzvirusvakzine (adjuviert), hat die Phase I bereits absolviert. Weiters in Entwicklung: eine DNA-Vakzine.

13 MERS – „Middle East Respiratory Syndrome"

Erreger: MERS wird durch ein Beta-Coronavirus hervorgerufen. Das MERS Coronavirus ist ein weitschichtig Verwandter des SARS-Coronavirus, das 2003 erstmals in Asien aufgetreten ist. Auch das MERS Coronavirus ist erst 2012 erstmals beim Menschen aufgetreten.

Infektionsquelle: Als Reservoir für das Virus werden einerseits Fledermausarten und andererseits Dromedare anerkannt. Die Übertragung erfolgt in erster Linie durch Dromedare auf den Menschen. Die Übertragung von Mensch zu Mensch ist zwar prinzipiell möglich, jedoch relativ ineffektiv und kommt daher in erster Linie im Rahmen pflegerischer Maßnahmen Erkrankter im Spital vor.

Inkubationszeit: weniger als eine Woche, in Einzelfällen bis zu 12 Tagen.

Krankheitsbild: Die Erkrankung beginnt meist akut mit Fieber, Husten, Auswurf und Atemnot, ähnlich einer Grippe. Ein Teil der Patienten entwickelt auf Basis dieser Symptome dann im weiteren eine Lungenentzündung, die mit einem Atemnotsyndrom einhergeht, die den Patienten dann letztlich intensivpflichtig machen kann und auch zum Tode führen kann. Häufig wird die akute Krankheitsphase von Durchfall begleitet.

Schwere oder tödlich verlaufende Krankheitsbilder findet man vor allem bei Patienten mit Grunderkrankungen wie Diabetes oder Krebserkrankungen oder bei Patienten mit gestörter Immunabwehr.

Übersteht der Patient die Erkrankung so bliebt nach derzeitigem Wissensstand eine Immunität zurück.

Diagnose: Einerseits aus der Kombination der klinischen Erscheinungen und einer typischen Reisevorgeschichte, andererseits stehen PCR-Methoden in der Routine zur Verfügung. Serologische Tests sind von untergeordneter Bedeutung.

Behandlung: Derzeit keine anerkannte Behandlung möglich. Durch intensivmedizinische Intervention auf hohem Niveau kann die Sterblichkeit reduziert werden. Ob Virustatika in der Zukunft einsetzbar sind, ist derzeit Gegenstand klinischer Studien.

Bedeutung und Vorkommen: Der Ausbruch von MERS hat seinen Ausgangspunkt von der saudiarabischen Halbinsel genommen und blieb bis dato auch im wesentlichen auf dieses Gebiet beschränkt. Nur in Südkorea konnte sich Mitte 2015 eine Infektionskette mit etwa 180 Erkrankungen etablieren, der Ausbruch konnte jedoch rasch unter Kontrolle gebracht werden. Durch die intensive internationale Anbindung der saudiarabischen Halbinsel an den internationalen Luftverkehr wurde zahlreiche Infektionen nahezu weltweit exportiert. Es kam aber in keinem Fall – außer wie erwähnt in Südkorea – zu sekundären Infektionen, da bereits einfache Isolationsmaßnahmen und entsprechende Hygienemaßnahmen im Umgang mit den Patienten eine Übertragung nahezu verunmöglichen. Auch nach Österreich wurden bis dato 2 Fälle exportiert, ein Patient ist verstorben.

Mit Dezember 2018 sind insgesamt seit dem Erstauftreten knapp 2.290 Fälle gemeldet, knapp über 800 dieser Patienten sind verstorben, die Letalität beträgt demnach rund 37 % (!). Während in den ersten Monaten nach Entdeckung natürlich erwartungsgemäß infolge des geringen Kenntnisstandes zur Übertragung zahlreiche Fälle auftraten, hat sich die epidemiologische Kurve in den letzten beiden Jahren stark abgeflacht:

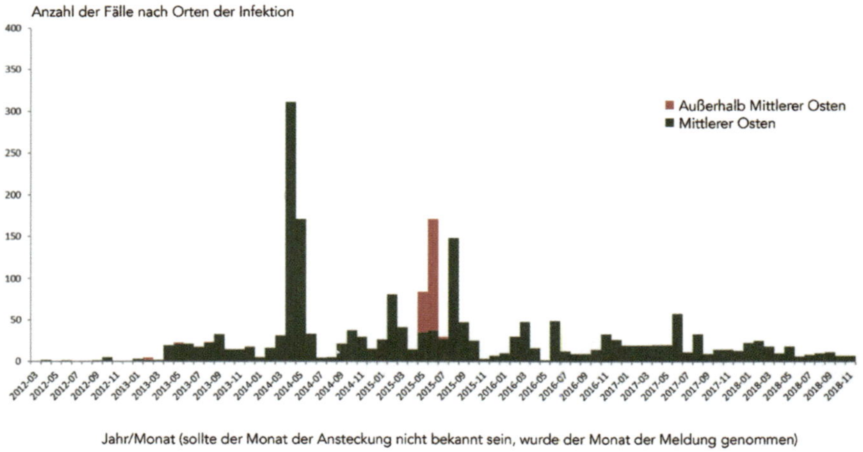

Geografische Verteilung der bestätigten MERS-CoV Fälle zwischen März 2012 und November 2018 (Karte:)

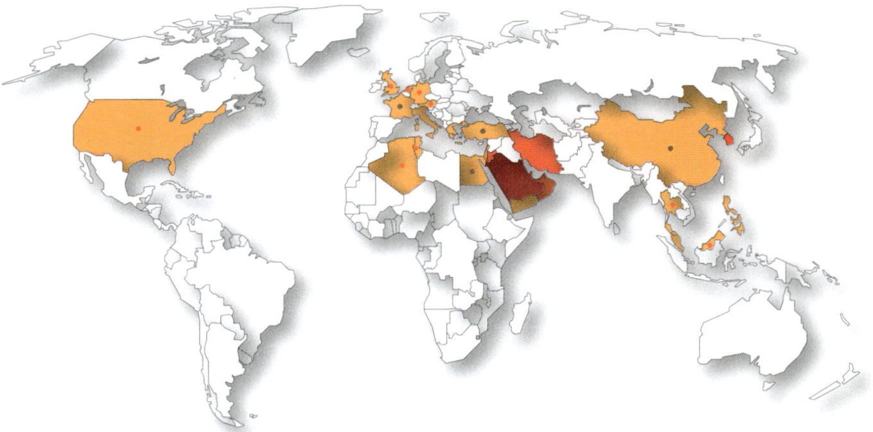

Anzahl der angezeigten Fälle
◆ Länder mit MERS-Fällen ◆ 6 – 20 ◆ 21 – 150 ◆ 500 – 1.000 ◆ > 1.000
● Importierte MERS-Fälle

Impfstoffe: Derzeit gibt es keinen Impfstoff am Markt. Eine DNA-Vakzine, die für das S-Antigen des MERS-CoV codiert, ist in Phase I der klinischen Entwicklung, mit allerersten Ergebnissen dieser Studie wird Ende 2017 gerechnet. Ein Impfstoff für Dromedare wurde getestet, hat jedoch die Virusausscheidung der Tiere nicht völlig unterbinden können.

Prophylaxe: Kontaktvermeidung mit potentiellen Patienten. Die Reiseanamnese ist für eine Verdachtsäußerung immens wichtig! Die Erkrankung ist nur wenig infektiös.

1 Zusammengestellt nach ECDC, 5.12.2018

Impfvorschrift, Impfempfehlung

Da sich viele Reisebüros und Reisende immer nur auf vorgeschriebene Impfungen beziehen, erscheint es vordringlich, auf die wichtige Unterscheidung zwischen Impfvorschrift und Impfempfehlung einzugehen.

Impfvorschrift:
Eine Impfvorschrift (erlassen vom Gesundheitsministerium des Gastlandes) ist ein Formalakt; sie dient dazu, das Land vor der Einschleppung einer bestimmten Krankheit zu schützen und hat nicht unbedingt mit dem Vorkommen der Erkrankung im Land zu tun.

Impfempfehlung:
Eine Impfempfehlung ist ein aufgrund des Vorkommens einer Infektionserkrankung ausgesprochener Rat, sich durch eine Schutzimpfung schützen zu lassen. Sie orientiert sich am Vorkommen der Erkrankung und nicht an eventuellen Formalerfordernissen.

Die Impfempfehlung ist also das Kriterium für den Reisenden.

Nach den Richtlinien der Weltgesundheitsorganisation (WHO) wird die Gelbfieber-Impfung als einzige Pflichtimpfung angesehen. Diese Impfung muss in einem internationalen Impfpass dokumentiert sein.

Nur in speziellen Situationen – beispielsweise zur Zeit der Pilgerfahrten nach Mekka – kann diese Impfpflicht erweitert und auch für die Meningokokken-Meningitis-Impfung ausgesprochen werden. Die Impfpflicht für die Gelbfieber-Impfung gilt für grenzüberschreitende Reisen zwischen Gelbfiebergebieten (tropisches Afrika, zentrales Südamerika). Für die Einreise aus den Gelbfiebergebieten Afrikas und Südamerikas nach Asien ist die Gelbfieber-Impfung ebenfalls Vorschrift, um zu verhindern, dass die Erkrankung, die in Asien nicht vorkommt, eingeschleppt wird.

Für einige afrikanische Länder besteht die Impfvorschrift der Gelbfieber-Impfung auch für die Einreise aus Österreich.

Impfempfehlungen berücksichtigen verschiedenste Faktoren und sollen es ermöglichen, ein individuelles Impfprogramm zu erstellen.

Kriterien zur Erstellung eines individuellen Impfplanes

- Reiseimpfungen/Basisimpfprogramm
- Epidemiologische Trendbeobachtungen im Zielland: Welche Erkrankungen kommen im Reiseland als Gesundheitsrisiko in Frage?
- Relevanz des Vorkommens einer Erkrankung für den Reisenden: Regionales Vorkommen, persönliche Reiseumstände und medizinische Versorgung
- Reisebedingungen: Reiseroute, Reisestil, Aufenthaltsdauer und Unterbringung
- Spezielle Risikosituationen: z. B. Rad- oder Motorradfahrer, Sextouristen, Entwicklungshelfer etc.
- Aufgabenstellung: Touristischer Aufenthalt, berufliche Tätigkeit und Art der Tätigkeit
- Impfvorschriften (Einreisebestimmungen) des Gastlandes
- Kosten/Nutzen- und Nutzen/Risiko-Abwägung hinsichtlich der Impfstoffe
- Individuelle Kontraindikationen: Überempfindlichkeit, Unverträglichkeit, Grundkrankheiten, Medikamenteneinnahme, Schwangerschaft etc.

Um allen Anforderungen Rechnung zu tragen, empfiehlt es sich bei Impfprogrammen zwischen einem „Basisprogramm" und einem „Zusatzprogramm" zu unterscheiden.

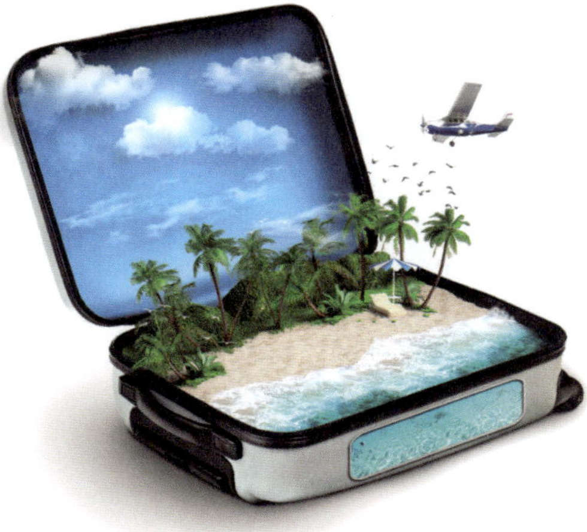

Reiseimpfungen	
Basisprogramm	Spezielle Impfungen I
Überprüfung/Aktualisierung von: • Polio • Diphterie/Tetanus (Pertussis) Basis-Reiseimpfungen: • Hepatitis A (+ Hepatitis B) • (Influenza/Pneumokokken)	• Gelbfieber (Reisen nach Schwarzafrika und Amazonien) • Cholera (nur orale Vakzine; Individualtouristen) • Meningokokkenmeningitis (Sahelzone, Saudi Arabien) bei engem Kontakt mit Bevölkerung • Typhus (Individulatouristen)

Reiseimpfungen	
Spezielle Impfungen II	Impfungen mit Reisen als Nebenindikation
• Japan Encephalitis (Indien bis SO-Asien, ländlicher Raum) für Touristen mit entsprechendem Reisestil • Tollwut, präexpositionell	• Masern, Mumps, Röteln, andere Kinderimpfungen • Frühsommermeningoencephalitis • Varizellen • Influenza • Pneumokokken

Wie schon angeführt, spielen bei der Erstellung des individuellen Impfplanes auch die Reisebedingungen des Einzelnen eine wesentliche Rolle. Reisende unter touristischen Bedingungen mit Aufenthalten in Luxushotels haben sicher ein anderes Krankheitsrisiko als ein Rucksacktourist, der sich auf eigene Faust im Hinterland bewegt. Auch die Möglichkeit, Zugang zu einer – halbwegs vernünftigen – medizinischen Versorgung zu finden, ist im städtischen und hochtouristischen Bereich sicher besser als im tiefsten Hinterland.

Im Folgenden werden nun die Reiseimpfungen mit spezieller Indikation angeführt. Impfungen im Reiseverkehr, die auch in Österreich eine Indikation haben, sind im Kapitel „Impfpräventable Infektions-Krankheiten und Schutzimpfungen im Kindes- und Erwachsenenalter" angeführt (Hepatitis A und B, Meningokokken).

Impf- und Prophylaxeempfehlungen nach geografischer Region

Die folgenden Tabellen sollen eine grobe Übersicht über die für eine spezielle Region empfohlenen Vorsorgemaßnahmen geben.

Das genaue Impfprogramm ist immer in einem Beratungsgespräch mit dem Impfarzt unter Berücksichtigung individueller Gegebenheiten (Reisebedingungen, spezielle Risikosituationen, Grundkrankheiten, Dauermedikationen etc.) und der Impfvorgeschichte zu erstellen. Dieses gilt im Speziellen auch für die Vorgangsweise hinsichtlich Malaria.

Die Empfehlungen beinhalten:

- **generell empfohlene Impfungen**: Maßnahmen für jeden Reisenden unabhängig von den Reisebedingungen
- **spezielle Reiseimpfungen**: Maßnahmen unter Berücksichtigung regionaler epidemiologischer und/oder individueller Reisebedingungen
- **Malariavorbeugung**

Legende zu den nachfolgenden Tabellen (Abkürzungen):
A/P: Atovaquon/Proguanil,
A/L: Artemether/Lumefantrin,
D/P: Dihydroartemisinin/Piperaquin,
Mef: Mefloquin,
Doxy: Doxycylinhydrochlorid
P.f.: Plasmodium falciparum (Malaria tropica)
P.v.: plasmodium vivax (Malaria tertiana)

Nordafrika	
Generell empfohlene Impfungen = Maßnahmen für jeden Reisenden unabhängig von den Reisebedingungen	• Impfungen des österr. Impfplanes o Diphtherie-Tetanus-Pertussis-Polio o MMR o Influenza (saisonal) o Varizellen o Pneumokokken • Hepatitis A/B
Spezielle Reiseimpfungen = Maßnahmen unter Berücksichtigung regionaler epidemiologischer und/oder individueller Reisebedingungen	• Tollwut • Typhus
Malaria	• nur minimales regionales und saisonales Malariarisiko, P. v. dominant o Expositionsprophylaxe o keine medikamentösen Maßnahmen

Tropisches Afrika	
Generell empfohlene Impfungen = Maßnahmen für jeden Reisenden unabhängig von den Reisebedingungen	• Impfungen des österr. Impfplanes o Diphtherie-Tetanus-Pertussis-Polio o MMR o Influenza (saisonal) o Varizellen o Pneumokokken • Hepatitis A/B
Spezielle Reiseimpfungen = Maßnahmen unter Berücksichtigung regionaler epidemiologischer und/oder individueller Reisebedingungen	• Gelbfieber • Tollwut • Typhus • Meningokokken • Cholera
Malaria	• ganzjährig hohes Malariarisiko, fast ausschließlich P. f. o Expositionsprophylaxe o permanente Malariaprophylaxe (A/P oder Mef oder Doxy)

Südliches Afrika	
Generell empfohlene Impfungen = Maßnahmen für jeden Reisenden unabhängig von den Reisebedingungen	• Impfungen des österr. Impfplanes o Diphtherie-Tetanus-Pertussis-Polio o MMR o Influenza (saisonal) o Varizellen o Pneumokokken • Hepatitis A/B
Spezielle Reiseimpfungen = Maßnahmen unter Berücksichtigung regionaler epidemiologischer und/oder individueller Reisebedingungen	• Tollwut • Typhus
Malaria	• regional hohes Malariarisiko mit saisonalen Schwankungen, fast ausschließlich P. f. o Expositionsprophylaxe o permanente Malariaprophylaxe (A/P oder Mef oder Doxy) o saisonal Notfallselbstmedikation mit A/P (bei Verfügbarkeit auch A/L oder D/P)

Mittelamerika | Karibik	
Generell empfohlene Impfungen = Maßnahmen für jeden Reisenden unabhängig von den Reisebedingungen	• Impfungen des österr. Impfplanes o Diphtherie-Tetanus-Pertussis-Polio o MMR o Influenza (saisonal) o Varizellen o Pneumokokken • Hepatitis A/B
Spezielle Reiseimpfungen = Maßnahmen unter Berücksichtigung regionaler epidemiologischer und/oder individueller Reisebedingungen	• Tollwut • Typhus • regional Gelbfieber
Malaria	• regional unterschiedliches Malariarisiko, fast ausschließlich P. v. (Ausnahme: Haiti und Dominikanische Republik) o Expositionsprophylaxe o permanente Malariaprophylaxe (A/P oder Mef oder Doxy) o Notfallselbstmedikation mit A/P (bei Verfügbarkeit auch A/L oder D/P)

Südamerika	
Generell empfohlene Impfungen = Maßnahmen für jeden Reisenden unabhängig von den Reisebedingungen	• Impfungen des österr. Impfplanes o Diphtherie-Tetanus-Pertussis-Polio o MMR o Influenza (saisonal) o Varizellen o Pneumokokken • Hepatitis A/B
Spezielle Reiseimpfungen = Maßnahmen unter Berücksichtigung regionaler epidemiologischer und/oder individueller Reisebedingungen	• Tollwut • Typhus • regional Gelbfieber (teilweise Pflichtimpfung)
Malaria	• regional stark unterschiedliches Malariarisiko; Chile, Argentinien, Paraguay, Uruguay sind malariafrei. Im zentralen Amazonien sowie Surinam und Guyana ist P.f. dominierend, ansonsten P.v. o Expositionsprophylaxe o Notfallselbstmedikation mit A/P (bei Verfügbarkeit auch A/L oder D/P) o regional permanente Malariaprophylaxe (A/P oder Mef oder Doxy)

Naher Osten | Zentralasien	
Generell empfohlene Impfungen = Maßnahmen für jeden Reisenden unabhängig von den Reisebedingungen	• Impfungen des österr. Impfplanes o Diphtherie-Tetanus-Pertussis-Polio o MMR o Influenza (saisonal) o Varizellen o Pneumokokken • Hepatitis A/B
Spezielle Reiseimpfungen = Maßnahmen unter Berücksichtigung regionaler epidemiologischer und/oder individueller Reisebedingungen	• Tollwut • Typhus
Malaria	• nur minimales regionales und saisonales Malariarisiko o Expositionsprophylaxe o keine medikamentösen Maßnahmen

Mittlerer Osten	
Generell empfohlene Impfungen = Maßnahmen für jeden Reisenden unabhängig von den Reisebedingungen	• Impfungen des österr. Impfplanes o Diphtherie-Tetanus-Pertussis-Polio o MMR o Influenza (saisonal) o Varizellen o Pneumokokken • Hepatitis A/B
Spezielle Reiseimpfungen = Maßnahmen unter Berücksichtigung regionaler epidemiologischer und/oder individueller Reisebedingungen	• Tollwut • Typhus • Japan-Encephalitis • Cholera
Malaria	• regional unterschiedliches Malariarisiko, P. f. nicht die dominierende Spezies o Expositionsprophylaxe o Notfallselbstmedikation mit A/P (bei Verfügbarkeit auch A/L oder D/P)

Ferner Osten	
Generell empfohlene Impfungen = Maßnahmen für jeden Reisenden unabhängig von den Reisebedingungen	• Impfungen des österr. Impfplanes o Diphtherie-Tetanus-Pertussis-Polio o MMR o Influenza (saisonal) o Varizellen o Pneumokokken • Hepatitis A/B
Spezielle Reiseimpfungen = Maßnahmen unter Berücksichtigung regionaler epidemiologischer und/oder individueller Reisebedingungen	• Tollwut • Typhus • Japan-Encephalitis • Cholera
Malaria	• regional unterschiedliches Malariarisiko, variable Prozentsätze von P. f., regionale Resistenzproblematik o Expositionsprophylaxe o Notfallselbstmedikation mit A/P (bei Verfügbarkeit auch A/L oder D/P) o regional permanente Malariaprophylaxe (A/P oder Mef oder Doxy)

Australien | Ozeanien	
Generell empfohlene Impfungen = Maßnahmen für jeden Reisenden unabhängig von den Reisebedingungen	• Impfungen des österr. Impfplanes o Diphtherie-Tetanus-Pertussis-Polio o MMR o Influenza (saisonal) o Varizellen o Pneumokokken • Hepatitis A/B
Spezielle Reiseimpfungen = Maßnahmen unter Berücksichtigung regionaler epidemiologischer und/oder individueller Reisebedingungen	• Tollwut • Typhus (regional) • Japan-Encephalitis (regional) • Cholera
Malaria	• nur: Salomonen, Papua Neuguinea, Vanuatu: unterschiedliches Malariarisiko, variable Prozentsätze von P.f. o Expositionsprophylaxe o permanente Malariaprophylaxe (A/P oder Mef oder Doxy) o regional Notfallselbstmedikation mit A/P (bei Verfügbarkeit auch A/L oder D/P)

Europa	
Generell empfohlene Impfungen = Maßnahmen für jeden Reisenden unabhängig von den Reisebedingungen	• Impfungen des österr. Impfplanes o Diphtherie-Tetanus-Pertussis-Polio o MMR o Influenza (saisonal) o Varizellen o Pneumokokken
Spezielle Reiseimpfungen = Maßnahmen unter Berücksichtigung regionaler epidemiologischer und/oder individueller Reisebedingungen	• FSME (regional) • Hepatitis A/B (regional) • Tollwut (regional)
Malaria	• minimales regionales und saisonales Malariarisiko (P.v.) am griechischen Festland o Expositionsprophylaxe o keine medikamentösen Maßnahmen

Cholera

Erreger: Cholera-Vibrionen (mehrere Bio- und Serotypen)

Infektionsquelle: Wasser, kontaminierte Nahrungsmittel und Getränke

Übertragung: Fäkooral, d. h. Cholera-Vibrionen werden mit dem Stuhl ausgeschieden und gelangen bei ungenügenden hygienischen Bedingungen (fehlender Wasser-, Abwasser- und Abfallhygiene) in die Nahrung und ins Trinkwasser.

Inkubationszeit: 1 – 3 Tage, maximal 10 Tage (abhängig von der Infektionsdosis)

Krankheitsbild: Man unterscheidet bei der Cholera verschiedene Verlaufsformen:

Gutartiger Verlauf: Beginnend mit leichten Bauchkrämpfen kommt es zum Auftreten von wässrigen Durchfällen; es werden jedoch selten mehr als ein Liter Flüssigkeit pro Tag verloren. Die Erkrankung ist klinisch nicht von Durchfallserkrankungen anderer Ursache zu unterscheiden und dauert zwischen 48 Stunden und maximal 5 Tagen. Durch den milden Verlauf treten keine wesentlichen Störungen des Flüssigkeits- und Mineralstoffwechsels auf.

Klassischer Verlauf: Bei dem dramatischen Bild der klassischen Cholera treten massivste reiswasserähnliche Durchfälle auf, zu Beginn steht meist auch heftiges Erbrechen. Durch den Durchfall werden bis zu einem halben Liter Flüssigkeit und Mineralsalze in der Stunde verloren. Wird diese Menge nicht ausreichend ersetzt, treten alle Zeichen der Austrocknung (trockene Haut und Schleimhäute, eingefallene Augäpfel, flacher Puls, niedriger Blutdruck und Untertemperatur) auf. Es treten Schock und Nierenversagen ein. Die schwere Cholera führt unbehandelt in bis zu 50 % der Fälle zum Tode. Ganz besonders gefährlich ist die Cholera für Kinder.

Diagnose: Die Verdachtsdiagnose der Cholera wird an erster Stelle klinisch (d. h. anhand der Beschwerden) gestellt. Die Diagnose wird durch den Nachweis des Erregers in der Stuhlkultur gesichert.

Behandlung: Der Meilenstein in der Behandlung der Cholera ist der rasche Ersatz der verlorenen Flüssigkeits- und Elektrolytmengen. Dieses erfolgt in leichten Fällen durch die Gabe von mit Mineralstoffen angereicherten Trinklösungen (orale Rehydratationslösung der WHO, siehe Reisediarrhoetherapie) oder durch Infusionstherapie, um die Komplikationen (Schock, Nierenversagen) zu verhindern.

Die massiven Durchfälle bei der Cholera werden durch ein von den Bakterien gebildetes Toxin verursacht, das im Dünndarm wirkt. Durch den Einsatz von Antibiotika kann die Bakterienzahl vermindert und die Ausscheidungsdauer der Cholera-Vibrionen verkürzt werden, die Wirkung des Toxins wird aber nicht durch Antibiotika gehemmt.

Epidemiologie und Bedeutung: Cholera ist in weiten Teilen von Asien und Afrika endemisch. Der amerikanische Kontinent ist mit Ausnahme von Haiti nicht choleraendemisch. Die Dominikanische Republik verzeichnet allerdings immer wieder importierte Fälle. Jährlich treten etwa 3 – 5 Millionen Fälle und 100.000 – 120.000 Todesfälle auf[1]. Eine Übersicht der Anzahl der Fälle gibt folgende Tabelle (1989 – 2013):

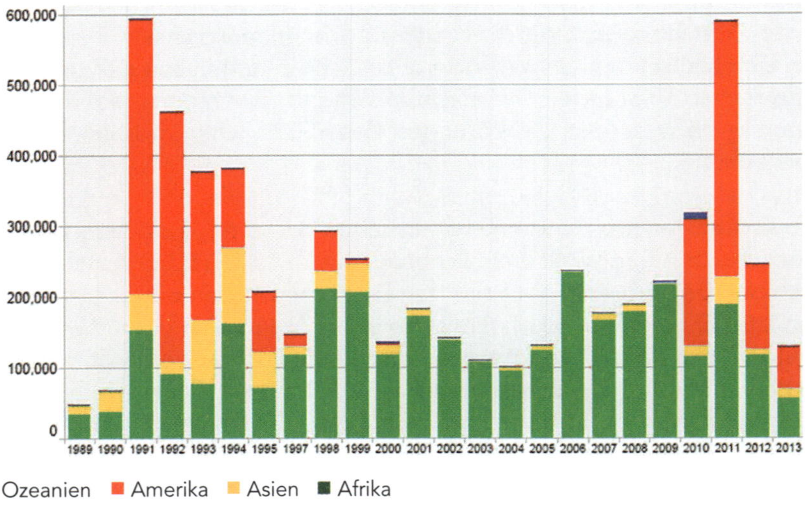

[1] http://www.who.int/mediacentre/factsheets/fs107/en/

Verbreitung der Cholera 2014[2]

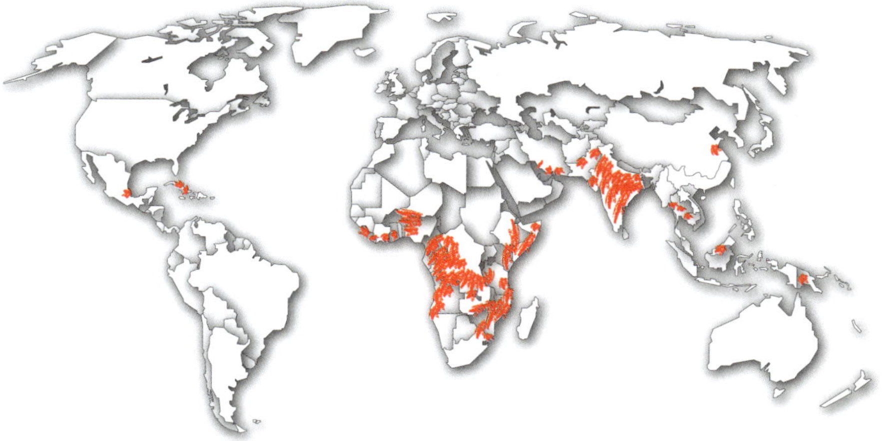

Neben der noch immer schwelenden Epidemie in Haiti, die im Anschluss an das verheerende Erdbeben von 2010 hunderttausende Erkrankungsfälle und tausende Tote nach sich zog, ist es im Moment vor allem der Yemen, der einen Ausbruch mit mehr als 1 Million Erkrankungsfällen verzeichnet, ebenfalls mit zahlreichen Todesopfern. Das Auftreten von Epidemien ist praktisch immer eng mit den hygienischen Bedingungen verknüpft und in den klassischen Verbreitungsgebieten immer möglich und nie vorhersehbar: Steht die Wasser-, Abwasser- oder Abfallhygiene bereits auf schwachen Beinen, so genügen oft länger dauernde Regenfälle, um „das Fass zum Überlaufen zu bringen". Oder aber, wie jüngst im Yemen, kriegerische Auseinandersetzungen beeinträchtigen die ohnedies schon desolate Infrastruktur.

Auch Situationen, in denen viele Menschen unter schlechten Bedingungen auf engstem Raum zusammenleben – wie z. B. in Slums oder bei Massenflucht oder Massenwanderungen – ist ein hohes Potenzial für die Verbreitung der Cholera gegeben.

Auch die modernen Fortbewegungsmittel (hauptsächlich Flugzeug und Auto) ermöglichen eine rasche Verbreitung der Cholera.

---

[2] Adaptiert nach WHO, 2014

Die beste Vorbeugungsmaßnahme, um die Cholera-Infektion zu vermeiden, ist die Einhaltung einer strikten Lebensmittelhygiene. Hygienemaßnahmen, die bei uns eine Selbstverständlichkeit sind wie z. B. Kläranlagen, Trinkwasseraufbereitung, strikte hygienische Überwachung bei Lebensmittelherstellung und -vertrieb, Einhaltung von Kühlmaßnahmen, stellen viele Länder vor unüberwindbare Probleme. Um es salopp zu formulieren: Cholera bekommt man nicht, man holt sich die Erkrankung (indem man vorsätzlich grundlegende Hygiene vernachlässigt)

Aufgrund des Ferntourismus wurden auch aus den „zivilisierten" Ländern wie USA, Kanada, Großbritannien, Holland, Frankreich und auch Österreich in den letzten Jahren vereinzelt importierte Cholerafälle gemeldet. 2017 waren es im gesamten EU-Raum 17 Fälle, allesamt harmlos im Verlauf und die meisten eher zufällig diagnostiziert. Insgesamt ist das Risiko für den touristisch Reisenden mit unter 1 pro Million Touristen als sehr gering einzustufen.

Impfstoff: Seit dem Jahr 2003 ist ein oraler Totimpfstoff (*Dukoral® Valneva*, enthält abgetötete Choleraerreger und einen Teil des Choleratoxins, die „B-subunit") in Österreich erhältlich. Obwohl einige Studien diesem Impfstoff auch eine gewisse Wirkung gegen enterotoxinproduzierende E.coli, dem wichtigsten Auslöser der Reisediarrhoe, bescheinigt haben, ist diese Wirkung so limitiert bzw. noch so ungenau evaluiert, dass der Impfstoff als Vorbeugeimpfung gegen Reisedurchfall durch die europäische Arzneimittelbehörde nicht zugelassen wurde.

Impfstoffe	Produktname und Hersteller
Kinder-Impfstoffe = Erwachsenen-Impfstoffe	
Choleravibrionen, abgetötet plus rekomb. B subunit des Toxins (Ganzkeim, TOT)	Dukoral Valneva

Impfung: *Dukoral®* 2 malige Schluckimpfung im Abstand von 1 – 6 Wochen. Die Einnahme erfolgt auf nüchternen Magen, bis 1 Stunde danach darf ebenfalls keine Nahrungsaufnahme erfolgen.

Schutzrate: Ca. 90 %

Schutzdauer: Der Schutz beginnt wenige Tage nach der 2. Impfung und hält mindestens 6 Monate. Im Laufe der folgenden 1,5 Jahre nimmt der Schutz dann langsam ab.

Nebenwirkungen: Praktisch keine, gelegentlich treten weiche Stühle auf.

Besondere Hinweise: Eine Auffrischung mit nur einer weiteren Schluckimpfung ist bis zu 2 Jahre nach der Erstimpfung möglich.

Gelbfieber

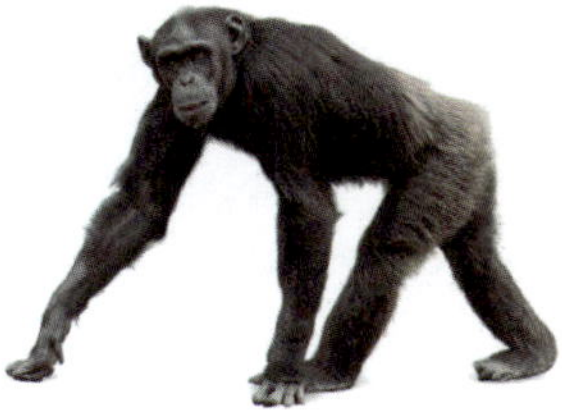

Erreger: Gelbfieber-Virus (Flavivirus)

Infektionsquelle: Infizierte Affenpopulationen, in denen das Virus ständig zirkuliert; in Südamerika sind auch Beuteltiere und Nager das Erregerreservoir (Dschungel-Gelbfieber); in seltenen Fällen (urbanes Gelbfieber) dient der Mensch als Erregerreservoir.

Übertragung: Stechmücken der Gattung „Aedes"

Inkubationszeit: 3 – 6 Tage

Krankheitsbild: Die Mehrzahl der Gelbfieberfälle in den klassischen Verbreitungsgebieten verlaufen bei der Lokalbevölkerung wenig eindrucksvoll oder mild.

Bei Personen, die nicht geimpft sind und noch nie mit dem Virus Kontakt hatten, sind schwere Krankheitsverläufe die Regel.

Milde Verlaufsform: Nach der Inkubationszeit kommt es zum Auftreten von hohem Fieber (39° – 40° C), Kopf- und Muskelschmerzen, Übelkeit, Erbrechen und Nasenbluten. Nach mehreren Tagen beginnt die Genesung.

Klassische Verlaufsform: Nach der Inkubationszeit kommt es zu einem plötzlichen Beginn mit hohem Fieber, Kopf- und Muskelschmerzen, Übelkeit und Erbrechen. Der Puls ist niedrig und Zeichen einer Blutungsneigung (z. B. Nasenbluten) treten auf (Infektionsstadium).

Fieberabfall, Verbesserung des Allgemeinzustandes und großes Schlafbedürfnis sind Zeichen einer Remission, die auch in eine Genesung übergehen kann.

Erneuter Fieberanstieg mit neuerlicher Verschlechterung des Zustandsbildes ist Ausdruck einer ungünstigen Verlaufsform (Intoxikationsstadium). Es kommt zum Auftreten von Gelbsucht, Nierenfunktionsstörungen mit Abnahme der Harnmenge, Blutungsneigung (Bluterbrechen, blutige Stühle, Haut- und Schleimhautblutungen) und Störungen des Zentralnervensystems. Der Tod tritt nach 7 – 10 Tagen durch Nieren- und Leberversagen mit Delirium und schweren Blutungen ein.

Eine durchgemachte Gelbfieber-Erkrankung hinterlässt eine lebenslange Immunität.

Diagnose: Die Verdachtsdiagnose wird klinisch anhand der Symptomatik und der Laborbefunde gestellt. Zur Diagnosesicherung werden serologische Untersuchungen und eventuell der Virusnachweis (Speziallabors) angewendet.

Behandlung: Da es sich bei der Gelbfieber-Erkrankung um eine Viruserkrankung handelt, ist eine spezifische Therapie nicht möglich. Die Behandlung besteht aus unterstützenden – wenn möglich – intensivmedizinischen Maßnahmen. Die beste „Therapie" ist die vorbeugende Gelbfieber-Impfung, um die Erkrankung überhaupt zu verhindern.

Epidemiologie und Bedeutung: Gelbfieber ist in weiten Teilen von Afrika und im zentralen Südamerika heimisch. Es tritt in Afrika südlich der Sahara zwischen 15° nördlicher Breite und ca. 10° südlicher Breite und in Südamerika in allen Ländern zwischen 15° nördlicher Breite und 40° südlicher Breite auf. Das Virus zirkuliert in Affenpopulationen im tropischen Dschungel, kann jedoch durch Stechmücken auf empfängliche Individuen in den Dschungelrandgebieten übertragen werden. Im Stadium der „Virämie", d. h. im Zeitraum der Virusverbreitung im menschlichen Organismus, kann das Virus von Stechmücken aufgenommen und somit weiter übertragen werden. Das bedeutet, dass eine Erkrankung, die ursprünglich auf das Hinterland beschränkt war, durchaus in städtische Gebiete verschleppt werden kann.

Die Karten des CDC[1] bieten des momentan aktuellsten Überblick über die Gelbfieberverbreitung:

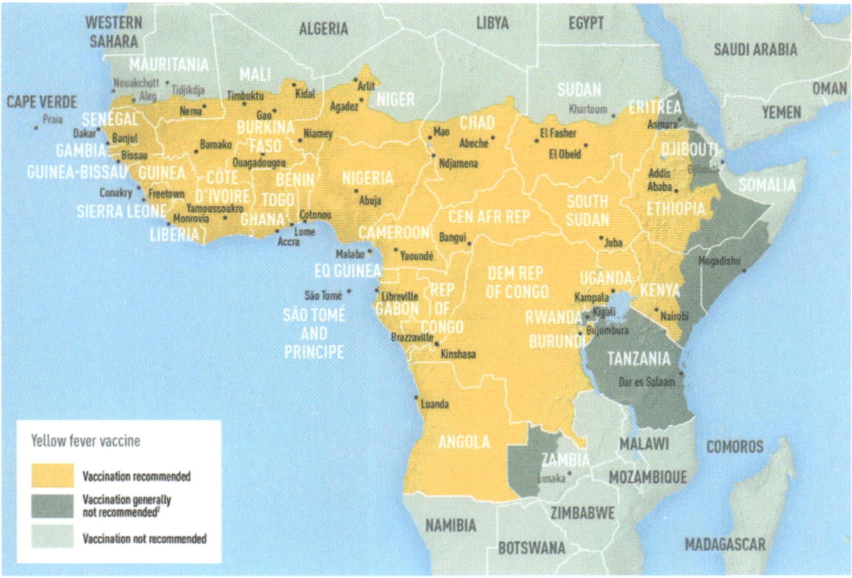

Sowohl im tropischen Afrika als auch in Südamerika (siehe Karte nächste Seite) waren in den letzten Jahren immer wieder Gelbfieber-Ausbrüche zu verzeichnen. Diese Ausbrüche treten dann auf, wenn das Virus auf ein "nicht-geimpftes" oder "nicht-immunes" Kollektiv trifft. Das Auftreten solcher Ausbrüche ist niemals vorhersehbar. Nach den Schätzungen der WHO erkranken jährlich rund 200.000 Menschen an Gelbfieber und etwa 30.000 davon versterben.

Allerdings bedeutet die Einordnung in die Gelbfieber-Verbreitungskarte nicht, dass das tatsächliche Erkrankungsrisiko überall gleich ist. So unterscheidet man so genannte „Hot Spots", also Regionen, in denen Gelbfieber-Fälle in kurzen Abständen immer wieder auftreten, verglichen mit Regionen, wo sehr selten Fälle auftreten. Der westafrikanische Raum sowie das zentrale Amazonasgebiet gelten als besonders gefährdet. Im Jahr 2016 brach in Angola das erste Mal seit 15 Jahren wieder urbanes Gelbfieber aus, d.h. die Infektion wurde im dichtbesiedelten Gebiet der

[1] https://www.cdc.gov/yellowfever/maps/index.html

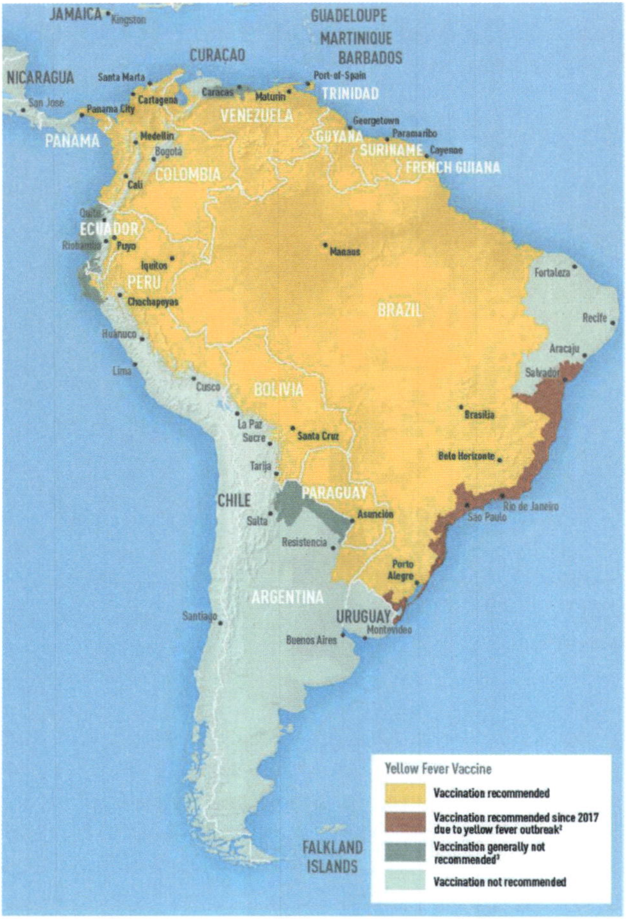

Hauptstadt Luanda durch Stechmücken von Mensch zu Mensch übertragen. Bis zum Epidemieende im Juni 2016 erkrankten über 4.000 Personen, Exporte von Gelbfieberinfektionen in viele andere Staaten waren die Folge und führten ihrerseits wieder zu Ausbrüchen. Diese Epidemie hat einmal mehr gezeigt, wie unberechenbar diese Erkrankung ist und wie sehr man auf der Hut sein sollte. Ostafrika und viele Teile Südamerikas weisen nur eine geringe Gefährdung auf (siehe dazu auch die Erklärung auf den Verbreitungskarten). Eine gravierende Änderung der epidemiologischen Situation hat sich jedoch in Südamerika ergeben, da 2017/2018 erstmals seit rund 30 Jahren wieder große Küstenabschnitte

Brasiliens betroffen waren (in der Übersichtskarte rot eingezeichnet). Da genau diese Abschnitte auch touristisch besonders frequentiert werden, ist es nicht verwunderlich, dass auch zahlreiche (ungeimpfte) Touristen im Laufe der Ausbrüche in Brasilien erkrankten.

Insgesamt sind im touristischen Reiseverkehr bis 2016 etwa ein Dutzend Gelbfieber-Fälle verzeichnet worden. Alle Gelbfieber-Fälle gingen für die Betroffenen tödlich aus. Durch den Ausbruch in Südamereika hat sich seither in nur knapp 2 Jahren diese Zahl fast verdoppelt, glücklicherweise gingen hier nicht alle Fälle tödlich aus.

Im gesamten asiatischen Raum ist das Gelbfieber-Virus nicht etabliert. Da jedoch die für die Übertragung erforderlichen Stechmücken sehr wohl in Asien vorkommen, sind die Impfbestimmungen für die Einreise aus einem Gelbfieber-Gebiet in ein asiatisches Land sehr streng. Diese Maßnahmen dienen dazu, die Einschleppung der Erkrankung zu verhindern.

Diese Tatsache sollte doch die große Bedeutung einer richtigen Vorbeugung unterstreichen, zumal ein ausgezeichnet verträglicher und zuverlässig schützender Impfstoff zur Verfügung steht.

Impfstoff: Auf Hühnerembryonen gezüchteter 17-D-Lebendvirus-Impfstoff, der eine ausgezeichnete Immunantwort auslöst, jedoch kaum krankmachende Eigenschaften besitzt.

Impfstoffe	Produktname und Hersteller
Kinder-Impfstoffe = Erwachsenen-Impfstoffe	
Gelbfieber (Lebendvirus)	Stamaril (Sanofi)

Impfung: Einmalige subkutane Injektion

Schutzrate: Ab dem 10. Tag nach der Impfung etwa 90 %; nach 1 Monat fast 100 %.

Schutzdauer: Im Rahmen einer Reevaluierung der Gelbfieber-Impfung durch SAGE[2] („strategic Group of Experts") der WHO wurde Einigung

[2] http://www.who.int/immunization/sage/meetings/2013/april/1_Background_Paper_Yellow_Fever_Vaccines.pdf

darüber erzielt, dass der Schutz nach einer Gelbfieber-Impfung bei gesunden und immunkompetenten Personen lebenslang sein dürfte. Die WHO hat daher diese Empfehlung bindend mit dem 1.7.2016 für die Vorschriften im internationalen Reiseverkehr erlassen, räumt aber ein, dass die formale Umsetzung vermutlich noch länger dauern wird. Ab 2016 wird daher bei Reisen in Gebiete, die die Gelbfieber-Impfung verlangen, abzuklären sein, ob die Gesundheitsbehörden der Zielregion die WHO-Empfehlung akzeptieren.

Ein im Jahr 2019 veröffentlichtes österreichisches Konsensusstatement zu Reiseimpfungen hat die Gelbfieberimpfempfehlung nochmals präzisiert, da die Datenlage, auf die die WHO ihre Empfehlung für eine lebenslange Gültigkeit stützt, nach Meinung vieler Experten nicht in jedem Falle ausreichend ist.

- Personen, die bereits eine Gelbfieber-Impfung erhalten haben, sollten nach Ablauf von zehn Jahren erneut eine Impfung erhalten, sofern sie eine Reise in ein rezent aktives Endemiegebiet planen. Die Definition dieser Gebiete sind den jeweils aktuellen Karten (z.B. der WHO) zu entnehmen.
  Dies gilt in besonderem Maß für:
  - Personen, die zeitgleich mit der Gelbfieber-Impfung eine Lebendimpfung erhalten haben,
  - Kinder die vor dem zweiten Geburtstag erstmalig geimpft wurden,
  - Frauen, die während der Schwangerschaft geimpft wurden
  - HIV-Infizierte (cave CD4+ T- Zellzahl)
  - Personen nach Stammzelltransplantation, soferne seit der Transplantation mehr als 2 Jahre verstrichen sind und der Patient immunologisch unauffällig ist
  - Personen die nach Gelbfieber-Impfung eine starke immunsuppressive Therapie erhalten hatten und sich wieder in einem immunkompetenten Zustand befinden
  - Personen, die unter geringgradiger Immunsuppression (z. B. Kortisontherapie) geimpft wurden
- Personen, die noch keine Impfung erhalten haben, werden im Einklang mit den WHO-Empfehlungen zunächst einmal gegen Gelbfieber geimpft. Da die Datenlage für eine nur einmalige Impfung nach dem WHO-Schema derzeit relativ gering ist, sollte bei dieser Gruppe das weitere Vorgehen erst zehn Jahre nach der Erstimp-

fung entschieden werden, da vermutlich zu diesem Zeitpunkt bereits mehr Langzeitdaten vorliegen werden.
- Darüber hinaus kann als Entscheidungshilfe, ob eine Boosterung erfolgen soll, ein Neutralisationstest (NT) angeboten werden; dies vor allem bei Personen mit fraglichem Impferfolg infolge möglicher (geringgradiger) Immunsuppression oder entsprechender Umstände.
- Bei unklaren Einreisevorschriften (kann an der jeweiligen Botschaft erfragt werden) kann eine erneute Impfung nach zehn Jahren empfehlenswert sein.
- Eine erneute Impfung nach 10 Jahren ist bei jenen Personen, die diese Impfung nur aus formalen Gründen benötigen (Einreisebestimmungen in Länder ohne Gelbfieberrisiko, Kreuzfahrten etc.) nicht vorgesehen.

Nebenwirkungen: In seltenen Fällen leichte Temperatur-Erhöhung nach 5 – 10 Tagen. Seit einigen Jahren werden im Zusammenhang mit der Gelbfieber-Impfung in sehr seltenen Fällen schwere Nebenwirkungen gemeldet. Diese sind vermutlich kausal auf die Impfung zurückzuführen. Insgesamt sind etwa 40 Fälle in einem Zeitraum von mehreren Jahrzehnten bekannt geworden, bei 400 Millionen durchgeführten Impfungen! Die überwiegende Zahl dieser Fälle endete tödlich, die Patienten verstarben unter dem Bild einer akuten, im Verlauf einer Gelbfiebererkrankung nachempfundenen Infektionskrankheit. Es ist unklar, warum diese Nebenwirkung auftritt. Vermutungen gehen in Richtung eines T-Zell-Defekts, entweder im Rahmen einer Thymus-Erkrankung oder schlicht durch altersbedingte Minderfunktion des Immunsystems.

Das Risiko einer schweren, unter Umständen tödlichen Nebenwirkung (z. B. Yellow Fever Acute Viscerotropic Disease) liegt bei Personen unter 50 Jahren praktisch bei 0. In der Altersgruppe 50 – 59 bei 0,3/100.000, bei 60 – 69 bei 1,1/100.000 und bei 70 – 79 bei 3,2/100.000 (Khromava, Vaccine 2005). Die Daten entstammen dem VAERS (Vaccine Adverse Event Reporting System) der USA. Ähnlich genaue Erhebungen für Europa gibt es nicht.

Ein 2. Wert ist auch von Interesse: Im amerikanischen Meldesystem gibt es den Begriff des SAEFI (Serious Adverse Event Following Immunization). Dieser Wert liegt bei Gelbfieber-Impfungen bei unter 40-Jährigen bei etwa 0,5/100.000 und steigt ab, dann leicht an, erreicht bei 60 – 69-Jährigen einen Wert von 4,2/100.000 und bei über 70-Jährigen einen Wert von 7,5/100.000. Auch das ist sehr niedrig. Im Vergleich: Nach einer Hepatitis A-Impfung, einer bekannt exzellent verträglichen Totimpfung, liegt der SAEFI-Wert bei 60 – 69-Jährigen bei 2,8/100.000, also nur unwesentlich niedriger als nach einer Gelbfieber-Impfung. All diesen Erhebungen wird angelastet, dass sie infolge eines passiven Meldesystems vermutlich nicht alle Fälle erfassen.

Ausdrücklich sei angemerkt, dass diese Nebenwirkungen nur bei Gelbfieber-Erstimpfung auftreten, niemals bei **Wieder**impfung.

Dem gegenüber steht das Risiko einer Gelbfiebererkrankung im Tourismus. Die hier angewendeten Schätzungen sprechen von einem Risiko von 23,8/100.000 pro Woche/Aufenthalt in einer Zone, die von der WHO als Gelbfieber-endemisch ausgewiesen wurde und steigt auf 357/100.000 pro Woche/Aufenthalt in einer Zone, die gerade epidemisches Auftreten von Gelbfieber meldet.

Unter Berücksichtigung dieser Fakten wurde daher die Gelbfieber-Impfempfehlung durch die WHO geändert:

- Auf Grund der derzeit zur Verfügung stehenden Daten ist bei der Impfung von Personen über 60 Jahren Vorsicht angebracht, soferne es sich um Erstimpfungen handelt.
- In jedem Fall soll für diese Personengruppe eine Nutzen-Risiko-Abwägung durchgeführt werden, die folgende Kriterien beurteilt:
    - zu erwartendes persönliches YF-Risiko (bereiste Region, Jahreszeit, Expositionsdauer, Reiseaktivitäten, lokale YF-Transmissionsdaten), jedoch soll abgewogen werden gegen:
    - Das Risiko eines SAEFI (Serious Adverse Event Following Immunization), insbesonders unter Bedachtnahme auf persönliche zusätzliche Risikosituationen wie Grundkrankheiten oder Medikationen.

Im internationalen Reiseverkehr gibt es einige Länder, die aus rein formalen Gründen bei der Einreise eine Gelbfieber-Impfung verlangen, ohne dass für den Reisenden eine tatsächliche Gefährdung besteht. Wenn ältere Personen unter einen solchen Formalzwang geraten, ist anzudenken, ob ein Impfausschlusszeugnis wegen medizinischer Impfhinderungs-Gründe anwendbar ist. Die Gelbfieber-Impfbestimmungen im internationalen Reiseverkehr sind komplex und beziehen sich teilweise auf den Flughafentransit.

Eine länderspezifische Übersicht findet sich hier.

Gegenanzeigen: Akute fieberhafte Erkrankungen, Erkrankungen des Immunsystems (angeboren oder erworben), Kinder unter dem vollendeten 1. Lebensjahr, da hier manchmal neurologische Komplikationen beobachtet werden.

Personen, die an einer Erkrankung des Thymus leiden, sind von der Gelbfieber-Impfung auszuschließen.

Da der Impfstoff aus Hühnerembryonen gewonnen wird, ist bei der Hühnereiweißallergie eine spezielle Vorgangsweise erforderlich, hier kann nur der Spezialist helfen.

Die Gravidität ist eine relative Kontraindikation: Die Impfung darf in der Schwangerschaft nur dann gegeben werden, wenn sich eine entsprechende Indikation durch die bereiste Region ergibt und ein tatsächliches Erkrankungsrisiko gegeben ist. Stillende Mütter sollten nicht geimpft werden.

Besondere Hinweise: Die Gelbfieber-Impfung darf (obwohl der Impfstoff nunmehr in Österreich registriert ist) nur an offiziellen, von der WHO genehmigten Impfstellen durchgeführt werden[3]. Diese Bestimmung erklärt sich durch die Empfindlichkeit des Impfstoffes (z. B. Temperatur) und die angeführten Sicherheitsanforderungen.

Die Impfstelle muss die Garantie für die exakte Lagerung, Applikation und somit auch die Garantie für die Wirksamkeit der Impfung übernehmen.

Außerdem muss die Gelbfieber-Impfung offiziell im internationalen Impfpass dokumentiert und bestätigt werden, weil sie in manchen Regionen eine Pflichtimpfung darstellt.

Die Gelbfieber-Impfung ist mit allen anderen Totimpfungen ohne zeitliche Intervalle kombinierbar.

---

[3] https://www.bmgf.gv.at/cms/home/attachments/5/0/8/CH1644/CMS1327680725176/gelbfieberimpfstellen_in_oesterreich.pdf

Wenn man die Gelbfieber-Impfung nicht am selben Tag mit anderen Lebendimpfungen verabreicht (was möglich ist), dann muss man 14 Tage Abstand bis zur nächsten Lebendimpfung einhalten. Beginnt man mit einer anderen Lebendimpfung (z. B. Masern/Mumps/Röteln), dann muss man 4 Wochen bis zur Gelbfieber-Impfung warten.

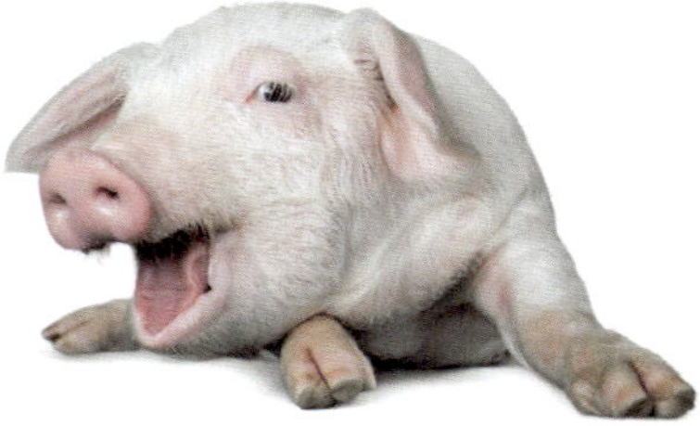

Japan-Encephalitis

Erreger: Japan-Encephalitis-Virus. Das Virus ist ein Flavivirus und gehört in die gleiche Gruppe wie das FSME-, Dengue- oder Gelbfieber-Virus.

Infektionsquelle: Schweine, wildlebende Vögel und Pferde

Übertragung: Mittels Stechmücken; tag- und nachtaktive Arten von „Aedes" und „Culex". Etwa 1 von 200 – 1.000 Personen, die von infizierten Stechmücken gestochenen werden, erkranken manifest.

Inkubationszeit: 6 – 16 Tage

Krankheitsbild: Die Japan-Encephalitis ist eine Meningoencephalitis, also eine Entzündung von Gehirnhäuten und Gehirn. Die Erkrankung ist mit der FSME vergleichbar, der Verlauf ist jedoch meist wesentlich unangenehmer.

Nach einer 2 – 3 Tage andauernden Phase mit uncharakteristischen Allgemeinsymptomen (grippeähnlich) kommt es bei dramatischen Verläufen zu zunehmender Nackensteife, Lichtscheuheit, Erbrechen sowie beträchtlichen Störungen der Bewusstseinslage. Es treten Krämpfe, Lähmungen und auch Bewusstlosigkeit auf.

Der Verlauf ist bis zu 25 % tödlich, ganz besonders im höheren Lebensalter. Wird die Erkrankung überlebt, so ist in einem hohen Prozentsatz (bis zu 50 %) mit schweren neurologischen Ausfallserscheinungen als Folgezustand zu rechnen.

In günstigen Fällen kann die Erkrankung auch unter dem Bild eines grippalen Infektes, einer Durchfallserkrankung oder eines Infektes der Luftwege ablaufen.

Diagnose: Die Diagnose wird zuerst klinisch mittels Lumbalpunktion („Kreuzstich") gestellt, zur Diagnosesicherung werden serologische Methoden eingesetzt.

Behandlung: Wie bei allen Viruserkrankungen ist keine spezifische Behandlung möglich. Es kommen lediglich unterstützende und intensivmedizinische Maßnahmen zum Einsatz.

Bedeutung und Vorkommen: Die Erkrankung kommt ausschließlich im asiatischen Raum, vom indischen Subkontinent bis Japan, vor. Ähnlich der FSME ist das Risiko im ländlichen Bereich wesentlich höher als im städtischen Bereich, da die Mückendichte höher und Wasservögel und Schweine (Erregerreservoir) dort häufiger anzutreffen sind.

Das Virus zirkuliert während des ganzen Jahres, Häufigkeitsgipfel treten jedoch während der Regenzeit auf. Ganz besonders die Nähe von Bewässerungsanlagen, Reisfeldern (Brutstätten für Stechmücken) sowie intensive Schweinezucht begünstigen das Auftreten der Erkrankung.

Die meisten Erkrankungsfälle werden aus Indien und China gemeldet. Die Dunkelziffer ist jedoch extrem hoch, weil auch im Erkrankungsfall die exakte Diagnose nur schwer zu stellen ist (aufwändige Labordiagnostik (!) und aufgrund der fehlenden medizinischen Infrastrukturen meist nicht möglich). Zudem wird in einigen Verbreitungsgebieten im Kindesalter geimpft, sodass die Erwachsenen immun sind, wodurch das tatsächliche Risiko einer Infektion verschleiert wird.

Aus Indien und Vietnam wurden in den letzten Jahren auch immer wieder epidemische Ausbrüche der Japan-Encephalitis berichtet. Diese Ausbrüche sind nicht vorhersehbar und kündigen sich in keiner Weise vorher an. Aufgrund der Verbreitung in ländlichen Gebieten des mittleren und fernen Ostens, wird die Impfung vor allem Reisenden zu empfehlen sein, die „Land und Leute" besichtigen wollen und sich somit nicht nur in der Großstadt aufhalten. Bekannterweise sind die touristisch interessanten Sehenswürdigkeiten nicht unbedingt in der Großstadt, sondern eher in ländlichen Gebieten. In einigen fernöstlichen Ländern (z. B. Myanmar,

Laos, Kambodscha und Vietnam), die in zunehmendem Maß als Reiseziele angeboten werden, fehlen auch die klassisch hochtouristischen Infrastrukturen, und es sind doch eher einfache Reisebedingungen zu erwarten.

Verbreitungskarte[1]:

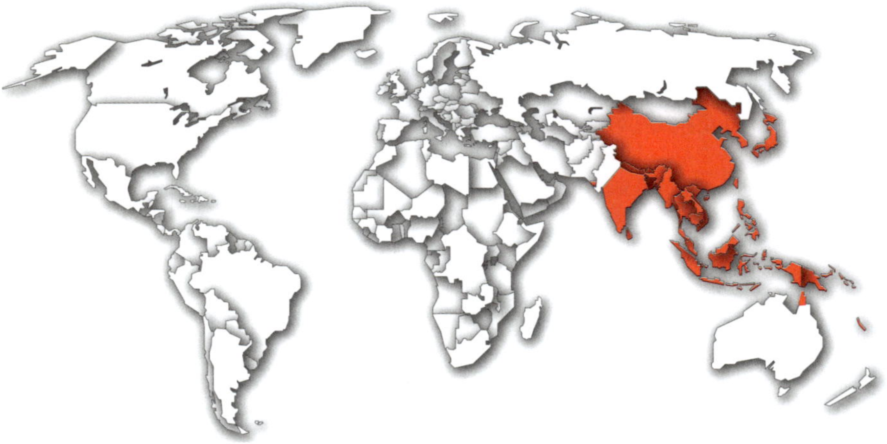

Selbstverständlich sollte die Indikation für die Impfung anhand der genauen Reiseroute gestellt werden.

Eine Berechnung des persönlichen Risikos des Reisenden, eine bedrohliche Japan-Encephalitis zu bekommen, ist extrem schwer. Das Risiko ist mit Sicherheit im ländlichen Bereich größer als in den Städten. Auch der Reisestil spielt eine bedeutende Rolle: Je einfacher die Reisebedingungen (z. B. Rucksacktourismus, ausgedehnte Rundreisen in ländlichen Gebieten), desto höher ist die Infektionsgefährdung. Ähnliches gilt auch für die Aufenthaltsdauer. Je länger der Aufenthalt im Risikogebiet dauert, desto höher ist die Wahrscheinlichkeit, mit infizierten Stechmücken in Kontakt zu kommen.

Vorbeugungsmaßnahmen bestehen aus:

- Expositionsprophylaxe, d. h. Maßnahmen, die das Risiko, von Insekten gestochen zu werden, herabsetzen: Tragen von langärmeligen

[2] Adaptiert nach WHO, 2012

Hemden und Blusen, langen Hosen, Imprägnierung der Kleidung, Verwendung von vernünftigen mückenabwehrenden Substanzen, Verwendung von imprägnierten Moskitonetzen oder der Aufenthalt in klimatisierten Räumen;
- Vorbeugender mehrteiliger Impfung

Impfstoff: Es handelt sich um einen Ganzvirus-Totimpfstoff mit Aluminiumhydroxid als Adjuvans. Das Virus wird auf Gewebekulturzellen gezüchtet. Die früher verwendeten Japan-Encephalitis-Impfstoffe, bei denen die Virusanzucht auf Mäusehirn erfolgte, sind nicht mehr im Handel.

Impfstoffe	Produktname und Hersteller
Kinder-Impfstoffe = Erwachsenen-Impfstoffe	
Japan encephalitis (Ganzvirus, TOT)	Ixiaro (Valneva)

Impfung: *Ixiaro*®-Impfungen an den Tagen 0 und 28, Auffrischung nach 1 – 2 Jahren. Kinder bis zum vollendeten 3. Lebensjahr erhalten bei jeder Teilimpfung die halbe Erwachsenendosis.

Zugelassen ist auch ein „Schnell-Immunisierungs-Schema" für *Ixiaro*®: Geimpft wird am Tag 0 und Tag 7, die Auffrischung bleibt unverändert. Dieses Schema hat sich im direkten Vergleich mit den konventionellen Intervallen als gleichwertig („non-inferior") gezeigt.

Schutzrate: Die Schutzrate ist im Feld mangels entsprechender Studien nicht eindeutig geklärt. Da die neuen Impfstoffe aber gegenüber den früher verwendeten in allen Belangen deutlich überlegen sind, sind Schutzraten an die 100 % nach der dritten Teilimpfung, ebenso nach der Auffrischungsimpfung, zu erwarten.

Schutzdauer: Nach der 3. Teilimpfung für ca. 10 Jahre; weitere Auffrischungen werden vermutlich im 10-Jahres-Rhythmus nötig sein.

Nebenwirkungen: Die Verträglichkeit in den bisherigen Studien war ausgezeichnet. Die Palette an berichteten Beschwerden betrifft vor allem lokale Nebenwirkungen, wie sie auch von anderen Totimpfstoffen ähnlicher Bauart (z. B. FSME) berichtet werden. Schwere Nebenwirkungen sind bis dato nicht beschrieben worden.

Besondere Hinweise: Der Impfstoff ist an sich nicht für den Einsatz in der Schwangerschaft und Stillzeit zugelassen. Bei strenger Abwägung von Nutzen und Risiko kann die Gabe aber erwogen werden.

Die Impfung kann auch mit allen anderen (Reise-) Impfungen ohne zeitlichen Abstand durchgeführt werden.

Personen, die mit einem der alten Japan-Encephalitis-Impfstoffen grundimmunisiert wurden, können mit *Ixiaro*® bis zu 6 – 8 Jahre nach der letzten Impfung mit nur einer Teilimpfung des neuen Impfstoffes aufgefrischt werden.

Tollwut

Erreger: Tollwut-Virus (Rhabdo-Virus), als Erreger der klassischen Wut. Ferner 6 Fledermaus-Tollwut-Viren („Bat Rabies Virus") als Erreger der Fledermaus-Tollwut. Die Erreger sind zwar ganz leicht unterschiedlich, die Folgen für den Menschen sind allerdings die gleichen.

Infektionsquelle: Infizierte, wildlebende Fleischfresser, d. h. Füchse, Hunde, Katzen, Schakale, Affen und Fledermäuse

Übertragung: Mittels Biss oder bei Hautkontakt (bei nicht intakter Haut) oder bei Schleimhautkontakt (das Virus wird im Speichel des infizierten Tieres ausgeschieden!)

Inkubationszeit: Sehr unterschiedlich zwischen 15 und 90 Tage (maximal 12 Monate)

Krankheitsbild: Die Tollwut beginnt sehr uncharakteristisch mit Fieber, Übelkeit, Erbrechen, Abgeschlagenheit, Unwohlsein, Schmerzen an der Bissstelle, Angstzuständen, Schlaflosigkeit und Depressionen oder Erregungszuständen. Diese Beschwerden dauern 2 – 10 Tage.

Da sich das Tollwut-Virus entlang der Nervenbahnen ins Gehirn verbreitet und sich dann dort vermehrt, treten in der Folge neurologische

Beschwerden auf: Hyperventilation (übersteigerte Atemtätigkeit – „Hecheln"), Zeichen des Sauerstoffmangels, Sprachunfähigkeit, Lähmungen, Wasser- und Lichtscheu, Stimmritzenkrampf („zugeschnürte Kehle"), Verwirrtheitszustände, Halluzinationen, Unruhe und Bewegungsdrang.

Diese Beschwerden dauern 2 – 7 Tage und werden bei vollem Bewusstsein durchlitten.

Nach der neurologischen Phase fällt der Erkrankte ins Koma. Trotz aller intensivmedizinischen Maßnahmen ist der Tod nicht vermeidbar. Es treten Herzrhythmusstörungen sowie Herz- und Atemstillstand ein.

Es wurde bisher erst ein (fraglicher) Fall einer überlebten Tollwut-Erkrankung beschrieben.

Diagnose: Die Diagnose der Erkrankung wird zumeist klinisch bei entsprechender Vorgeschichte gestellt. Besonders wichtig ist das Hinterfragen eines allfälligen Tierkontaktes in einem Tollwutgebiet, die Art des Kontaktes (Bissverletzung, Ablecken) und das Verhalten des Tieres.

Im späteren Krankheitsverlauf kann das Virus durch spezielle Methoden im Speichel oder im Hornhautabstrich nachgewiesen werden.

Behandlung: Es gibt keine Behandlung der Tollwut.

Die einzige lebensrettende Maßnahme ist die sofortige (aktive und passive) Immunisierung nach einem tollwutverdächtigen Tierkontakt!

Bedeutung und Vorkommen: In Europa konnte die Tollwut durch groß angelegte Impfaktionen für Füchse weitgehend zurückgedrängt werden. Österreich wurde 2008 von der WHO für endgültig „wutfrei" erklärt.

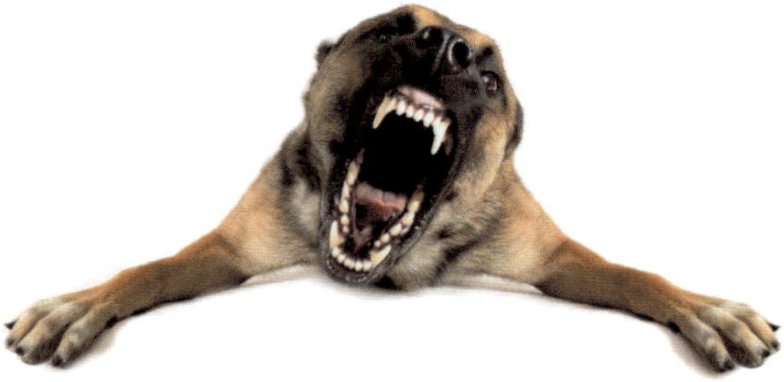

Meldungen der Tollwut in Europa 2013[1]

◆ bei Menschen
◆ bei Haustieren
◆ bei Fledermäusen

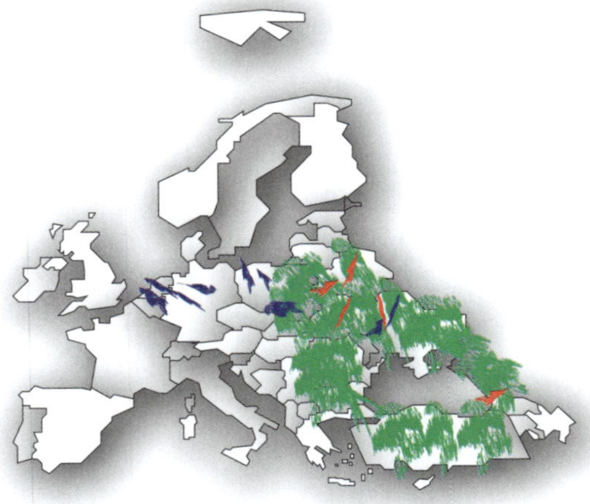

Weltweit sterben rund 50.000 Menschen jährlich an Tollwut, rund 3 Millionen mal wird nach einem möglichen Tollwutkontakt jährlich postexpositionell geimpft.

Tollwut-Verbreitung weltweit 2015[1]

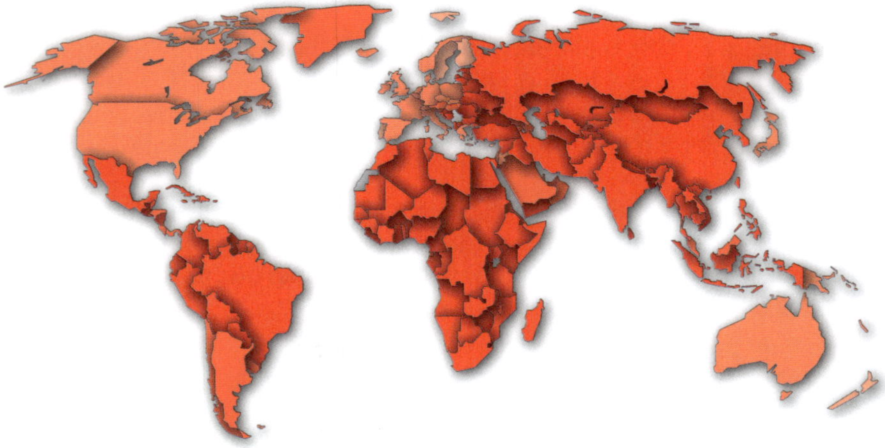

◆ Hohes Risiko ◆ Mittleres Risiko ◆ Geringes Risiko

[1] Adaptiert nach WHO Rabies Informationsystem

Stellen in Europa Füchse die größte Infektionsquelle dar, so sind es in den tropischen und subtropischen Regionen überwiegend Hunde, die es fast immer und überall in großer Zahl gibt.

Damit hat die Tollwut 2 große epidemiologische Formen:

- die *sylvatische Wut* (Zyklus Fuchs-Fuchs und sehr selten einmal ein anderes Tier oder der Mensch) und die
- *urbane Wut* (Zyklus Haushund-Haushund und viel häufiger der Mensch, der mit dem domestizierten Tier in engem Kontakt lebt!). Letztere ist vor allem in den Tropen der vorherrschende Typ.

Außerdem gibt es noch die

- Fledermaus-Tollwut, die klinisch gleich der klassischen Wut verläuft, allerdings sind die Reservoirtiere eben Fledermäuse.

Zu beachten gilt es, dass Westeuropa zwar frei von der so genannten „terrestrischen" also klassischen Wut ist (siehe obere Karte auf Seite 325), jedoch nicht frei von Fledermaus-Tollwut, sodass Fledermauskontakte noch als verdächtig einzustufen sind.

Impfstoff: *PCEC-Impfstoff* (*Rabipur®*): Auf Hühner-Embryonalzellen gezüchtetes, inaktiviertes Tollwut-Virus (Stamm Flury LEP), enthält Spuren von Antibiotika.

Impfstoffe	Produktname und Hersteller
Kinder-Impfstoffe = Erwachsenen-Impfstoffe	
Tollwut (Ganzvirus; TOT)	Rabipur (GSK)

Impfung:
Vorbeugende Impfung: Je eine Impfdosis (in den Oberarmmuskel) am Tag 0-7-28 oder am Tag 21. Eine Auffrischung ist nicht routinemäßig vorgesehen, kann aber nach 1 Jahr gegeben werden, soferne andauernde hohe Expositions-Wahrscheinlichkeit besteht und im Verletzungsfall kein Zugang zu einem Impfstoff möglich wäre.

Ebenfalls zugelassen ist ein Kurzimmunisierungs-Schema, wo 3 Teilimpfungen im Abstand 0-3-7 gegeben werden. Dieses Schema hat sich im direkten Vergleich mit einem konventionellen Immunisierungs-Schema als immunologisch ebenbürtig erwiesen und ist vor allem für den „Last-Minute-Reisenden" gedacht.

Es gilt mittlerweile auch als gesichert, dass die intradermale Applikation des Tollwutimpfstoffes der intramuskulären ebenbürtig im Hinblick auf die Immunantwort ist. Allerdings erfordert die intradermale Gabe große Präzision vom verabreichenden Arzt, da die Injektionstechnik anspruchsvoll ist.

Im Jahr 2018 hat die WHO ein grundlegendes Positionspapier[1] zur Tollwut veröffentlicht, das auch Neuerungen für die vorbeugende Impfung enthält. Es wurden Daten[2] vorgelegt, die eine Gleichwertigkeit von nur 2 Teilimpfungen an Tag 0 und Tag 7 mit dem konventionellen, zugelassenen Schema belegt. Die Studie wurde mit gesunden Erwachsenen und mit intradermaler Applikation des Impfstoffes durchgeführt, wobei jeweils 2 Impfdosen zu je 0,1ml verabreicht wurden. Ein bis drei Jahre später wurde mit einer weiteren Impfung aufgefrischt und alle Studienteilnehmer zeigten eine Boosterantwort mit hohen Antikörperspiegeln. Dieses „reduzierte" Impfschema ist vor allem dazu gedacht, in resourcenarmen Ländern mit möglichst wenigen Impfungen und wenig Impfstoff eine gute Basisimmunisierung in der Bevölkerung zu erreichen.

Die WHO empfiehlt dieses Schema auch für Reisende, allerdings muss man einschränkend klarstellen, dass die momentanen Daten für das Kurzschema einen vollständigen Ersatz der konventionellen und zugelassenen Schemata nicht ausreichend begründen. Außerdem ist es regulatorisch als „off label", d.h. nicht zugelassen, wodurch die gesamte Haftung (auch die Präparathaftung!) auf den impfenden Arzt übergeht.

Es wurde demnach im österreichischen Konsensusstatement[3] zu den Reiseimpfungen mit spezieller Indikation die Empfehlung für die präexpositionelle Tollwutimpfung präzisiert:

---

[1] http://apps.who.int/iris/bitstream/handle/10665/272371/WER9316.pdf?sequence=1&isAllowed=y

[2] Soentjens P et al.: Pre-exposure intradermal rabies vaccination: a non-inferiority trial in healthy adults on shortening the vaccination schedule from 28 to 7 days. Clin Infect Dis 2018;E-Pub: 2018/06/26.DOI:10.1093/cid/ciy513 26

[3] CS Reiseimpfungen: http://www.oegit.eu/publikationen_weitere.htm

Die prinzipielle Empfehlung der zugelassenen praexpositionellen Tollwutimpfschemata an den Tagen 0 – 7 – 21 oder 0 – 3 – 7 bleibt weiterhin aufrecht.

- Fur die praexpositionelle Tollwutprophylaxe bei Reisenden können alternativ gemäß der WHO-Empfehlung zwei Impfungen an den Tagen 0 – 7 oder 0 – 28 (Beobachtungen zeigen, dass ein größeres Intervall zu hoheren Titern führt) empfohlen werden und eine Auffrischung nach einem Jahr bzw. vor möglicher Exposition (Begründung: immunologische Überlegungen, um langlebige Plasma- und Memory-Zellen zu erhalten).
- Als primare Applikationsroute wird die intramuskuläre Verabreichung empfohlen. Eine intradermale Verabreichung ist alternativ möglich und gleichwertig (und hat den Vorteil, Impfstoff zu sparen, was bei Versorgungsengpässen günstig ist). Eine weitere Auffrischung nach spätestens zehn Jahren, um die lebenslange Boosterbarkeit aufrechtzuerhalten, erscheint immunologisch (und in Anlehnung an die Erfahrung mit anderen Proteinimpfstoffen) plausibel, ist jedoch nicht evidenzbasiert.

Tollwutprophylaxe Postexpositionell:
Vorgehen nach möglicher Exposition **bei Ungeimpften**:

- Allgemeine unfallchirurgische Wundversorgung, bei kleinen Verletzungen gründliche antiseptische Behandlung, Tetanusschutz überprüfen.
- Aktive Immunisierung: Essener Schema mit Impfungen am Tag 0-3-7-14, (Tag 28 kann bei gesunden und voll immmunkompetenten Personen weggelassen werden, sofern eine erstklassige Wundversorgung möglich war und humanes Immunglobulin verabreicht wurde); Schema nach Vodopija: 2-1-1: 2 Dosen (in den linken und rechten Oberarm) intramuskulär am Tag 0 sowie eine Dosis an den Tagen 7 und 21.
- Achtung: Im Ausland „angeimpfte" Personen werden in dem Schema weitergeimpft, in dem sie begonnen haben, sofern die Impfdokumentation des ausländischen Arztes zweifelsfrei klarstellt, wann und womit geimpft wurde. Sind hier Zweifel gegeben, so wird neu begonnen und die bisherigen Impfungen ignoriert.
- Passive Immunisierung: 20 I.E. (Internationale Einheit)/Kg Körpergewicht eines spezifischen „Rabies Immunglobulins" (*Berirab*® oder

Tollwut Immunglobulin *Mérieux®*); die Gabe sollte möglichst um die Bissstelle herum versucht werden, nur bei anatomischen Hindernissen (z.B. Bissstelle ist ein Finger) für die komplette Gabe des Immunglobulins im Bissbereich kann ein Teil auch intramuskulär im Glutealbereich appliziert werden.

Eine Immunglobulingabe sollte so früh wie möglich verabreicht werden. Wird parallel mit der aktiven Immunisierung begonnen,dann darf das Immunglubulin nur bis zum 7. Tag ab Beginn der aktiven Immunisierung gegeben werden, eine spätere passive Immunisierung ist bei gleichzeitig begonnener aktiver Immunisierung als obsolet zu betrachten, da ab dem Tag 7 bereits Antikörper aus der „eigenen Produktion" durch die Impfung vorhanden sind.

Vorgehen nach Tollwutexposition bei bereits **„früher geimpften Personen"**

(Achtung: dies bezieht sich auf die Fachinformation des *Rabipur®* und ist daher für Österreich aus forensischen Gründen bindend, steht aber teilweise im Gegensatz zu WHO-Empfehlungen!):

Wurde bereits einmal mit mindestens 3 Dosen eine prä- oder postexpositionelle Impfserie mit einem modernen Gewebekultur-Impfstoff begonnen, dann ist folgendermaßen vorzugehen:

- Lokale Wundbehandlung wie oben
- Passive Immunisierung: **nicht mehr nötig**, egal wie lange die Grundimmunisierung zurückliegt
- 2 Impfungen im Abstand von 3 Tagen

Insbesondere innerhalb des 1. Jahres nach Grundimmunisierung entspringt die Empfehlung zur postexpositionellen Nachimpfung einem extremen Sicherheitsbedürfnis und ist vermutlich nur aus forensischen Gründen nötig. Ist also ein Fernreisender fernab einer möglichen Nachimpfung oder es kann diese nur mit einem alten Impfstoff oder unter zweifelhaften Allgemeinbedingungen durchgeführt werden, so kann aus rein pragmatischen Gründen diese Impfung entfallen oder zu einem späteren Zeitpunkt nachgeholt werden.

Schutzrate: Praktisch 100 %

Schutzdauer: Nicht eindeutig festlegbar: Nach Auffrischungsimpfungen 3 – 5 Jahre. Es existiert die Möglichkeit der Titer-Kontrolle, die Schutzgrenze liegt bei 0,5 I.E./ml.

Routinemäsßig wird eine komplette Tollwut-Grundimmuniserung (siehe oben) an sich nicht aufgefrischt. Reisenden wird angeraten, bei Reisen in Länder, in denen die Impfstoffversorgung sichergestellt ist, es „darauf ankommen zu lassen", d.h. nur im Falle eines suspekten Tierkontaktes im Rahmen der Wundversorgung aufzufrischen. Führt die Reise in ein Land, in dem die Impfstoffversorgung im Verletzungsfall unsicher ist, dann empfiehlt sich die Gabe einer einzelnen Auffrischungsimpfung vor Abreise.

Eine Grundimmuniserung bleibt vermutlich über Jahrzehnte auffrischbar, liegen Zweifel an der Immunkompetenz des Impflings vor, kann eine „Titerprüfung" erfolgen.

Nebenwirkungen: Die Impfung ist ausgezeichnet verträglich und selten treten leichte Lokalreaktionen auf. Gelegentlich sind auch leicht fieberhafte Reaktionen möglich.

Besondere Hinweise: Aufgrund der fast weltweiten Verbreitung der Tollwut sollte im Zuge der reisemedizinischen Beratung dem Thema Tollwut großer Wert beigemessen werden.

Die vorbeugende Tollwut-Impfung ist sicher eine vernünftige Maßnahme. Der breite Einsatz der Impfung wird jedoch durch den schmerzlich hohen Preis (pro Teilimpfung mehr als € 80,-) verhindert. Aus diesem Grund muss die Indikation für die Impfung als Teil der Reisevorbereitung in einem persönlichen Gespräch unter genauer Berücksichtigung der individuellen Risikosituationen gestellt werden.

Die Tollwut-Impfung ist mit allen anderen Impfungen ohne zeitliche Abstände durchführbar.

Die verschiedenen handelsüblichen, modernen Impfstoffe sind austauschbar, d. h. wenn man mit einem Impfstoff angeimpft ist, kann man mit einem anderen Impfstoff weiterimpfen (wichtig, wenn z. B. im Ausland eine Tollwut-Impfung begonnen wurde und dann in Österreich fortgesetzt werden muss).

Auch in der Schwangerschaft ist die Durchführung der Tollwut-Impfung möglich.

Allen Reisenden sollte die Bedeutung der Tollwut bewusst gemacht werden. Eine vernünftige Verhaltensweise ist mit Sicherheit die beste Vorbeugung, die man sich vorstellen kann. Tierliebe ist eine sehr positive Charaktereigenschaft, sollte sich aber auf Reisen in Grenzen halten, denn:

Jeder Tierkontakt (Biss, aber auch Ablecken bei nicht intakter Haut) muss als Tollwut-verdächtig eingestuft werden!

Das bedeutet, dass auf schnellstem Wege eine Tollwut-Impfung begonnen werden soll. Trotzdem soll ein ungeimpfter Reisender eher eine maßvolle zeitliche Verzögerung bis zum Impfbeginn in Kauf nehmen, um eine hohe Impfstoffqualität und Immunglobulinqualität sicherzustellen, als sofort in lauter Panik eine Versorgung mit dubiosen Mitteln zuzulassen. Leider ist in vielen Ländern der Zugang zu modernen, gut verträglichen Impfstoffen nicht nur schwer möglich, sondern überhaupt unmöglich, sodass ein Flug in ein besser versorgtes Nachbarland sinnvoll sein kann.

Typhus abdominalis

Erreger: Salmonella typhi

Infektionsquelle: Stuhl, seltener Harn und Blut

Besonderheit: Es gibt Salmonellen-Dauerausscheider. Das bedeutet, dass Gesunde Typhus-Salmonellen im Stuhl ausscheiden, oft ohne es zu wissen.
Übertragung: Schmierinfektion, Aufnahme kontaminierter Nahrungsmittel (Wasser, Salate, Eis etc.)

Inkubationszeit: 1 – 3 Wochen

Krankheitsbild: Die Erkrankung beginnt mit uncharakteristischen Allgemeinsymptomen: Abgeschlagenheit, Appetitlosigkeit, Kopf- und Gliederschmerzen, Obstipation (**keine Durchfälle**), steigende Temperaturen, Apathie, eventuell Nasenbluten.

Gegen Ende der ersten Krankheitswoche kommt es dann zur Continua (gleichmäßig hohes Fieber um 40° C) mit langsamer Herzfrequenz. Die Benommenheit nimmt zu (Typhus stammt aus dem Griechischen und bedeutet Nebel!). Zusätzlich treten Leber- und Milzschwellung, eventuell sogar eine leichte Gelbsucht auf. Gegen Ende der 2. Krankheitswoche kann ein ganz flüchtiger Hautausschlag (Roseolen) am Rumpf auftreten. Erst in der 3. Krankheitswoche können erbsbreiartige Durchfälle auftreten. Dann erfolgt die Abfieberung.

Als Komplikationen der Erkrankung können Darmblutungen oder Darmperforationen, Herzmuskelentzündung, Venenentzündungen, Lungenentzündung, Gallenblasenentzündung und Meningoencephalitis (Entzündung des Gehirns) sowie Knochenmarkseiterungen auftreten.

Diagnose: Direkter Erregernachweis in der Blutkultur, ab der 2. – 3. Woche Nachweis in der Stuhlkultur, eventuell auch in der Harnkultur.

Dem serologischen Nachweis (Nachweis der Antikörper im Blut) kommt nur eine untergeordnete Bedeutung zu.

Behandlung: Die Behandlung des Typhus abdominalis erfolgt mit Antibiotika, wobei auf regionale Resistenzen Bedacht genommen werden muss. Selbstverständlich sind neben der spezifischen Therapie auch weitere unterstützende Maßnahmen erforderlich.
Typhus ist eine melde- und isolierungspflichtige Erkrankung!

Epidemiologie und Bedeutung: Salmonella typhi kommt in allen subtropischen und tropischen Regionen mit schlechtem Hygienestandard vor. Die Schätzungen betreffend Erkrankungszahlen schwanken beträchtlich zwischen 11 und 20 Millionen Fällen jährlich, was die mangelhafte Datenlage unterstreicht. Betrachtet man den epidemiologischen Verlauf so nehmen Typhuserkrankungen langsam aber stetig sowohl absolut als auch relativ (bezogen auf die Bevölkerung) ab. Typhuserkrankungen finden sich in den betroffenen Ländern vor allem bei Kindern, während bei Reisenden typischerweise Erwachsene betroffen sind.

Typhusverbreitung mit Inzidenz pro 100.000[1]

Region	Typhusfälle	Population	Inzidenz
Afrika (Südafrika*)	408 837	819 911 000	50
Asien (mittl. Osten)	10 118 879	2 688 534 000	274
Europa (Osteuropa)	19 144	729 328 000	3
Karibik/Lateinamerika	273 518	514 688 000	53
Nordamerika	453	308 636 000	< 1
Ozeanien (Melanesien*)	4656	30 252 000	15
global	10 825 487	6 091 349 000	178
global/korrigiert**	21 650 974	6 091 349 000	355

* Land/Region mit der jeweils höchsten Inzidenz
** Korrekturfaktor rechnet Blutkulturempfindlichkeit ein

Reisende importieren Typhus vor allem aus dem indischen Raum und angrenzenden Staaten. Deutschland meldet zwischen 60 und 80 importierte Fällen pro Jahr, Österreich meist unter 10 Erkrankungen. In beiden Ländern ist in den letzten 10 Jahren nicht ein einziger Reisender an seiner Typhuserkrankung gestorben.

Typhus ist immer eine lebensgefährliche Erkrankung. Auch bei bester medizinischer Versorgung stirbt etwa 1 % der Patienten, ohne Behandlung wären es rund 30 %! Da die Bakterien von Erkrankten, aber auch von gesunden Bakterienträgern mit dem Stuhl ausgeschieden werden, kann es bei fehlender hygienischer Infrastruktur leicht zur Kontamination von Nahrungsmitteln oder Wasser kommen. Zur Identifikation von „Salmonella-typhi-Dauerausscheidern" wäre auch ein funktionierendes Gesundheitswesen erforderlich, um entsprechende therapeutische Maßnahmen ergreifen zu können.

Wie bei allen Nahrungsmittel-Infektionen ist zu berücksichtigen, dass die optisch schönsten Hotelanlagen keine Garantie für die Hygiene in der

1 Crump JA, Luby SP, Mintz ED. The global burden of typhoid fever. Bull World Health Organ 2004; 82: 346–353

Küche und die persönliche Hygiene des Küchenpersonals geben. Außerdem stammen Nahrungsmittel aus dem Land selbst und werden nicht importiert, sodass lokal vorhandene Fäkalkeime leicht auf direktem Weg zum Endverbraucher gelangen.

Impfstoffe: Zur Vorbeugung stehen 2 unterschiedliche Impfstoffe zur Verfügung, eine Schluck- und eine Stichimpfung.

Typhus-Schluck-Lebendimpfung (*Vivotif®, Thyphoral-L*): Es handelt sich bei diesem Impfstoff um eine Präparation von lebensfähigen Salmonella typhi Bakterien, denen man aber einen Enzymdefekt zugefügt hat, es fehlt ihnen die Galaktose-Epimerase. Dadurch können diese Bakterien bestimmte aufgenommene Zuckerarten nicht für die Energiegewinnung nützen und gehen zugrunde. Einige Zeit können sie aber im Darm überleben – lang genug, um eine Immunität zu erzeugen, aber zu kurz, um Beschwerden zu machen.

Die Impfstoffkapseln sind resistent gegen Magensäure und müssen 3 x an alternierenden Tagen auf nüchternen Magen genommen werden, 1 Woche später tritt dann der Schutz ein, der bei unter 50 % liegen dürfte. Die Schutzdauer ist nicht ganz klar, der Beipackzettel spricht von 1 Jahr, Studien zeigen 3 Jahre als wahrscheinlich an. Neuerdings wird berichtet, dass *Vivotif® (Thyphoral-L)* auch einen partiellen Schutz gegen Salmonella paratyphi vermitteln soll.

Der Impfstoff wird sehr gut vertragen und kann bei Kindern über 6 Jahren und Erwachsenen verwendet werden. Eine Schwangerschaft stellt keine absolute Kontraindikation dar, der Impfstoff ist in Österreich aber nicht explizit für die Schwangerschaft freigegeben (Risikoabwägung).

Typhus Vi-Antigen Polysaccharidi-Impfstoff: Dieser Impfstoff enthält ein für „Salmonella-typhi-spezifisches" unkonjugiertes Polysaccharidantigen, das Vi-Antigen. Wie bei allen derartigen Impfstoffen kann diese Vakzine daher erst bei Kindern über 2 Jahren eingesetzt werden, und der Impfschutz ist nicht boosterbar. Eine einmalige Impfung induziert nach etwa 1 Woche einen Schutz, der ebenfalls etwa 55 % beträgt und für etwa 3 Jahre anhält. Eine Schwangerschaft stellt keine Kontraindikation dar, der Impfstoff ist aber wie das *Vivotif® (Thyphoral-L)* nicht explizit freigegeben. Der Impfstoff wird tadellos vertragen. Es ist strittig, ob eine kurzfristige Wiederholung der Typhus-Stichimpfung zu einer „hyporesponsiveness" auf die Impfung führt, also zu schlechterer Antikörperbildung, wie das von den unkonjugierten Pneumokokken-Impfungen bekannt ist.

Impfstoffe	Produktname und Hersteller
Kinder-Impfstoffe = Erwachsenen-Impfstoffe	
Ty 21 a (Lebendbakterikum)	Vivotif (Valneva)
Typhus (Polysaccharid; TOT)	Typhim Vi (Sanofi) Typherix
Typhus plus Hepatitis A (Polysaccharid, TOT plus Ganzvirus,TOT)	Hepatyrix (GSK) Viatim (Sanofi)

Besondere Hinweise: Es stehen auch kombinierte Typhus-Hepatitis A-Impfstoffe zur Verfügung (siehe auch Kapitel über Hepatitis A).

Indikation für die Typhusimpfung: Bis vor einigen Jahren wurde mehr oder weniger allen Reisenden, die in ein Land mit schlechter hygienischer Infrastruktur reisen, die Typhusimpfung empfohlen. Dies ist aus mehren Gründen nicht mehr haltbar und es sollte die Indikation zur Typhusimpfung nach mehreren Kriterien gestellt werden.

a) **Bereiste Region**

- als gefährdet gelten vor allem: Gebiete von Indien an ostwärts bis inklusive Papua, wobei die touristisch hocherschlossenen Gebiete auszuklammern wären (z.B. Badeinseln in Thailand).
- Die resourcenärmsten Länder Afrikas.
- Ferner aktuelle Ausbruchsgebiete
- Generell ist der ländliche Raum höher gefährdet als Städte.

b) **Demografische Charakteristik**

- Empfohlen ist die Impfung vor allem für Langzeitaufenthalte und Expatriates,
- Reisen unter sehr schlechten hygienischen Allgemeinbedingungen (einfacher Rucksacktourismus) und ganz besonders für
- VFR's („visiting friends and relatives", sie haben ein etwa 10-fach höheres Typhusrisiko).
- Ebenfalls höher gefährdet sind vermutlich Reisende die sogenannte Protonenpumpenihibitoren einnehmen oder zuwenig/keine Magensäure besitzen.

Zudem schränkt die nicht allzu hohe Schutzwirkung der Impfung den Nutzen weiter ein. Zur Typhusprävention eignen sich vor allem eine ordentliche Händewaschhygiene und der Verzicht auf Salate/rohes Gemüse sowie Leitungswasser.

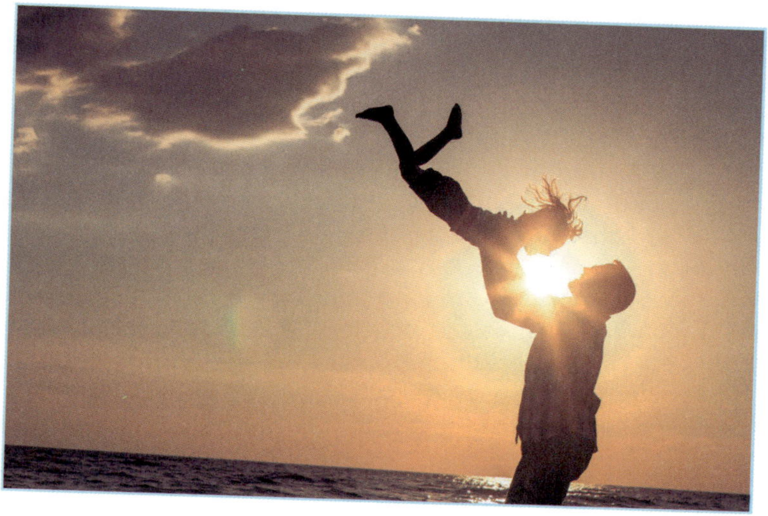

Gesundheitsprobleme nach der Rückkehr

Jeder Reisende, der im Anschluss an einen Aufenthalt in einem mehr oder weniger exotischen Land plötzliche Gesundheitsprobleme bekommt, sollte sich unverzüglich – vor allem bei fieberhaften Beschwerden – an den Hausarzt oder eine spezialisierte Stelle wenden.

Wichtig ist der Hinweis des Patienten, wo er war, welche Vorbeugemaßnahmen getroffen wurden und ob andere Reisende ähnliche Probleme berichten.

Jeder Reisende aus einem Malariagebiet sollte bedenken, dass auch eine noch so konsequent durchgeführte Malariaprophylaxe keinen absoluten Schutz bietet, und dass z. B. eine „Malaria tropica" innerhalb eines Zeitraums von nur 48 Stunden (und weniger) akut lebensgefährlich werden kann. Wird eine Malaria rechtzeitig erkannt und behandelt, so ist sie in der Regel unproblematisch. Verpasst man den optimalen Zeitpunkt des Einschreitens, so kann die Malaria trotz Therapie tödlich enden. Der Zeitraum zwischen ungefährlich und tödlich beträgt oft nur wenige Tage (siehe Kapitel über Malaria).

Auch bei anderen Beschwerden ist Handlungsbedarf gegeben – einerseits um das lästige Souvenir loszuwerden, andererseits um eine eventuelle Übertragung auf Dritte zu verhindern.

Univ.Prof. Dr. Herwig Kollaritsch, MD, DTM.

Herwig Kollaritsch promovierte im Jahr 1980 zum Dr. med. an der Universität Wien. Danach begann er sofort mit seiner Ausbildung an der Infektionsabteilung des Kaiser-Franz-Josef-Spitals und wurde 1981 Assistent am Institut für Spezifische Prophylaxe und Tropenmedizin der Universität Wien. 1982 absolvierte er als Jahrgangsbester den Diplomkurs Tropenmedizin am Bernhard Nocht-Institut für Tropenmedizin in Hamburg und erhielt 1989 die Facharzt-Anerkennung im Sonderfach Spezifische Prophylaxe und Tropenmedizin.

Im selben Jahr habilitierte sich Kollaritsch für dieses Fach und war ab diesem Zeitpunkt bis zum Jahr 1997 stellvertretender Institutsvorstand sowie von 1997 bis 2004 Leiter des Instituts. Zwischenzeitlich erhielt er 1990 die Facharzt-Anerkennung für Hygiene und Mikrobiologie. 1991 absolvierte er Intensivausbildungen an der Liverpool School of Tropical Medicine und 1993 an der London School of Hygiene and Tropical Medicine.

1993 und 1994 war Kollaritsch als Gastprofessor am Hygieneinstitut der Universität Graz tätig. Zum außerordentlichen Universitätsprofessor wurde er 1996 ernannt. Im Jahr 2004 legte er die Leitung des Instituts zurück und übernahm die Leitung der „Forschungsunit Epidemiologie und Reisemedizin" am Institut für Spezifische Prophylaxe und Tropenmedizin der Medizinischen Universität Wien, die er bis zu seiner Pensionierung im März 2018 innehatte.

Herwig Kollaritsch beschäftigte sich kurz nach seinem Eintritt ins Institut mit der Forschung und klinischen Studien zur Tropenmedizin (Malaria) sowie der völlig neuen Disziplin „Reisemedizin", die er in Österreich als Fachbegriff etablierte. Zahlreiche Studien zur Epidemiologie des Reisedurchfalls, zur Pathogenität von Entamoeba histolytica, zu klinischen Themen der Tropenmedizin und insbesondere Malaria waren die Schwerpunkte bis zur Habilitation.

Kurz danach begann die intensive Auseinandersetzung mit dem Bereich des Impfwesens und der Etablierung eines Zentrums für klinische Impfstudien am Institut, in dem Kollaritsch als „principal investigator" in den folgenden 20 Jahren über 50 klinische Impfstudien mit weit über 7.000 Probanden durchführte. Besonders intensiv war hier die Forschungsarbeit zu einem oralen Cholera-Lebendimpfstoff, einem neuartigen Impfstoff gegen die Japanische Encephalitis und gegen Hepatitis B sowie zu mehreren, neu entwickelten Influenza-Impfstoffen und Studien zur FSME- und Rotavirus-Impfung.

1995 etablierte er am Institut ein österreichweites Überwachungssystem für impfpräventable Erkrankungen, um evidenzbasierte Daten für Impf-Empfehlungen zu liefern.

Insgesamt resultieren aus seiner Forschungstätigkeit bis dato rund 400 akademische Artikel, davon ca. 160 Artikel in internationalen „peer-reviewed" Journalen mit einer Gesamt-Impact-Summe von fast 500 Punkten.

In Lehre und Fortbildung, die stets ein besonderes Anliegen von Herwig Kollaritsch waren, sind ebenfalls einige „Meilensteine" zu nennen:

- So etablierte er die ersten nationalen reisemedizinischen Empfehlungen und organisierte über ein Jahrzehnt „reisemedizinische Konsenstagungen", die eine Harmonisierung der Empfehlungen des deutschsprachigen Raumes zum Ziel hatten.
- Weiters wurde mit dem „Impfratgeber" in 15 Auflagen ein einzigartiges Buch geschaffen, das Ärzten und Apothekern die Thematik des Impfens und der Reisemedizin näher brachte.
- International kann Kollaritsch auf über 35 Beiträge in einschlägigen Lehrbüchern über Reisemedizin, Tropenmedizin, Impfwesen und Kinderheilkunde verweisen sowie auf eine umfangreiche „Reviewer-Tätigkeit" für mehrere erstklassige Journale.
- Seit seiner Habilitation hat er jährlich mindestens 15 bis 20 Fortbildungs-Veranstaltungen aus seinem Fachbereich abgehalten und zu zahlreichen Lehrfilmen beigetragen.
- Zudem hat er jahrelang einschlägigen Vorlesungen an der Medizin-Universität Wien sowie die entsprechende Prüfungstätigkeit abgehalten.
- Seit 2016 führt Herwig Kollaritsch zusammen mit Prof.DDr.Martin Haditsch die Firma „medEXCITE", die hochqualitative Aus- und Fortbildungen auf den Gebieten Reisemedizin und Impfwesen anbietet.

Letztendlich ist Herwig Kollaritsch Gesellschafter und leitender Arzt des Zentrums für Reisemedizin in Wien sowie gerichtlich beeideter und zertifizierter Sachverständiger für Tropenmedizin, Reisemedizin und Impfwesen. Er war und ist Präsident mehrerer einschlägiger Fachgesellschaften und ständiges Mitglied des „Nationalen Impfgremiums" am Bundesministerium für Gesundheit und Frauen.

Herwig Kollaritsch ist verheiratet und lebt in Niederösterreich.